U0067169

微光旅程

教養自閉症女孩

艾琳・芮黎郝爾（Eileen Riley-Hall） 著
楊宗仁 校閱／提恩如 譯

Parenting Girls on the Autism Spectrum

Overcoming the Challenges and Celebrating the Gifts

Eileen Riley-Hall

謹以本書獻給我兩個了不起的女兒，

伊莉莎白・安，卡洛琳・葛莉絲。

謝謝妳們給了我數不盡的禮物，

妳們是我此生最大的賜福，我永遠愛著妳們。

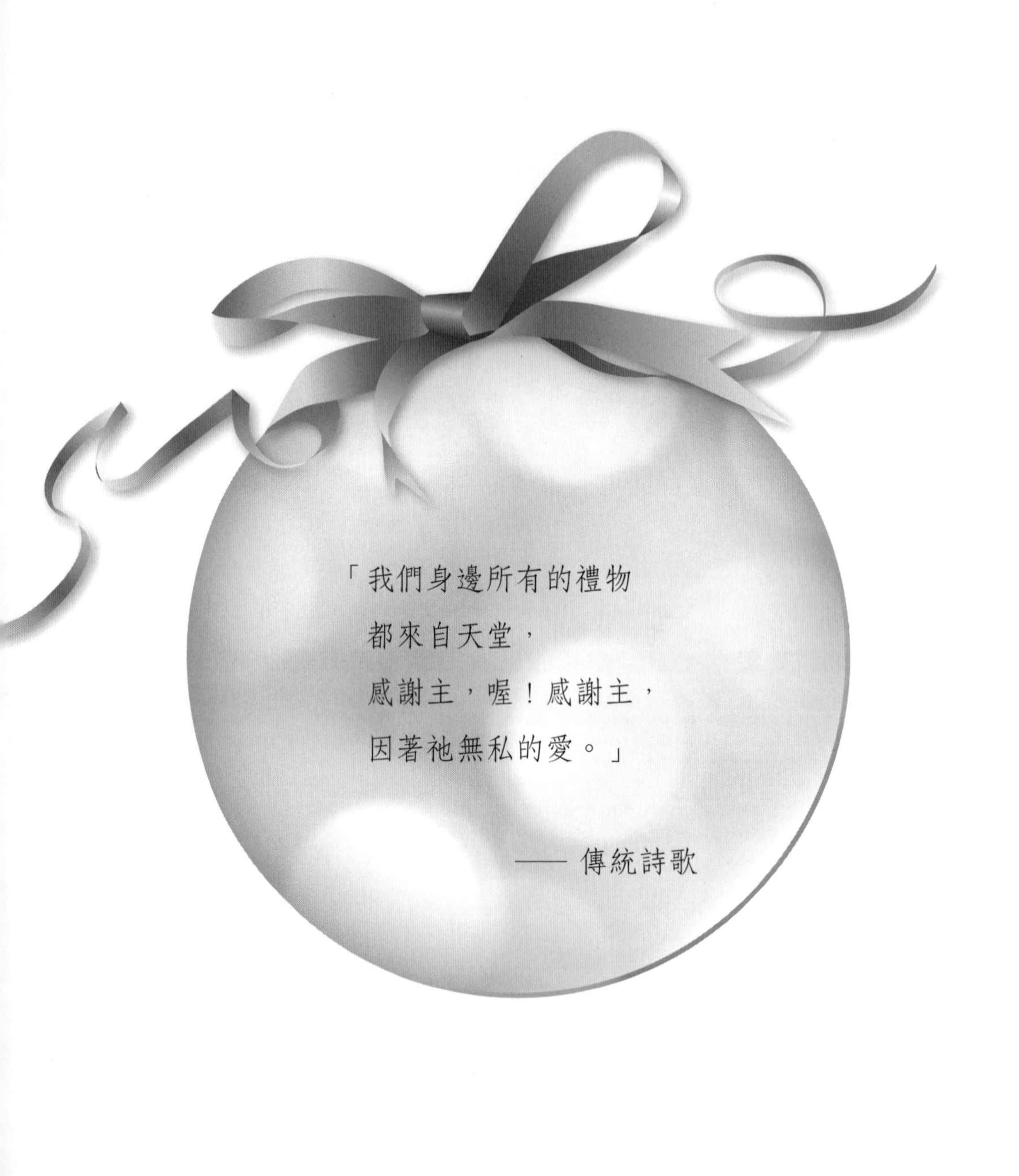

「我們身邊所有的禮物
都來自天堂，
感謝主，喔！感謝主，
因著祂無私的愛。」

—— 傳統詩歌

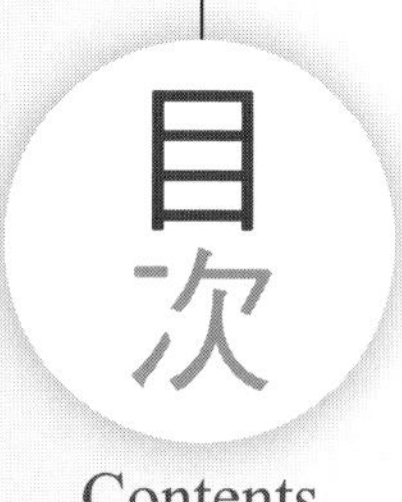

Contents

簡／介

作者簡介

艾琳・芮黎郝爾（Eileen Riley-Hall）是一位擁有兩個女兒的母親，女兒都正值少年，分別診斷為亞斯伯格症及自閉症。艾琳是紐約州一所融合學校的高中英文老師，有二十五年在各種教育模式中教導不同年級特殊需求學生的經驗。

校閱者簡介

楊宗仁，美國加州柏克萊大學與加州舊金山州立大學特殊教育哲學博士，現任國立台北教育大學特殊教育學系副教授

譯者簡介

提恩如，輔仁大學大眾傳播學士，西密西根大學組織傳播碩士，曾任中華民國自閉症基金會、人幼工作室講師

序／言

在對自閉症（autism spectrum disorders, ASDs）女性及其家庭的研究經驗中，許多人徵詢過我的意見，他們想知道在我的臨床經驗中，這些家庭會遭遇到什麼情況，對未來又能抱持什麼希望。其中有些問題非常普遍，幾乎是所有的家庭及女性都有的疑問：「還有別的家庭像我們這樣嗎？」「其他有自閉症的女孩在哪裡？」「自閉症女孩是不是很容易受到忽略？」以及「有任何有自閉症**女兒**的父母寫的書或資料嗎？」

這些問題來自一群有著女兒，經常在自閉症社群中感到孤單的父母。隨著對自閉症女性的了解，我們漸漸發現，直到目前為止，文獻中對自閉症的記載及探討，主要都根據男性的概念及經驗。2007 年 8 月出刊的《紐約時報》（*The New York Times*）中，艾密・克林（Ami Klin）在他的〈自閉女孩是什麼做成的〉一文中寫道，自閉症女性是「研究裡的孤兒」，在幫助世人更認識自閉症候群的研究中，女孩與成年女性通常無法成為研究樣本。假如我們進一步對這個隱喻做詮釋，那麼，自閉症女性等於是**雙重**的孤兒，首先，她們因為人數過少而在取樣時遭到剔除，其次，她們因為沒有被辨識出是自閉症者而無法進入研究。許多女孩與成年女性都被誤診，繼而受到大家的誤解，導致種種自我懷疑、悲傷、焦慮以及孤立無援的感覺。不論我們認為標籤的有無對

她們是否重要，經由適當診斷而來的了解，可以成為自閉症女性及其家庭的轉捩點，能夠帶來「啊！我終於懂了」的一刻，從而卸除那種格格不入，或覺得自己不夠努力的壓力。正確的診斷，還有隨之而來的名稱，能夠為許多生活中的挑戰提供解釋，比如某個渴望友誼卻挫折重重的女孩，或在每個工作中都無法與同事自在相處的女性，適切的診斷也許能讓她們過得輕鬆些。過去五年，在了解自閉女性與男性差別經驗的議題上，我們已有了初步的成績。身為一名專門研究自閉症女性的臨床工作者，我知道還有很長的路要走。我們必須能對我在首段提出的最後一個問題回答「是」——是的，我們需要更多能夠讓這些家庭得到力量的書籍及資訊。感謝作者，本書正是答案的一部分。

我在 2010 年 10 月見到艾琳，當時我正在由紐約州立大學贊助、在奧本尼自閉及相關障礙中心（Albany Center for Autism and Related Disorders）舉行的研討會上發表自閉症女性相關議題的演講。我們在會後談了一陣子，她告訴我她的兩個女兒都有自閉症，並且已經寫了一份有關教養女兒過程中所得經驗與啟發的手稿，問我有沒有興趣試閱，也很忐忑於這本書對其他父母是否會有幫助。我對這兩個問題都答以十分肯定的「當然有」，並鼓勵艾琳將重點放在自己經驗的描述上，因為我知道許多父母都很希望得到這方面的資訊。而今天，能有機會為《微光旅程：教養自閉症女孩》寫序，我覺得非常光榮。

身為一位喜愛閱讀的老師，艾琳在故事中摘錄了許多來自於其他作者深具力量及希望的引言，比如了不起的露易莎・玫・艾考特（Louisa May Alcott），在她動人的古典名著《小婦人》（*Little Women*）裡，艾考特創作了整幅躍然紙上的難忘人物——美麗善良、生氣蓬勃、情感豐富的女孩；在這些角色身上，我們都看見了某部分的自己，也看見了每個自閉症女孩的一部分。艾考特寫著：「我不怕碰到暴風雨，因為我學會了怎麼航行。」藉著這些引言，以及樂觀與希望的聲音，艾琳邀請有著光譜女兒的家庭踏上各自的旅途，並保證前路雖有顛簸，也會是一程美好且帶來力量的冒險，而且滿是想像不到的禮物。

本書的主角，是艾琳兩個讓人驚喜、活潑靈動的女兒，十四歲的莉思（亞斯伯格症），以及十二歲的卡洛琳（自閉症）。從女兒出生、如何診斷，到她們的學校生活，艾琳分享了自己的故事，而這些故事也將讓每一個有著「光譜女兒」的父母產生共鳴。最重要的，她以一種充滿力量的正面態度敘述了整個過程。艾琳對所有的父母，以及每個教養自己女兒的人提出了挑戰：僅將標籤視為某個名詞，與其以失能視之，不如討論那些相異之處的空間，以及帶來正向成長的樂觀與希望。艾琳在書中提到，許多人可能會將她的樂觀視為教養自閉症女兒時，如寶莉安娜 [譯註] 般不切實際的態度。但艾琳的天賦之一，就是在她敘述想法及接受障礙的同時，也全心全意相信並珍惜著其中小小的進步與成功。本書念茲在茲的，是幫助那些撫養女兒時，自己也面對著情緒波瀾的父母，鼓勵他們照顧自己，建立支援網，當日子不太光明時不要對自己過度嚴苛，同時幫助女兒發展天賦，相信女兒的潛能。

莉思與卡洛琳的故事裡藏著艾琳**樂觀又實際**的態度，書的末尾，她勇敢的跟讀者們分享她的「幕後、錯誤，以及慌亂」，就事論事的接受

譯註：寶莉安娜（Pollyanna-ish），原為兒童文學中的人物，意指不合邏輯的樂觀者。

了完美的日子並非選項之一，而且事實上，完美一定是極端無聊的吧！艾琳以一貫幽默與充滿希望的筆觸，描述了那些最糟的時候，以及困窘的錯誤，傳達著接受所有、繼續向前的訊息。當女兒有自閉症時，父母需要一些人、一些其他父母的陪伴，好讓他們坦然而不矯飾的分享經驗。本書的另一段引言，作家路易斯（C. S. Lewis）的話，「友情萌芽於當一個人對另一個人說：『咦！你也是嗎？我以為只有我。』」優美的述說了友情的必要。有多少次你發現自己是自閉症父母支持團體裡唯一一個有女兒的人？有多少次你聽到別人問你，「女生也會有自閉症？」有多少時候你覺得自己是世上僅有的那一個人？

艾琳分享了自己獨特的、有關於自閉症女性的經驗，及其家庭所要面對之挑戰；這些挑戰包括小眾裡的小眾、社會對女性舉止合宜跟善於溝通的期待、沮喪及憂鬱的風險、處理迥異於男孩間的欺壓、來自其他女孩惡意的霸凌、個人衛生、穿著打扮、結交朋友。不論你的女兒是個火燄般躍動的精靈，或是安靜羞怯的小淑女，你都會在艾琳生動溫柔的敘述中看見她，而我保證你再也不會覺得自己是孤伶伶的一個人。

艾琳是她的兩個女兒及她們未來人生裡，既熱情又堅定的保衛者；莉思與卡洛琳是蒙福的孩子，而我期待聽到更多當她們到達生命下一個階段時的旅途風景，也希望每一個有著光譜女兒的爸媽都能讀到莉思與卡洛琳的故事。這是一本兼顧情感滋養與實際應用的書，必將觸動你的心靈，讓你得到渴望已久的勇氣。

假如閱讀本書的父母能夠因此找到自己樂觀的聲音，那麼，這些聲音就會像合唱般盛開茁壯，凝鑄出光譜女孩的未來——**那些寶愛喜悅著天賦的日子**。

該是一個多麼值得期待的美麗未來！

珊娜・尼可拉斯（Shana Nichols）

2011 年 8 月

謝／誌

誠摯的感謝珊娜・尼可拉斯（Shana Nichols）願意閱讀來自某個母親的手稿、相信它會是對女孩與自閉症相關書籍的貢獻，並為這本書寫了優美的序文。感謝我了不起的編輯莎玲娜・沃夫法德（Sarena Wolfaard），感謝她的耐心、指導以及支持。感謝露西・巴克蘿德（Lucy Buckroyd）耐心回答我每一個問題，處理各種工作上的情況。還要感謝潔西卡金思立出版公司（Jessica Kingsley Publishers），願意給某個有著女兒的母親一個談談自閉症的機會。

衷心感謝這些年來奉獻許多精神與愛心幫助我的女兒的老師與專業人士：伊芙蓮・包提絲（Evelyn Baltis）、史蒂芬妮・波文（Stephanie Bowen）、艾琳・契拉（Eileen Chera）、珍・考特勒（Jane Cutler）、珊卓・賀絲（Sandra Hess）、克莉絲汀・杭特茲門（Kristin Huntsman）、蘿絲瑪莉・卡寇克（Rosemary Kukuk）、潔西卡・曼恩（Jessica Mann）、凱瑟琳・包茲克（Catherine Powzyk）、黛伯拉・瑞薇爾（Debra Rainville）、芭芭拉・史坎隆（Barbara Scanlon）、妮寇兒・維絲庫西（Nicole Viscusi）、琳達・魏思（Linda Weiss）及黛伯拉・韋絲納（Debra Wisner）。感謝我們的小兒科醫生巴克莉醫師（Dr. Buckley），以及心理醫生蘇珊・布萊坦醫師（Dr. Susan Britain）。感

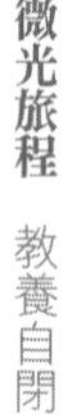

謝小幫手（Helping Hands）幼兒園、薔歌（Chango）小學，以及哥汪納（Gowana）中學裡所有的教職員，特別感謝優秀的語言老師瓊安・佛洛里區（Joan Frolish），她教導卡洛琳非常多事情。

感謝我的家人，特別是女兒的祖父母，謝謝他們對莉思及卡洛琳的愛與支持。感謝家人及密友對我的支持與信心，特別要感謝我親愛的另一半——賀蘭・郝爾（Harlan Hall），為了他在我一再重複詢問他同樣的問題，強迫他聽我朗讀漫長的章節，並經常停頓、改幾個小字，再從頭開始唸的時候，那無盡的耐心。感謝莉思對我的鼓勵與支持、端咖啡及早餐甜餅給我。感謝貼心的卡洛琳，在我寫作時慷慨的與我分享電腦，讓我完成她口中的「關於我的故事」。最後，一如既往，我要對成就所有美事的神，致上最深的謝意。

作／者／序

在期待著長女伊莉莎白出生時，我拜訪了好幾個小兒科診所，想在其中擇定一個讓我信賴的醫生。懷孕之前，我經過幾年的不孕症治療，好不容易懷了女兒之後，我決定為她找到方圓百里內最優秀的兒科醫生。因此，在 1996 年寒冷 10 月裡的某個禮拜四晚上，我見到了蓋兒・巴克莉醫師，一位仁慈、爽朗，有著多年照料孩童所累積的智慧，經驗非常豐富的醫生。在診所中，她以明亮的藍色眼睛微笑的看著我，聽我述說艱辛的求子過程，以及終於成功懷孕的興奮，我也告訴她由於沒有做甲種胎兒蛋白檢查（alpha-fetoprotein test, AFP），我其實有一點緊張。甲種胎兒蛋白檢查是在孕期十六週時為準媽媽做的血液檢測，目的在檢查胎兒是否有任何先天缺損的可能，若結果為陽性，婦產科醫師通常會建議再做羊膜穿刺。羊膜穿刺是一種可能造成孕程損傷的檢查，而一旦羊膜穿刺的結果顯示胎兒有先天缺損，那麼父母要不就是面對充滿憂懼的懷孕過程，要不就是選擇中止妊娠。我知道我不可能墮胎，也不想冒任何損及胎兒的風險，因此我拒絕了 AFP 檢測；然而，當懷孕七個月的時候，我卻又矛盾的希望當初做過這項檢查，好確定我的孩子是完全「正常的」。

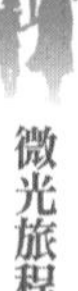

解釋完我的盼望及恐懼後，我看著巴克莉醫師，希望她能給我一些保證，告訴我胎兒一定會很正常，我只是窮緊張罷了。然而，醫師並沒有這麼說，只是坐著把身體前傾，摘掉眼鏡，認真的看著我說：「每一個嬰兒都是完美的。」然後她跟我都沉默了一下。她的話讓我覺得有點受到批評，也很驚訝於她的直率。那天的拜訪在參觀診所中結束，一間讓人感覺十分愉快，到處裝飾著恐龍、娃娃還有牛仔靴的兒科診療室。那天晚上，我把手覆在圓圓的肚子上躺著，回想醫師說的話，將要有一個寶寶這件事突然變得非常真實，我第一次覺得那是一個真正的小小人，也突然間了解了醫師的意思：寶寶會以該有的樣子降生到世界上，不多不少，沒有缺損，這跟我想要或需要什麼無關，孩子才是主角。我想，那一刻是我真正成為母親的瞬間，而巴克莉醫師到現在還是女兒的醫生。

我當時無甚知悉的，是那句話的力量，以及成就它所需要的愛，將對我的生命造成的影響。多年之後，在那恩寵或命定的時刻，不論你相信的是哪一個，我在疑慮恐懼中再度聽見同一句話：所有的孩子都因他本來的樣貌而無瑕。一旦了解到這一點，就是你踏上旅途的時候。

校／閱／序

因為泛自閉症者以男生居多，故絕大多數自閉症個案的書籍都是介紹男孩子的人生故事，而我們常會以男孩子的角度來看待這些自閉症女孩，想當然耳認為自閉症都是一樣的。看了《微光旅程：教養自閉症女孩》這本書後，我才驚覺到，女孩子的心更細，文化更微妙。

《微光旅程》是一個美國家長教養兩位泛自閉症女孩的生命故事。這位母親將她在日常生活中觀察到的現象與理論研究結合，道出一個又一個活生生的故事，讀來親切，用來自然，尤其娓娓道出女孩文化的細緻面，我才發現，原來男女大不同，這種的不同，也存在泛自閉症的族群中，沒有例外。

事實上，有研究表示，女性自閉症者比男性少的原因，是因為女性自閉症者身處在女性文化中，學會更多社會技巧，因而隱藏了部分的自閉症特質，所以一般人不太容易發現。但這並不代表她們在女生的次文化中就能如魚得水，因為女生更容易著重一些微妙的感情細節、言行舉止中的微妙意涵等，這些女性特有的文化。《微光旅程》不但凸顯出女性自閉症者特別要注意之處，也同時點出各種有效的介入模式、策略及方法，並評析各種可能無益的療育做法，以免家長浪費寶貴的時間與金

錢，很值得一讀。

我也很開心能夠認識提恩如，她是一位敦厚又有智慧的翻譯者。我在閱讀時，常可發現翻譯者的智慧，讓閱讀翻譯文章變成一種享受，不由自主地一直閱讀下去。自閉症者家長常常處在一片暗無天日的黑暗世界中，恩如所翻譯的這本書，就像一道又一道的微光射入家長的心中，正如所謂的千年暗室，微光即明。

國立台北教育大學特殊教育學系副教授

楊宗仁

譯／者／序

我有女兒，已經十二年。

簡直不像真的。

一條如果讓我揀擇，我絕無可能踏上的路，但也是給我莫大勇氣，莫大希望，莫大惆悵，遍布無法言傳之喜樂，與無可言喻之悲傷的一條路。

唯女兒的確是我當初夢想中的孩子，有著溫暖的手，明亮的眼睛，當有人了解她時那臉龐煥發出的喜悅，穿透風雨，讓人相信遠方必有光。

但虛無縹緲的尋光路是多麼漫長，有時讓你迷惑著到底要往何處去。

於是你漸漸忘記飛翔的事，忘記風在胸膛裡呼呼響起的感覺，然後有什麼文字或音樂，微微從哪裡發出光芒來，泉水一樣靜靜的湧進了你的心。

「不要害怕，」有誰在你身邊輕輕的說，「翅膀會再長出來的。」

我在兩年前讀到 *Parenting Girls on the Autism Spectrum* 這本書，對我來說，這是一本能讓我想起從前，望見未來，人生中助我飛翔的書，它和氣的坐在書架上，像是一個老朋友。

而它的中文版，必須感謝楊麗娟老師，還有廖芳珍小姐，誰能想到一場好友間的午茶約會能聊出一本書來。感謝楊宗仁教授，在翻譯及校閱時給了我許多幫助，對其中錯誤疏漏處也一一仔細更正。感謝心理出版社的總編輯林敬堯先生、編輯陳文玲小姐，及為這本書付出心力的專業工作人員。感謝陳志良行為治療師，志良老師對本書有關 ABA 的部分，給了我許多寶貴的意見。感謝朱芳誼老師及洪筱薇老師，對本書與幼教相關的部分，耐心回答我的問題。感謝曾意清老師，在用語方面提供給我的建議。感謝游敏小姐，她在翻譯上的專業及嫻熟，給了我許多珍貴的指導。感謝張瑞麟先生，在尋找資料的時候對我的幫助。此外，還要感謝我的外甥提長晰，他是第一個閱讀初稿的人，也提供我許多中文書寫上的意見。最後，我還要謝謝一路以來，從不吝於鼓勵我的朋友們。

希望讀者能從這本書裡得到益處與力量。得到笑著的時光、落淚的瞬間，以及某個人懂得你時，那突然從心底升起的，讓你彷彿鬆了一口氣的寧靜感。

導／讀

「希望本身就是一種幸福，而且，也許是這個世界所能給我們的，最大的幸福。」

～山謬爾・強生（Samuel Johnson）

從小時候開始，我就一直很喜歡書，我最喜歡沉浸在書海中消磨時光，在狂亂的童年期，書籍也時常成為我躲避風雨的祕密花園。長大之後，在大學生涯裡，我主修文學，書籍幫助我了解歷史，了解複雜的人性；偶爾，也讓我了解自己。在成長過程中，書籍總是在我面對壓力與做出承諾時，給予我撫慰，指引我方向。因此，當我三十六歲，得知我兩個女兒——莉思與卡洛琳——都被診斷為自閉症時，我立刻開車飛馳到書店，在書架上尋找能夠帶領我走過這個全新挑戰的書籍。我渴望能夠聽到某個人的聲音，這個人知道我此時的感覺，也能告訴我前方將有什麼風景。最重要的，我要聽到他對我說，我們終將安穩度過這一切。

然而，我沒有找到那個聲音，但找到整排令人眼花撩亂，以各種冰冷專有名詞描述自閉症的專業臨床書籍。如同百科全書般厚厚的卷冊章節，推薦各種密集的行為介入療法、飲食營養品補充療法、血液傳輸療法，甚至高壓氧療法，排山倒海讓我幾乎喘不過氣來。書中林林總總的

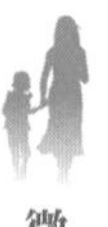

建議，有些彼此牴觸，有些令人困惑，每一位作者都堅定的告訴你必須分毫不差的立刻開始執行他的建議，而其中寥若晨星的幾本有關個人故事的書，內容都在描寫跟自閉症搏鬥的痛苦歲月上。這些書籍讓我越讀越覺得慌亂，彷彿我正在拯救女兒的旅途上，跟時間做一場沒有希望的賽跑。我真正想看到的，是一本能夠在未來滿是荊棘與挑戰的路上，給我希望及信心去面對的書。我需要聽到一個抖擻、樂觀、堅強的聲音，當人們告訴我女兒有自閉症時，這個聲音能夠撫平我的恐懼，安慰我的憂傷，陪伴我的寂寞。於是我跟自己約好，當我有一天能夠找到面對這些挑戰的態度時，我要為那些跟我一樣、女兒有自閉症的父母們，寫出那本當時想讀的書。而在走過這一程，並在途中發現許多美麗溫暖的驚喜後，這就是我實現當時承諾所寫的書。

首先

如果你的生命裡有著一個非常特別的小女孩，而你是她的父親或母親的話，那麼，這本書是為你而寫的。目前這個世界，是一個充斥著各種資訊，將自閉兒的父母拉向幾百萬個不同方向，並且讓你覺得不論為孩子選擇了什麼，都仍然會有罪惡感的世界。在這個世界裡，我希望這本書能夠給你慰藉，給你另一個看待事情的角度。如果你的女兒受診為自閉症，我希望它會是你最先開始讀的幾本書籍之一，因為當你面對眼前這條漫漫長路時，如同你需要醫療資訊一樣，你同時也渴求著安定與希望。在你疑惑時，或是僅僅需要有個了解你的朋友陪伴時，我希望這是你會拿起來的一本書。雖然我並不是自閉症專家，但是我知道特殊兒父母——特別是有女兒的特殊兒父母所要面對的考驗。同時，我還有許多來自其他特殊兒父親及母親的經驗分享，他們的智慧讓我受益良多。在教養兩個優秀又特別的女兒的路上，我已經走了快要十年了，從尋找的資料跟累積的經驗裡，我學到了很多，而伴隨這些經驗的，還有各式各樣的嘗試與錯誤。我經常與其他父母聊天，分享彼此的困難、掙扎、成功以及喜悅。我總是從這些與我面對類似情況、好像是革命同志的家庭身上得到最深刻的撫慰，即使各自有不同的經歷與體驗，但我們的故事都有某些相同的軌跡，也有從這些顛簸路途中生長出來的智慧果實。我希望可以盡我所能，把它們傳遞給你。

本書的每一個章節都各自有不同的主題，如果你的女兒有自閉症，這些主題都是你會關心的事情。這是以我的人生經驗描繪出的自閉症風景：旅行時某條路途中的地標與景色，之間有教育、治療、人與人的連結，還有許多隱藏在旅程中的祝福。無疑的，你的面前有數不清的挑戰，而且有些時候艱難到讓你卻步，但請不要放棄希望。是的，你會有一個比較困難的人生，但也會是個比你所能想像的、更美麗而充實的人生。其實你已經具備幫助女兒的能力了，這是一程並不需要任何特殊才能的旅途，需要的只有你的耐心、你的希望，還有很多、很多的愛。那麼就深深吸一口氣吧！抱抱你身邊的小小女孩，並且相信，相信自己能夠做到。

第一章
界定自閉症，遇見我的女孩

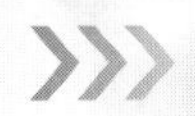

「知識是愛，是光，是另一雙看著世界的眼睛。」

～海倫・凱勒（Helen Keller）

自閉症是什麼，不是什麼

根據梅約臨床醫學研究中心（Mayo Clinic）在 2011 年所做的定義，自閉症指的是一整個光譜（幅度）內的發展障礙，包括廣泛性發展障礙（Pervasive Developmental Disorder, PDD）以及亞斯伯格症（Asperger's Syndrome），這些障礙會「影響孩童與他人溝通及互動的能力」（註 1）。簡單來說，有自閉症的人，在順利表達他們的想法及感覺上有困難，在明瞭並解釋發生在他們周遭世界的情況上也有困難。然而，這並不表示他們（有自閉症的人）所體會到的世界、所經驗到的感覺，比我們其他人來得少，實際上，研究顯示他們有時比我們感受得更深刻。有自閉症的人仍然是一個完整的個體，他只是沒有辦法像一般人那麼容易的讓你了解全部的他，有時，也不能那麼順利自然的懂得所有你告訴他的事情，體會所有你顯露出來的感覺。但是，當你跟你的女兒面對這些考驗、面對這些因為自閉症而來的困難的時候，她仍然是一個完整的孩子，一個充滿無限可能的孩子。不論面對她生命裡的哪一個人，你都可以毫不遲疑的提醒大家這一點。有自閉症的人有神經學上的生理狀況，造成了溝通上的困難，但這並不損傷任何一分他們在世界上的價值，不影響任何一點他們自我的完整。

可能的成因

自閉症的成因仍然未知，但是，目前大部分的專家都同意基因在其中扮演著主要角色，有些研究還討論了環境加乘因素，這些研究報告多半環繞著胎兒發育時期環境因素的影響。根據查特瑪瑞（Szatmari）在 2011 年的報告，環境因素意謂著任何會影響胎兒生長與發育環境的可能原因，其中包括「雙親年齡、母系遺傳因子、母體胎兒間免疫反應、體外受精、母體施用藥品、孕期裡接觸的環境中的有毒化學物質、母體在孕期發生的糖尿病或其他感染疾病」（頁 1091-2）[註 2]。在這裡要特別跟大家解釋，「母體施用藥品」的藥品（drugs），指的並不是非法毒品，而是母親在孕期使用的任何處方藥物；「母系遺傳因子」指的是母親的基因；「母體胎兒間免疫反應」泛指母親因為懷孕而可能產生的免疫反應。我現在列出來的只是研究中可能的「環境」因素的開頭幾樣而已。許多科學家現在開始以「基因脆弱性」（genetic vulnerability）的角度來研究自閉症，因為基因上的特性，可能使得這些仍然在子宮內的胎兒，在發育期間更容易受到環境的影響。希望隨著這些對基因特性及環境因素的探討，以及兩者間如何彼此影響的研究，我們能夠更了解自閉症的成因。

跡象與症狀

通常，自閉症的第一個跡象，是幼兒一到三歲時語言發展上的延遲，常見情況是語言表達（你的女兒對你說的話）以及語言接收（你的女兒了解你對她說的話）都受到影響。然而，必須要在更完整的發展評估完成後，才會決定是否要下自閉症的診斷。孩童一般會因為在以下三

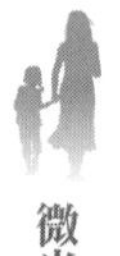

個範疇中表現出缺失，而得到自閉症的診斷名稱：語言方面，口說語言及非口說語言上有發展延遲的現象；人際關係方面，在社交互動上有局限及困難的情形；行為方面，表現出重複式的行為。

在這裡，語言上接收了解的延遲，使得孩子孤單的站立在家庭及世界的邊緣，沒有辦法像一般孩童一樣輕鬆的與人互動溝通，於是可能讓有自閉症的孩子表現出疏離、退縮，以及察覺不到身邊社交環境的樣子。而這個特性所帶來的影響，經常可以從自閉症孩童玩耍的方式中反映出來。你可能會注意到，相較於玩扮家家酒、玩洋娃娃，你的女兒時常選擇一些有規則、有排序性質（排積木），以及可以自己一個人玩的遊戲。扮家家酒與玩洋娃娃屬於想像扮演遊戲，而孩童必須先要能了解及覺察到身邊的社交情境，才能在遊戲中重現當時的情景。這對有自閉症的孩童十分困難，因為他們在社會認知方面的發展，通常還不足以應付靈活的想像扮演遊戲。然而，最近的一些研究顯示，這個論點在自閉症女孩身上並不一定為真，某些孩童在遊戲時的確具有豐富的想像力。

雖然就定義來說，自閉症是溝通上的障礙，但是，有自閉症的人可能同時也有其他神經學上的症狀，從而影響了他們的精細動作及粗大動作，還有腦部其他區塊。由「自閉症之聲」（Autism Speaks）在 2011 年發表的研究顯示，有自閉症的孩童，較有可能發生癲癇[註3]。因此，非常重要的是，找到某位不僅熟悉自閉症，同時也了解可能伴隨而來的其他共症的小兒科醫師，讓你的女兒接受他的診治與照顧。此外，由於他們的神經系統可能無法以一般人接收並處理感覺輸入的方式，來消化環境裡的訊息。有自閉症的孩童，可能對光影、聲音、氣味、材質等刺激產生神經系統上過於敏感的反應。某些自閉兒不喜歡被他人擁抱或撫觸，但這並不表示他們缺乏感情或不喜歡與人親近，很可能單純的只是因為他們的神經系統無法在短時間內承載那麼多的感覺輸入而已，這類感覺超載也許會引起重複且儀式化的行為，也就是人們稱之為「自我刺激」的行為，這通常是他們為了穩定自己過於忙碌的神經系統，所反映出來的對策。

事實上，幾乎每一件你女兒做的事情，都有她之所以會那樣做的原因。我們小孩的所作所為，實際上都是令人讚嘆的精巧反應。比如說，自我刺激的行為，讓負載過多的腦部得以專注，並且冷靜下來。將自己重重埋進沙發時回饋到身體上的深壓力，經常也有使人鎮定的功效。此外，不斷重複述說某部電影或某本書裡的某段話，也就是大家稱之為「鸚鵡式仿說」（echolalia）的行為，可能代表著小孩想要跟你溝通什麼的表現，不論她的用語是多麼粗拙疏陋。鸚鵡式仿說也可能是女兒表達心之所向的一個窗口，讓你在荒蕪中瞥見她腦海中脫兔般稍縱即逝的念頭。此外，還有儀式化的行為、有時讓你不耐煩到快要發脾氣的重複式行為，其實可能都是女兒神經系統過度紛擾下對繁雜生活所做的註記。請想像，如果你自己每天都身處在一個充滿各種刺激、充斥各種感覺輸入的環境，這些感官上的知覺如洪水般向你湧來，而你的大腦並不能辨識出其中的規則，不能過濾掉不用注意的事件。你彷彿站在一個萬花筒般瞬息萬變的世界裡，充滿著光影、聲音、氣味的碎片，那麼，你可能也會想在時間流逝中尋找某些熟悉的路標，讓你平衡，給你穩定，不論是每天早晨千篇一律的早餐，還是每晚就寢時一模一樣的睡衣。如果想了解小孩在面對這種日子時的感覺，有一本非常好的書可以讀——天寶・葛蘭汀（Temple Grandin）的自傳《星星的孩子：一個畜牧科學博士的自閉症告白》（*Emergence*）[註4]。葛蘭汀博士是一個有自閉症，同時也有極高成就的人，她在《星星的孩子》這本書裡，詳實記載了幼年時期的經歷，以及有時看來混亂困窘行為背後的原因。這本書讓我了解自閉症者可能的心智運作方式，以及某些行為所代表的意義，同時它也美麗的揭示了在巨大的沉默及試圖溝通的掙扎下，屬於人心的各種情感。

自閉症並不是缺少感情或缺乏依附感

很多人都對自閉症有誤解。由於有自閉症的人在溝通上有較大的困難，人們經常以為自閉症者的思考方式與感情，都跟一般人不一樣。這並不是事實。自閉症並不是缺乏感情，也不是對這個世界有疏離感。我的女兒讓我體會到，有自閉症的人，能夠感情深刻的體會世界，能夠滿懷溫暖的關愛他人，也可以多樣層面的思考事情。許多有自閉症的成年人，比如天寶・葛蘭汀，他們對童年的回憶也都證實了這件事。其實在童年時，他們只是無法輕鬆自如的表達出感情與想法而已。有些有自閉症的人，在有了溝通的輔具之後，即展現出讓人驚訝的複雜思考與感情。有自閉症的人，即使看起來像是活在自己的世界裡，他們通常還是能夠靈敏的覺察到外界的環境及身邊的人。比如卡洛琳，她對童年許多小事的記憶經常讓我吃驚，因為那段時期，她的溝通能力其實非常有限。自閉症背後隱藏的希望及神祕是這樣的：我們的孩子有太多已經在那裡的能力，我們的目標不應該是改變他們，而是幫助他們顯現出已經存在著的瑰寶。有自閉症的人，有著海一樣深的愛，有著希望，有著智慧，因此，永遠都不要放棄你的女兒，不要放棄她的任何可能，我向你保證，她一定會讓你驚訝的。

我甜美的女兒：故事的一部分

讓我告訴你一些我女兒的故事，因為在許多方面，她們分屬於自閉光譜不同的兩端，我想，藉由讓你知道她們的挫折與成功，你將會得到鼓舞，也會了解到，只要你跟你生命裡那個特別的小女孩手牽著手一起往前走，你們就能夠完成很多事情。我的大女兒，伊莉莎白・安（她喜歡別人叫她莉思），已經十四歲了，她五歲時受診為廣泛性發展障礙，但現在的診斷名是亞斯伯格症。我的小女兒，卡洛琳・葛莉絲，現在十二歲，她則是在兩歲時被診斷為自閉症。我深愛我的女兒，能夠成為她們的母親是我此生的恩典。她們年幼時都有不同的困難，因此，養育她們的歲月也充滿挑戰，但是在當時，我從來沒有想過自閉症這個可能。然而，你也許會覺得她們嬰兒時期的故事聽起來非常耳熟，如同現在的我也了解到，這些正是一路以來輕巧無聲、洩漏事實的明顯痕跡。

莉思

莉思小時候是個很漂亮的嬰兒，有著棕色的大眼睛，白皙的皮膚，濃密又柔軟的棕色頭髮，還有滿臉興味盎然，警覺又疑惑的表情，出生時只有六磅一盎斯重，是個嬌小但健康的孩子。從降生到世界上的那一刻開始，莉思就是個對外界充滿好奇的聰明小孩，非常有精神，非常警醒，非常注意周遭環境，而且，幾乎也是從她出生開始，我就注意到莉思對外界環境非常敏感，是個對聲音、光影、溫度都非常敏銳的嬰兒；親餵這件事簡直是一場災難，莉思很乾脆的完全不肯配合，在經過十四天日以繼夜的跟女兒搏鬥後，我終於投降，給了她一個奶瓶。然而，情況其實也沒有變得多好，順利喝奶對莉思來說，一直是件很困難的事情。

如果要含蓄的形容莉思小時候，那就是：她是個難帶的嬰兒。她很淺眠，總是精力旺盛的發掘並試驗各種事情，是個非常認真的小人兒。我在她嬰兒期學到的其他功課包括：幫她洗澡時，水務必要是溫的而不是熱的；衣服上的每一個商標，都要連根剪除，否則這個小嬰兒就會一直扭來扭去抗議她的不適；如果幸運的，她終於睡著了，家裡必須要悄然無聲，每個人都只能躡手躡腳的活動。她就像是少了一層皮膚外緣一樣，整個人完全暴露在外界各種扎人的金木水火土中，每一陣揚起的微風，都直接拂過她的真皮層。莉思剛出生時的那一整年，我能做的差不多就是餵她喝奶，還有哄她睡覺；然而，難帶歸難帶，莉思長成為一個快樂的小女孩，很甜、很有感情、很聰明。經過我鍥而不捨的努力，她的體重也正常增加，各種發展都沒有落後太多，而且，是我見過最可愛的小孩之一。

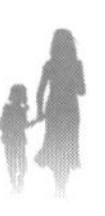

卡洛琳

兩年之後，卡洛琳蹦蹦跳跳的誕生了，她讓我經驗到的是一個跟謹慎的姊姊莉思完全相反的過程。卡洛琳一生下來彷彿就準備好要參加同樂會，胖嘟嘟、笑瞇瞇、食慾很好，快樂的不得了，簡直沒有什麼事會讓她發愁。她生而為一勇往直前、不達目標誓不終止、樂於實現自我的小孩，我們做的講的，從來無法動搖她的意志半分。我愛她的獨立，愛她對生命諸般事情的熱烈。卡洛琳喜歡被暖暖的包著抱著，喜歡跟大家相擁，她有好幾個非常得寵的絨毛玩具，而且不論去哪裡，都一定要帶著她的小毯子。如同莉思總是非常小心一樣，卡洛琳一直深具冒險的勇氣，她們兩個是對方完美的平衡桿，而且從一開始，就深愛著彼此。

跟莉思不一樣，卡洛琳嬰兒時期睡得非常好，醒著的時候是個氣閥全開的火車頭，大肆活動後就像個酒醉的水手一樣立刻昏睡過去。事實上，卡洛琳有時熟睡到令我擔心的程度，以至於我經常會去她床邊檢查她還有沒有呼吸。從會爬的那一天開始，這孩子就像脫韁野馬一樣到處亂衝。一等到會走，只要門沒鎖，就義無反顧的大步走出門，一直向前行，完全不回頭。因為她是個什麼都不怕的小孩，我得像個兀鷹一樣時時刻刻看著她，為了要確定知道她每個時間在哪裡做什麼，我都快神經衰弱了。卡洛琳兩歲半時，有一次她從後門溜走，經過後院的時候還把衣服給勾掉在草叢裡，頭也不回的往鄰居後院的兒童塑膠泳池走去，還好莉思看到她在後院遊蕩，趕快通知了爸爸及時把妹妹拎回家。這個經驗非常嚇人。總之，卡洛琳小時候的日子，每一分每一秒，都沒有無聊過。

早期的跡象

當母親的頭幾年，我從未警覺到女兒有什麼不尋常的地方，我知道莉思對環境極端敏感，非常謹慎，而卡洛琳有用不完的精力，轉眼間就可能變成特技演員，但對我來說，這些事情似乎都是普通孩子會有的情況。隨著歲月過去，有著自己特別的愛好，自己動人的個性，逐漸長大的兩個女兒，某種程度上似乎都發展得跟一般孩子差不多。她們兩個是有點慢，但都在不太遲的時候做到了應該要會的發展項目。兩個都在八個月大時開始牙牙學語，快一歲時說出第一個字彙，十四個月大時放手走路；莉思的語言能力發展得比卡洛琳快，但兩姊妹都沒有語言發展過於遲緩的現象。因為我的許多朋友都有小孩，這些孩子也都或早或晚各自不同的達到了自己的成長軌跡，所以我從來沒有擔心過女兒的發展是否太慢。

如今回想起來，我其實可以看出那些屬於自閉症的跡象：莉思小時候一旦心情不好，就很容易開始反覆誦唸電影裡的台詞，卡洛琳小時候總是在家裡四處把各種東西排成一列。然而，就如同所有的父母，我對女兒的愛讓我當時完全無視於她們發展上的特殊與延遲，只把她們視為屬於我的、獨一無二的莉思與卡洛琳。成為某個孩子的母親，是一件讓我非常快樂的事，即使為人父母是一件艱難的工作，我仍然時時訝異著自己的好運氣。因此，在女兒年幼時，雖然她們的成長過程搖晃鬆散、慢條斯理，我也從未想過要詢問小兒科醫師任何有關她們發展上的問題，只覺得這兩個小孩一定會以自己的速度漸漸趕上來。對我來說，她們是兩個完美又特別的小人兒。是的！有時愛與樂觀的確會模糊了我們的視線，然而，在悠長的人生中，直視並得見女兒的美好及特別，也許是她們能夠從我們身上得到的，最重要也最需要的東西。

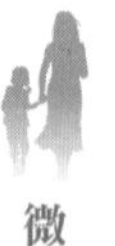

我們用來描述女兒的字句

如今，當我看著兩個女兒的時候，我看到了美麗，也看到了奇蹟，我不願意用「障礙」（disorder）、「殘障」（disability）這些字眼來解釋女兒的情況，因為我其實只看見她們的「不同」（different），而不是她們的「缺陷」（deficient）。因此在這本書中，我會用「特殊需求」（special needs），還有「發展上具挑戰的」（developmentally challenged）這兩個詞彙，來描述我們的孩子——不不不，我並不是要否定自閉症確實給孩子帶來了極大的困難，有時的確也讓我們女兒的優勢無法得到伸展，但是我認為，不斷的用「殘障的」（disabled）這個語彙來稱呼有特殊需求的人，無疑是某種形式的大規模洗腦。我相信我們都擁有某些天賦，同時也有著某些挑戰；我們都在某些地方有著不同凡響的能力，也在另一些範疇裡有著難以施展的限制。因此，我在這裡鼓勵大家，立刻！現在！當談到孩子的時候，把「障礙」與「殘障」這兩個詞從你的語彙裡拿掉，當然，也不要讓任何人用這些字眼評定你的女兒。我希望我能夠將這些詞彙從世人的字典裡永遠抹去，不留任何痕跡，因為它們其實只是歧視，只是烙印。文字有其金石般的力量，在許多方面，我們用來描述孩子的語言，終將成為他們命定的選擇。

關於自閉症，請你牢記在心

1. 自閉症是一種神經學上的生理狀況，並造成個體在溝通上的困難。
2. 自閉症無法損害一個人的價值，也無法否定絲毫人性的完整。
3. 有自閉症的孩童，通常在言語表達及社交互動上有困難，並表現出重複式的行為。
4. 身為父母，有時我們傾向於只看到孩子最好的一面，從而錯失了應該注意的事情；但請不必擔心，畢竟，最終，成為你女兒最忠誠的擁護者，比任何話語都更能帶給她幫助。

5. 請記得，你用來形容女兒的語詞，對於形塑她的未來有著一定程度的重要性。因此，在談到女兒的時候，務必抱著樂觀且深具信心的態度。

原註

1. Mayo Clinic (2011). "Autism: Definition." 可在以下網址找到：www.mayoclinic.com/health/autism/DS00348，檢索日期：2011 年 9 月 28 日。
2. Szatmari, P. (2011). "Is autism, at Least in Part, a Disorder of Fetal Programming?" Online, *Archives of General Psychiatry,* July 5, 2011. 可在以下網址找到：http://archpsyc.ama-assn.org/cgi/content/full/archgenpsychiatry.2011.99，檢索日期：2011 年 7 月 29 日。
3. Autism Speaks (2011). "Symptoms: Physical and Medical Issues that may Accompany Autism." 可在以下網址找到：www.autismspeaks.org/what-autism/symptoms，檢索日期：2011 年 9 月 28 日。
4. Grandin, T., & Scariano, M. (1996). *Emergence: Labeled Autistic* (2nd revised ed.). New York, NY: Warner Books.（中譯本：應小端譯，1999《星星的孩子：一個畜牧科學博士的自閉症告白》，天下文化出版）

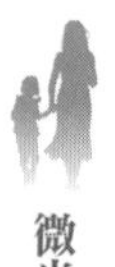

第二章
診斷

「當周遭夠黑暗的時候，你會開始看見星光。」

～愛默生（Ralph Waldo Emerson）

假如你正在讀這本書的話，那麼，你的女兒可能已被診斷為泛自閉症症候群（autism spectrum disorder, ASD）裡的一份子了，而且說實在的，無論醫師告訴你的診斷名稱是廣泛性發展障礙、是自閉症、或是亞斯伯格症，都不要緊。因為它們只是一些名稱，一些用來描述你現在知道女兒將要爬過的那座山峰的名稱。無庸置疑的，女兒確診那天必定是記憶中鐫刻著艱難印記的一個特別的日子。從前，想起那一天時，我總覺得那是此生中某個悲傷的日子，但我現在已經不再那麼認為了。如今的我只覺得，那一天是我終於有了某些語詞的一個日子，這些語詞可以用來解釋在我眼中，女兒好費力的想要應付那些「對其他孩子來說好容易的」事情的原因。假如你還沒有帶小孩去評估診斷，我希望能與你分享這些評估的大致流程，以及如何完整但不過度的審視這些評估內容。假如你的女兒已經接受過評估，我想要告訴你的是，她得到的診斷，並不是她人生的終點，她仍然是一個有潛力的孩子。此外，我希望我的經驗也能讓你了解，那寒冷憂懼的時刻終將過去，你不需終此一生都呼吸著女兒確診那一天，回憶裡淒涼悲傷的空氣。會的，日子會變好的，你的人生將會改變，但仍然可以是個很美的人生。

醫生的約診

在成為父母之前，無論曾經幫忙帶過多少小孩，讀過多少育兒大全，對於這個身分，我們其實了解得都不夠多。因為每個嬰兒都是獨一無二的，就如同每個人都是獨一無二的一樣。當寶寶誕生到世界上時，每一個都有自己的模樣，不安分、扭來扭去的哭、吐奶、把小臉漲得通紅，在這個階段，知道什麼是每個小孩都有的情況、什麼不是，其實是非常困難的，特別是當臂彎裡抱著的是我們第一個孩子的時候。所有的育兒書籍紛紛昭告著各類讓人眼花撩亂的幼兒發展時間表，所以我們有時決定就等一下好了。然後我們又決定還是再等一等。然後繼續說服自己可能是因為那些中耳炎，讓她比其他小孩晚說話。我的孩子也許只是因為太敏感，只是因為太文靜，只是太忙著跑、忙著玩，所以還沒有開始講句子……無論什麼情況，當對象是自己小孩的時候，你只會看到最好的、最讓你驚喜的時刻，而這是非常普遍也應該珍惜的天性。也因為這樣，第一個跟你說她有點擔心你女兒不太尋常的，可能是你媽媽、你婆婆、你的某一個友人。而且理所當然的，身為母親，我們立刻張開了保護防禦的翅膀，覺得這些外人只是不了解我們的小孩罷了，不了解每個小孩獨一無二的樣貌，只有我們才懂。如果你曾經在約診及評估的路上稍作遲疑，不要太過責怪自己，那是非常自然且人性的反應，沒有人想要面對一個艱困的事實，特別是牽涉其中的是自己小孩的時候。

然而，在某個時間點，女兒的小兒科醫生、托兒所老師，或者跟你結婚的那個人，終於說服你帶女兒去做一次完整的專業評估了。而你可能也已經約診了好幾個分屬不同領域、但都有足夠能力做出自閉症診斷的醫生：小兒精神科醫生、小兒心理醫生、行為發展學家、小兒神經學家，或者發展小兒科醫生。對於孩子有發展問題的父母來說，看診日是非常難受的一天，你發現自己坐在某個專業醫師的候診室裡，暗暗希望自己不要成為、也一點都不想成為子女有著發展問題的父母團體裡的一份子。有些事情你寧可不必去了解。你好想相信你的心啊，你在心裡祈

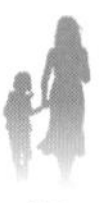

禱著女兒只是遲了一點，等她長大就好了，即使你的理智正逐漸開始接受這避無可避的事實。我希望你知道，這個過程也是非常正常的，理智上，我們需要時間來適應一個可以將自己生命完全改變的現實。

跟醫師的約診諮詢經常有著互相了解、安撫穩定的氛圍。在這個領域工作的醫師，一般都了解診斷過程對父母非常不好受，所以他們通常會輕鬆且不著痕跡的進行評估。醫師跟你寒暄，開始閒話家常，一面觀察你女兒把玩診間裡玩具的方式，有時，在你跟醫師交談時，還會有社工或護士在一旁陪著你的女兒遊戲。醫師逐項詢問你各種問題，隨著依序排列的題目，女兒每樣小小的特別行為也悄悄的依次排好，就像她在地上整整齊齊蜿蜒排成一列的積木一樣。問題結束之後，醫師會試著跟你女兒互動，讓女兒跟他一起玩些什麼，或共同聊些什麼，然後你會看見一連串剛剛才從問卷裡聽到的行為徵狀，如相機對焦般清楚的跳入眼簾。這個時候，醫師差不多也該告訴你他對女兒的初診評估了。就在他開口的那一剎那，你知道你的生命已經開始改變，但請鼓起你的勇氣，這個診斷名稱，其實，真的，在任何方面都不能對女兒的未來做出任何預測。

當女兒初診時，你也許默默許過願，希望自己聽到的是一個不那麼讓人憂懼的診斷名稱，比如亞斯伯格症。孩子需要的幫助主要集中在社交方面的困難上。你不想聽到「自閉症」這幾個字，或者你寧可聽到的會是這幾個字。但請不要太過擔心孩子的診斷名稱，醫師告訴你「症候群」這三個字，它表示的也就是一道光譜般的症候群而已。在初診時，沒有任何方法可以知道女兒最後會落在光譜的哪一個地方。事實上，假如你的女兒被診斷為自閉症，即使它聽起來是個比較不祥的名字，但也可能為她帶來比較大的幫助。因為，初診名稱較嚴重的話，可能讓她有資格得到更多療育服務，帶來更大的進步。在教書生涯已經超過二十年之後，我對這些診斷的意見是：早期的診斷名稱其實並不是那麼重要。重要的是了解到，你的女兒並不是無緣由的在溝通上有極大困難、且在社交上需要極多幫助。許多孩子在許多年後，都改變了原有的診斷名稱，比如說，從廣泛發展障礙轉為亞斯伯格症。請把診斷名稱當作另一個跟女兒有關的訊息，不要從這一刻開始依隨你的本能無止盡的擔心女兒到世界終了的那一天。「今天的煩憂今天擔就夠了」，是面對這趟旅途唯一的態度。

續診與回診

如果你尚未看過發展小兒科醫生，那麼，即使已在其他醫師那裡得到了診斷結果，我還是會建議你再多約一個與發展小兒科醫生的診。發展小兒科醫生視孩子為一完整的個體，並仔細檢查與其診斷相關的神經學及醫藥上的情況。雖然大多數自閉症孩子的健康情形都不錯，但也可能會合併其他相關的生理問題。因此，最好能找到一個你信任的發展小兒科醫生，讓你的女兒接受他的診療，及早發現可能的病癥，安排不同檢查。這些檢查可能包括腦電波檢查（EEG）、聽力及視力測驗，以及相關基因檢驗。在這裡必須要特別說明的是，目前並沒有可以檢驗出是否有自閉症的基因測試。醫學上，現在只能針對自閉兒做某些遺傳疾病的基因檢驗，其原因是這些遺傳疾病可能表現出自閉症的外顯徵狀。至於大多數受診為自閉症的孩子，他們的自閉症狀都不具其他醫學或基因上的病源。美國疾病管理局（CDC）在 2011 年估計，診斷為自閉症候群的孩子，僅僅百分之十有其他「可辨認的基因疾患，比如 X 染色體脆折症、結節性硬化症、唐氏症，以及其他染色體異常」（註 1）。決定要看哪一位發展小兒科醫生最容易的方法，是在你家週邊最好的醫院裡尋找，特別是大學教學醫院，這類醫院通常有最先進優良的服務。或者你也可以請女兒的小兒科醫生推薦合適的人選。發展小兒科醫生的候診名單一般都很長，因此，最好在你覺得有什麼不對的時候，就立刻約診，另外，讓女兒盡快開始享有全面的醫療資源，也是非常重要的。

除了醫師約診之外，還有其他與心理師、老師、治療師進一步的追蹤評估，這些評估都能夠幫助你決定下一步要做什麼。徵詢名單上會有

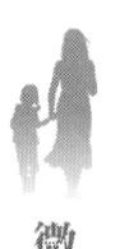

一整排的專業人員，等著分析女兒的優勢及不足，並且以此為依據，決定療育方向與介入協助。這些專業人員可能包括語言治療師、心理治療師、職能及物理治療師。約診跟評估是一個很不容易調適的過程，因為突然之間，你必須開始倚賴一大群陌生人輔助你做好父母的角色。當對著不同的人一遍又一遍的重複解釋女兒每天行程時，你可能會有一點隱私被侵犯了的感覺，但請牢記，這些專業人員都希望能夠幫助你。我想我應該了解你的感覺，當對別人描述家裡亂七八糟的生活時，我總是很不好意思，覺得自己沒有做好母親的職責，然而大部分聽過我們家情況的人，都很誠懇的為我打氣，告訴我在這麼困難的情況下，我已經把母親的工作做得很好了。將教養小孩的控制權分一些給別人是很不容易的，我建議你把這些想成額外的幫助，而不是干涉。這些人不是來取代你，他們是在你已經做得非常好的工作上再加一把勁，讓它更完美。只有在真正了解孩子的個性與能力後，才可能建構一個完整有效的療育計畫。那麼，就安排好必要的評估吧，在你能夠負擔的範圍裡，讓女兒得到所有她應該得到的協助與治療。把這些評估與課程看成幫助女兒的時機，你也正好藉此蒐集到能夠幫助她的資訊。同時，請務必記得，女兒是一個完整、獨特、有著無限可能的孩子。因此，在這個時候，沒有任何人有任何把握可以預知她的未來，也沒有人能夠告訴你她會停在哪裡再也無法向前。當你跌跌撞撞的踏進自閉症這個世界的時候，是的，路途可能顛簸多荊棘，但我向你保證，你們的旅程，一定會越來越平順。

我的女兒是這樣被診斷的

莉思四歲的時候，除了平常偶爾一起玩耍的朋友之外，我覺得她還需要更多的同儕互動，因為莉思幾乎每天都只跟我還有卡洛琳一起待在家裡，一出大門就害羞得不得了。她三歲多快四歲時去上過幼兒園，但當時有非常嚴重的分離焦慮，也不跟其他小孩一起玩。我在有了兩個女兒後決定在家當全職媽媽，所以很自然的把她不喜歡上學的理由歸因於她太黏我，而且，由於她一直是個非常敏感的孩子，我理所當然的認為出門上學、轉換環境這件事，對她來說一定非常困難。然而，隨著時間流逝，一年的光陰馬車一樣轂轆轆的過去了，五歲要上公立幼稚園的日子近在眼前，我決定要幫莉思再找一家托兒所。

在認真的過濾了很長一串名單後，我找到一家很溫馨、很可愛、上課節奏很輕鬆的幼兒園，帶班老師是一位有著幾十年幼兒教育經驗的和藹女士，對於謹慎羞怯的莉思來說，簡直是為她量身打造的一所學校。然而，在莉思正式開始上學的第一天，從我離開幼兒園的那一刻起，老師就察覺到在莉思鍥而不捨的哭泣下，應該隱藏著某些超出分離焦慮的事實。莉思在幼兒園的第一週，那一整個禮拜，在我把她送進班級，跟她道再見，轉身離開後，整個人就立刻到達哭泣的彼岸，待在那裡哭個不停，完全聽不見老師對她說什麼。大人的任何安撫、任何慰藉、任何解釋，似乎都無法觸及她的內心，學校總是不得不打電話給我，請我提早來接她。莉思的老師非常警覺也非常擔心，於是建議我找發展小兒科醫生，讓莉思接受完整的評估。我很勉強的答應了，但當時我實際上真的覺得莉思只是需要一些額外的時間適應罷了，那個時候，我覺得老師只是不了解我的女兒而已。

診間的判決

我找到一位本地大家都非常敬重的發展小兒科醫生，為莉思約了診，但約診時我其實不知道他的專長之一是幼兒時期的自閉症診斷。看醫生的那一天，因為找不到人照顧卡洛琳，我於是沒有多想，決定帶著她一起去診所，並且與女兒的爸爸約好在診間碰頭，我帶著莉思讓醫生評估時，由他在候診室看著卡洛琳。

評估的時候，醫生很快的注意到莉思的羞赧，還有她不太會主動注視別人的雙眼，但是在跟莉思攀談時，他也發現到在診間這種安靜單純、一對一的情況下，莉思表現得很聰明，很善言，所以當他對我提到莉思的焦慮及害羞的時候，彷彿也非常躊躇於應該做什麼診斷。為了要更了解莉思的情形，醫生問我能不能把卡洛琳帶進診間，讓他

看看莉思是怎麼跟妹妹一起玩的。這個時候，「颶風卡洛琳」差不多已經摧毀了候診室裡全部的玩具了，她當時正坐在候診室的地板中間，臉上帶著可愛的閃亮微笑，為自己摧枯拉朽的勝利開心著。

一等我把卡洛琳帶進診間，這孩子立刻頭也不回的衝向玩具，把醫生當個隱形人般晾在旁邊。卡洛琳當時快三歲，會講一點點有用的字，但非常寡言。就在這個時候，我瞥見醫生瞬間警覺起來的表情，有個燈泡好像漫畫一樣突然啪一聲出現在他頭頂，而我的兩個女兒，莉思繼續玩著扮家家酒，讓娃娃屋裡的爸爸媽媽在樓梯間來來回回的走上走下；卡洛琳開始玩積木，把積木依著不同的形狀與顏色各自放好，排成一列。她一向喜歡花時間把小東西仔細的分門別類理整齊，但是一直到診間的那一刻，這個嗜好才突然飆風般唰一聲颳過我的眼前，之前我完全沒有意識到這個行為有什麼特別。我徒勞的想把女兒們的遊戲導向比較普遍的、常見的玩法，醫生在一旁默默看著，差不多有十分鐘那麼久。與此同時，我試著讓女兒注意到彼此，試著讓這兩個孩子用「正確的」方式玩「該這麼玩」的玩具。我覺得自己正慢慢沒入流沙中，無法縱身，而且只想把醫生雙眼所見，女兒「不正常」的所作所為全部遮蓋起來。我想把這些統統藏好，再不見天日，不論是醫生還是我，都看不到。

在許多詢問、許多回答，還有跟我的兩個女兒不怎麼成功的互動之後，醫生吸了一口氣，然後跟我說：「嗯，妳的小女兒確定有自閉症，至於大女兒，應該也有自閉症，但是程度比較輕。」為了讓我好過些，醫生跟我解釋這只是初診而已，還鼓勵我說，經過療育，孩子都會有長足的進步，但我完全呆掉了，麻木的試著聽進他要告訴我的話。以前上大學時，我在特殊兒童夏令營裡帶過一些自閉程度很嚴重的小孩，當時的經驗離我如今的生活非常遙遠。夏令營裡的很多孩子既不說話，也不喜歡人們的擁抱，但是我的女兒都很快樂，會跟我說話，喜歡和大家擁抱，也喜歡我們常常親她們呀！我困惑的向醫生表示我的女兒一點也不符合我對自閉兒的印象，醫生於是很有耐心的跟我解釋他的看法。我兩個女兒遊戲的方式都很刻板、一成不變，而且只是一些不間斷的重複，沒有什麼豐富的想像力與創造力。卡洛琳說的話，絕大部分都是複誦式記憶裡的制式語詞。另外，她們兩個對視別人雙眼的時候都非常少，即使瞥視了其他人的眼睛，也會立刻把目光移開。在那一刻，我的腦海裡突然浮現了某個在夏令營帶過的小孩，一個很可愛、有著金色卷髮的小男孩。他總是眼簾低垂，從眼角邊邊看著我，就跟卡洛琳一模一樣。我突然打從心底海潮撲岸般洶湧的驚慌起來，因為我完全不知道接下來能做什麼。醫生又說了一些鼓勵的話，然後陪著我們走到門口，在櫃台前把莉思的診療表遞給裡面的人，建議我再幫卡洛琳正式約一次診，讓她也接受評估，好開始申請相關的服務及資源。我花了一點時間填完資料，詢問了醫生推薦的教育心理家以及特教幼兒園的名單後，帶著女兒離開了診所。

仍然是我原本的女兒

女兒的爸爸在診間外的停車場認真的對我說他很確定醫生錯了，這一定是誤診，然後匆匆上車，風一樣的離開了現場，離開了整件神啟般剛剛揭曉的祕密。幾秒鐘後，只剩下我一個人抱著女兒錯愕的站在停車場中間。我把女兒放進各自的汽車安全座椅裡繫穩，然後坐在駕駛座上發了一下呆，滿腦子都是各種不同的影像。在普通學校某個角落裡跟一般學生隔得遠遠的特教班，也許永遠都不會發生的有著白紗的甜蜜婚禮，成年人的安養之家，再也無法了解的、生命裡數不盡的契機。我麻木到完全掉不下淚來，只有「震驚」兩個字可以形容我當時的感覺，我的兩個女兒都受診為自閉症，而我完全不知道要怎麼幫助她們。

幾分鐘以後，莉思說話了，帶著盼望的小臉掛著大大的微笑，很期待地問我：「麥當勞？」卡洛琳也笑瞇瞇的贊同姊姊的提議。我轉頭望著我的兩個女兒，她們看起來跟走進診所前一模一樣，仍舊是我的莉思，我的卡洛琳，依然甜美，依然微笑，依然快樂。世事其實並

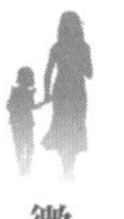

未改變，當然我愛著她們的程度與她們帶給我快樂的程度也沒有任何改變。然而，我當時還不知道的事情是，自閉症只是用來描述女兒們好多不同特性裡的一個，沒有任何方式可以用來評定她們。不論以前或是現在，她們都是無法用幾個臨床診療字眼形容的孩子。我當時不了解的事情還有，不論以前或是現在，我跟我的女兒也都是有著力量的獨立個體。醫生告訴我女兒們會面對的挑戰，但他當時並無法看見女兒的潛力，那些仍然在她們身體裡的所有可能，尚未使用，無法得知，永遠不會停止。

診斷只是一個名詞，不是先知的預言

我希望在女兒確診的時候，有誰曾經跟我說過我現在要告訴你的話，那就是：自閉症只是一個名詞而已。跟診斷之前相比，你的女兒從裡到外還是同一個人，你只是多知道了一些跟她有關的新消息罷了。「自閉症」不是一個小孩，不等於一個人，也不會是既定未來的預言。自閉症的事實之一是，我們永遠都不會知道女兒還有多少潛力。世界上許多有自閉症的人都有著智慧，有著體貼易感的心，有著天才般閃閃發光的能力。父母的職責是關愛孩子，保護她，為她的權益發聲，並且幫助她找到自己的天賦，她的天賦就藏在身體裡某個地方，只是比較不容易被發掘出來罷了。我希望在讀完接下來的章節後，你能夠了解可以幫助孩子的各種治療、各種資源，還有各種人。我還會敘述女兒曾經面對的挑戰與成功，希望能夠幫助你描繪出你跟女兒將要面對的未來，那滿是成長、挫折、努力，如花朵般綻放的旅途。在女兒剛確診時，我覺得失落，覺得迷惘；然而，我那時尚未知曉，那一天也是一場美好旅途的開端。我漸漸了解，這並不是一程發現孩子不能做什麼的旅途，而是一趟幫助她們找到天分的旅途——屬於她們自己的，許許多多的天分——這段旅途也幫助她們成為如今某個令人驚喜的女孩。一旦你找到平衡點，確定了你的心、你的態度，你會發現許多人，這些人都能看到女兒的潛力及美好，這些人也都躍躍欲試的想要幫助你的女兒，成為她們美麗故事裡的一份子。就如同我之前告訴你的，這是一個入口處碎石遍布、顛顛簸簸的旅程，而你跌跌撞撞的開始了。但你會平安的，還有，在旅途中，你身邊那個特別的女孩也會讓你驚喜不已。

關於診斷，請你牢記在心

1. 女兒確診為泛自閉症症候群的那一天是非常難受的，但隨著時間過去，日子一定會越來越好。
2. 請把這個診斷當成一個重要的訊息，這個訊息可以說明女兒在哪些地方將遭遇到極大的困難，而不是決定她會成為什麼人。
3. 請將所有後續評估視為蒐集資料的機會，這些資料可以幫助女兒得到她能夠得到的、盡可能完善的幫助。
4. 診斷名稱並不是先知的預言，女兒早期的診斷只是一個粗略的估計，沒有人能夠預見她的未來。
5. 女兒仍然是同一個孩子，一個跟你聽見「自閉症」這三個字之前一模一樣的小女孩，仍然甜美，依舊帶給你驚喜。

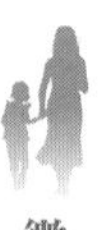

原註

1. CDC (2011). “Facts about ASDs: Causes and Risk Factors.” 可在以下網址找到：www.cdc.gov/ncbddd/autism/facts.html，檢索日期：2011 年 9 月 28 日。

第三章
光譜裡的女孩

»»

「我不怕碰到暴風雨，因為我學會了怎麼航行。」

～露易莎・玫・艾考特（Louisa May Alcott）

光譜裡的女孩有什麼不同？

在尋找光譜女孩的人生各種面向之前，我想花一些時間聊聊我們，女兒有自閉症的你和我，我們為人父母的獨特情況。美國疾病管理局在 2011 年發布的統計顯示，自閉症幼童中，每四到五名男童才有一名女童[註1]，於是，明顯的，我們成為小眾裡的小眾。孩子有著終生發展挑戰的診斷已經夠困難了，但是接下來又發現你居然還是小眾裡的一個謎團，無疑的讓生活更不容易了些。女兒剛確診的那一陣子，每次，當我告訴別人這個消息時，通常對方的反應都是，「真的假的？妳說妳、的、女、兒、是自閉兒？」讓我覺得自己簡直是個異類中的異類。我不僅生了兩個在成長上都必須面對挑戰的孩子，某種程度上還等於自己親手把情況弄得更糟了些。甚至這個領域的專家都覺得我的兩個女兒都有自閉症這件事可謂世界奇觀。還記得有一次跟某個專家會面，他眼睛睜得大大的望著我們，催眠一樣喃喃自語：「兩個都是女生，了不起，真了不起。」讓我覺得自己簡直像是帶著兩個小外星人的 ET 太太。這種「異族」的感覺，其實只在我滿盈的煩憂裡，更多添了寂寞與孤單罷了。當我替卡洛琳找到某個特殊教育幼兒園，把她放進幼幼班，並參加學校的父母支持團體後，我的孤單也沒有什麼改變。支持團體裡的小孩幾乎都是男孩，我找不到任何一個可以攀談的對象，找不到可以一起聊天的人，訴說我們也許相同的心事，那有著光譜女孩的日子——還有我們特別的願望與擔憂。

這個「小眾中的小眾」的情況，其實給自閉症光譜中的女孩，以及她們的家庭帶來了其他問題。首先，目前絕大多數自閉症研究的對象都是男孩，白茲蘭（Bazelon）在 2007 年曾經將有自閉症的女孩稱為「學術研究裡的孤兒」（註2）。目前，寥寥可數的幾個研究報告，都特別註明這個領域需要更多學術研究。在已發表的論文裡，最讓人吃驚的研究報告之一，是吉爾蔓（Gilman）等人在 2011 年 6 月發表於《神經元》（*Neuron*）期刊上的論文；研究人員發現，自閉症女孩的致病基因，可能與男孩的致病基因不同，這個發現也許將大幅改變對自閉症女孩的審視面向與研究態度（註3）。理所當然的，如果從一開始，屬於自閉症女孩的致病原因就不同（於男孩）的話，那麼，自閉症當然也可能對她們造成不同的影響。顯然我們需要一些將重點放在這些不同特性，並針對自閉症女孩不同的發展、學習以及行為所設計的研究。

一直以來，大家都假設光譜中的女孩與她們的男孩同伴並沒有什麼差異，因此，大部分的治療操作模式與教學介入方法，都是依據光譜中男孩的症狀以及需要而設計的。這並不表示目前的療育方式都與女孩沒有關聯或沒有幫助，然而，這代表著目前廣為使用的療育方法，在施及女孩時，可能需要調整及改變，發展出更適合女孩的模式，以期為她們帶來更大的幫助。再者，這無疑顯示出許多只有女孩必須面對的重要議題及挑戰，尚未被納入現今對自閉症的研究及認識中。此外，由吉萊蕊莉（Giarelli）等人在 2010 年所發表的研究顯示，另一個對女孩來說的明顯阻礙，是診斷上的可能延遲。由於自閉症女孩的行為可能表現得較為被動，因此，相比於她們的男孩同伴，有自閉症的女孩可能遲至學齡教育甚或更晚，才被診斷出來（註4）。在這段未確診的時間裡，這些女孩

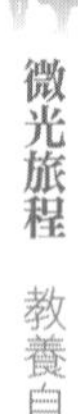

的父母只能自己掙扎於呵護及教養小孩的困境中，而珍貴的早療時間流水般一去再不復返。即使自閉情況比較明顯的女孩，她們的困難或她們的優勢，仍然可能相異於男孩，為了讓女孩們在最合適的療育下發揮她們的潛力，我們應該付出心力來研究這些存在於性別間的差異。

大部分我所知道的，屬於光譜中女孩的特殊議題，都不是從閱讀論文或期刊得來的，而是從我的女兒以及學生身上所獲得。就我所見，光譜女孩必須面對的特別挑戰，似乎來自她們依然**生而為女孩**的這個事實。當妳的性別代表的是人類之中比較柔和的另一半人口，在大家的印象裡，這一群人應該比較會交朋友，懂得怎樣輕鬆的聊天、說笑、問候，知道如何自然的轉換話題，本能上表現得更有禮貌、更細心，通常也更文雅的時候，生為一個天生在社交及溝通上有著挑戰的人，只會讓光譜中的女孩面對更大的困難而已。這之間的矛盾，使得我們女兒面前的人生路遍布著石塊。然而，如果有著對這個情況的了解，並付出更多關心、細心與耐心的話，你應該就能成功的領著女兒，行過這段崎嶇難行的路途。

接下來我會說明目前研究已經發現的，相較於男孩，光譜女孩的明顯不同。我想，其中很多特點，你都能在自己女兒身上看到。而所有這些範疇，都有兩個清楚的事實，第一，光譜中的女孩，與她們的男孩同伴有許多無法忽視的相異處；其次，世人也以不同的，甚至有時是不了解的眼光，在看待光譜中的女孩。

女孩一般沒有男孩那麼激烈，那麼具破壞性

安靜的小小淑女

依據吉萊蕊莉等人在 2010 年所做的研究，一般來說，相比於她們的男孩同伴，光譜中的女孩通常比較溫和。有些女孩非常害羞，非常順從大人的指令，這個比較退卻、比較被動的特點，可能是造成許多女孩

都在年齡較長後才被診斷出來的推手之一。正如國際自閉協會（National Autistic Society）理事長茱迪絲・高爾德（Judith Gould）2008年在英國 BBC 新聞裡所解釋的：「對於受到自閉症影響的人來說，我們經常看到他們比較敏感、比較害羞的表現，而這些個性上的特點，有時很自然的也被視為典型的女性特質。」[註5]由於一般人對自閉兒的印象都刻板的有著好動侵略的模樣，許多光譜女孩表現出來的行為，很簡單的完全不符合大部分醫生及老師腦海中，自閉兒理應有著失控行為的預期。人們很自然的推測自閉兒在面對挫折、沮喪與困惑時，會表現出失控及抗拒的樣子，因此，在觀察孩子有沒有自閉可能時，忽略掉一個羞赧安靜的小女孩是十分容易的。這個屬於女孩的溫順天性，可能讓她們比較容易融入群體，但另一方面，也會讓她們在學校中比較不容易得到社交及學業上所需的協助。

莉思就是一個這樣的孩子，當她很小的時候，可以連著好幾個小時滿足的玩著洋娃娃，看著喜歡的節目，一點都不抱怨。在幼兒園裡，也總是靜靜的待在一邊，看著其他小孩東跑西跑，做這做那，絕少加入同學們的遊戲裡一起玩耍。一旦習慣了幼兒園的生活，莉思完全是一個乖學生，沒有惹過任何麻煩，從不吵鬧，在課堂裡也不說話，要忽略她簡直是再容易不過了。不解自明的，若不是她的老師在那幾年裡特別為莉思所做的努力，她整個幼兒園的經驗可能完全只是一場虛度時光的空白而已。如果你的光譜女兒是一個甜美又乖巧的女孩，當然你跟她的老師會有著容易許多的日子，但一定要確保她的學校生活仍然能滿足她在社交與學習上的需要。由於大多數有特殊需求的學生都是男孩，而在自閉族群裡，更有絕大多數的人口也都是男孩，這種情形下，人們非常容易忽略掉一個安靜聽話的女孩。在我重回職場當全職老師之前，我曾在卡洛琳就讀的特教幼兒園擔任過一陣子助理老師，學生裡有一個沒有口語的自閉症小女孩，非常溫和、安靜，而且相當順從，以至於她整個人完全被淹沒在同班同學的哭泣、失控、滾來滾去的嬉鬧遊戲中。對這個小女孩來說，跟著老師還有班上另一個女孩一起單獨學習的時間，非常珍貴而重要，這樣她才可以得到她需要的關注及指導。事實上，假如你的女兒也很羞怯，那麼，請在學校課程中，盡可能的為她要求更多一對一的教學時間。

但並非所有女孩

燃燒的火焰精靈 >>>

雖然有些光譜裡的女孩有著安靜和順的天性，但仍然有一部分女孩就像男孩一樣好動、吵鬧，有著侵略攻擊的性情。許多光譜女孩的父母都已經領教過了，當女孩失控時，她們狂怒火燙的表現，足以跟宇宙中任何她的男孩同伴相匹敵。當這一群比較衝動的女孩表現出符合檔案資料中自閉兒較具侵略性的輪廓時，臨床上的確比較容易做出診斷，然而，人們也可能比較無法容忍她們這種具破壞性的行為，不論是她們身邊的大人，或是一起遊戲的同伴，因為在女孩身上，激進的行為其實比較不被接受。由於這類行為與社會對男孩女孩的印象大相逕庭，人們通常不會預期在女孩身上看見侵略及失控的舉動。早從幼兒園開始，社會就期待女孩表現得更有禮貌、更細心、更體諒、更敏感的察覺別人的喜怒哀樂、更安穩、更寧靜，當一個聽話的小姊姊。而我們期待，甚至鼓勵男孩們更激進、更衝撞，當一個勇敢冒險的孩子，粗手粗腳、吵吵鬧鬧，從打球到打架，熱心的為他們安排更多體能活動。這些既定的刻板印象，一路陪著小孩進入小學、中學，甚至高中。即使在我任教的高中，普通女孩 [譯註] 比較衝動或邋遢的行為，也都更無法被人們接受。這公平嗎？當然不。請時時提醒自己切莫將這種不公平的偏見投射在女兒身上，也不要讓你們的家人、朋友或老師，抱著相同的偏見審視你的女兒。我們的女兒，跟光譜中所有男孩一樣，受到感官知覺過度敏感的

譯註：指非特殊生的女孩。

影響，因此也經常有感覺輸入過量的挑戰，她們不應該承受比男孩更嚴格的期待及要求。讓學校了解這些特性，並且確定校方知道怎麼處理女兒的行為，也能夠對這些行為做出適當的反應。認真的提醒學校，在你想要幫助女兒學習怎麼控制她的脾氣與衝動時，學校不應該用比男孩更高的標準來對待你的女兒。

具有想像力的遊戲

光譜中的女孩喜歡乘著想像的翅膀遊戲

遊戲的方式，經常成為判斷是否為自閉症的幾個基本指標之一，特別是對年齡很小的幼童及嬰兒。醫生通常會詢問父母有關於孩子玩耍方式的問題，像是孩子是否一成不變的、僵化的固定玩著積木或樂高等玩具；孩子是不是依著不同的顏色或形狀把這些積木排成長長一列？這類行為幾乎已經是自閉兒的標準模樣了。醫生也想知道孩子的遊戲方式是否較有變化、較具想像力，能夠用娃娃演出不同的、自然流暢的情境。或是玩打扮成不同人物的遊戲，以不同的角色演戲，假裝自己是英勇的海盜或是美麗的公主。想像扮演遊戲一向被視為普通孩子的遊戲指標，然而，根據尼可拉斯（Nichols）、馬羅維科克（Moravcik）、台田邦（Tetenbaum）在 2009 年所做的研究，有些光譜中的女孩，有能力也有興趣創造具想像力的遊戲，縱使她們玩的並不像她們的普通同伴一樣好（註6）。這是自閉光譜女孩所具備的許多充滿拓展可能的能力之一，代表她們心智運作的方式裡可能有著一扇半開的窗，能夠迎進柔軟的空氣，使她們在想法與社交上發展出更大的彈性。而白茲蘭在 2007 年發表的論文則提到，光譜中的女孩通常擅長於較具創造力的科目，比如閱讀及寫作，而非偏向機械性的數理與科學（註7），這可能代表著一群截然不同於我們腦海裡自閉兒模樣的光譜人。所有這些特性，都是我們女兒能夠與他人產生關聯的可能亮點。

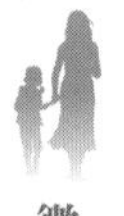

從很小的時候開始，我兩個女兒就很喜歡可愛的人偶娃娃與毛絨絨的動物玩偶，每晚都一定要帶著心愛的玩具上床睡覺。雖然我現在了解到，卡洛琳把積木或蠟筆排列整齊的行為是自閉症孩子常見的玩耍方式，但是莉思一直都很自在的玩著她的娃娃，編著不同的故事，讓娃娃一起去上學，一起演著故事，一玩就玩好幾個小時，這也是當初她的診斷令我那麼震驚的原因之一。然而，隨著時光流去，莉思的想像力給了我很多教導她社交技巧的機會，我常常和她一起，用娃娃搬演著不同的社交情境及生活場景。過了很久之後，終於也讓卡洛琳加入了我們的遊戲。假如你的女兒也喜歡這類遊戲，你可以利用她的喜好來教導社交技巧，幫助她了解人們的情緒，察覺人際間彼此的關係。我將在第五章（友伴）以及第十章（自閉症的事實與迷思）中，對這個議題做進一步的討論。

目前的研究還發現，光譜裡年齡較長的女性也有著創造力與想像力，其中許多人都喜歡藝術類的工作，比如寫生、畫畫、閱讀以及寫作。在從事這類活動時，她們同時可以抒發對人的情感，以及她們對人與人之間關係變化的體會。莉思熱愛閱讀與寫作，也喜歡音樂劇，經常藉著寫下心情與想法，來沉澱自己的感情。卡洛琳喜歡塗鴉，特別是畫她喜歡的卡通或漫畫角色，比如小小愛因斯坦，還有查理布朗漫畫裡的小同伴，偶爾還會和我們聊聊這些角色之間的關係。雖然卡洛琳的「想像」遊戲比較制式，但仍然代表著她想要了解人與人之間多變關係的想法。從我兩個女兒這些閒暇時間的嗜好上，我可以看到她們對人、對情感、對人際關係的好奇以及興趣。

社交技巧

光譜中的女孩喜歡同伴也喜歡友誼

喜歡及創造出想像與扮演遊戲的能力，讓我們觸摸到許多光譜女孩的另一個重要樣貌：對同伴與友誼的渴望，這個特性也代表許多女孩應該有著比較強的社會意識。由貝肯（Bacon）等人在 1998 年所做的一個研究顯示，在自閉族群中，即使認知能力受到嚴重影響的女孩，都「較男孩表現出更多的社會化前置行為」（頁 139）[註8]。我兩個女兒一直都很喜歡其他孩子，也想跟他們做朋友；然而，懂得怎麼樣才能交到朋友，以及如何維持住朋友間的友誼，對她們來說並不是一件容易的事。白茲蘭在 2007 年曾經發表過相關論文，她的研究認為，即使溝通語言與社交技巧對我們的女兒來說十分困難，但是，她們對友誼的需求經常是很深切的，有時，「無法交到朋友」這件事會讓她們的內心感受到極大的失落[註9]，這是身為自閉症女孩明顯的特質之一。我知道的許多光譜中的男孩，經常自足的隻身一人悠遊追隨著他們獨特的興趣，只和家族成員維持著合宜的關係。但是，我所認識的光譜女孩，似乎都想要有些年齡相近的同性朋友，一起消磨時光、分享生活，並且擁有同伴們肩並肩的依附感。我猜這是因為，不管有沒有自閉症，她們仍然都還是女孩。

當審視著我跟同性好友之間的情誼時，我看到穩固的關愛、不變的支持、互相的扶助，以及彼此間交換心事的確認，這些友誼都是情感上非常私密而親暱的關係，如果沒有這些手帕交的話，我一定會非常非常寂寞的。我先生則因為不同的理由結交朋友，他們會一起約著做些消遣、交換興趣、湊在一起講笑話閒聊天、開彼此的玩笑、抓著對方的小辮子互相嘲諷，而且我可以十分確定的告訴你，這些男人並不太跟彼此分享祕密，也不會經常聊著心事與感情。我知道這種說法有點太一概而論，但對我來說，女性比男性更需要親密的友情。也許這之中有些演化上的理由，因為女性通常肩負著母親及撫育者的職責，無論是哪些基因讓女性比較需要親密的同性朋友，都意謂著光譜中的女孩可能比她們的男孩同伴更需要深刻的友誼。然而，不幸的是，這對我們的女兒來說也是很不容易得到的東西。

當發展同儕友誼時，我們女兒所面對的困難，來自於另一方通常是

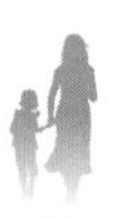

個普通女孩這件事上。也就是說，對交朋友跟維持關係本來就有點笨拙的女兒，必須從普通女孩的友誼圈裡，贏得某個一般孩子的友情。在這裡，女孩因素又發揮了威力。對於自己同伴們社交上的瑕疵與行為上的特異，男孩們通常比較健忘、比較不在意、比較可以讓它過去。但一般來說，女孩較能夠察覺到社交線索上的細微差異；她們也熟諳社交上的各種技能，對某個表現得「不一樣」的人有著強烈直覺。而這個一般女孩都有的本能，只會讓我們女兒原本就不太行的能力更顯突出而已；此外，女孩對於「可接受行為」的範圍比較嚴格，對於不尋常或特異的行為，通常也沒有太高的容忍度。在這種情況下，我們女兒對友情的想望，加上她們不太精緻的社交能力，經常導致在友伴尋求上受到被對方拒絕這個令人難過的結果；而雪上加霜的，相對於女孩間不離不棄、溫暖美好的友情，銅板的另一面，是同一群孩子有時明晃晃所展現出的、令人難以相信的冷漠、不友善，甚至惡意。光譜裡的女孩比一般女孩更容易受到排擠、受到霸凌，她們那有些拙、有些特別的模樣，加上她們無法分辨誠懇與嘲弄之間細緻差別的特性，使得她們在團體中非常容易成為別人的箭靶。

我記得莉思讀幼稚園的時候，班上有個女孩在下課時間自創了一個「啦啦隊長選秀」的遊戲。她把所有的小女孩排成一排，看哪些人夠漂亮、夠苗條、夠資格加入遊戲。這個小孩才五歲，但是已經用這類非常傷人又膚淺的標準，來挑選可以當她朋友的人。有一天莉思終於告訴我這件事，而且表示她很傷心，因為學期已經過去一半了，她還沒有被選到過。是的，小女孩有時也可能非常冷酷。因此，大略知道女兒班上其他小孩的行為，試著讓學校為女兒製造與其他孩子建立友誼的機會，是極為重要的。我們女兒對社會融入的覺察，使得下面這個工作變得很重要，也就是幫助她們找到某些能與她們產生共鳴，也樂於接受她們原本面貌的朋友。我在第五章（友伴）會繼續討論幫助女兒建立與維持友誼的方法，但是，在這裡我想再次強調，這種對友情的強烈需求，是大多數光譜女孩所必須面對的，更具挑戰、也非常重要的議題之一。

社會既定的印象

我們女兒面前的橫欄 >>>

如果你的女兒有自閉症，那麼，另一個要特別費心的地方，就是如何幫助她在穿著打扮上，以比較自然的樣子融入同儕。雖然沒有人要你當個選美皇后的媽，但是，避免讓女兒因為奇特不搭配的服裝，或是邋裡邋遢的樣子在一群女孩間突兀的站著，是對她最穩當的選擇。這個顧慮會浮上眼前，是因為尼可拉斯等人在 2009 年做了一些研究，這些研究顯示，光譜中的女孩對打扮及時髦通常沒有任何興趣，也完全不清楚要怎麼抓住流行的浪潮來修飾妝點自己的儀容，並讓自己以「最大公約數」的模樣自然的融進這些非常表面化的社會標準中（註 10）。男孩通常可以穿件普通的運動衫或 T 恤，但是女孩如果想要合宜的在同儕中找到容身之處，隨隨便便的套頭衫基本上完全無法成為選項。我們之中很多人都能夠作證，那就是衣服、髮型，還有流行的裝扮，是形成社會上青少女文化裡十分可觀的內容物，同時，也需要女孩們投入大量的精力、時間，還有一些些天分來拿到亮眼的成績單。我教過的高中女孩裡，就算是最運動型的一般生，都打扮得很好看，很合潮流，穿著很時尚的運動式服裝。即使是那些喜歡穿成整身黑壓壓的「哥德式」女孩，或打扮成反文化樣子的女孩，也都以合乎流行的精緻眼光在挑選她們的服飾。

當我們女兒的外表看似不合時宜、不適場合、不在意儀容是否整齊的時候，只會讓她們在一般女孩裡顯得更加不同。而對光譜裡某些女孩來說，她們這種對外貌無甚興趣，也不想多了解的態度，有時也可能給她們帶來其他煩惱。當一般女性同儕生活裡的大部分時間、聊天時的主要話題，以及關心的人生重點，都花在這些光譜女孩並不關心也不在意的事情時，要如何跟同儕建立友誼，很是讓人茫然無緒。除此之外，許多光譜裡的女孩都有精細動作上的挑戰，比如書寫困難，因此，你可以想像這些服飾及化妝上的細節會多麼令她們困擾。當你的女兒嘗試要處理上述事情時，請跟她一起達成你們之間心照不宣的默契或協定。以我和女兒為例，我在乾淨與時尚之間畫了很清楚的一條線，有些重要習慣在家裡是完全沒有商量餘地的，包括個人衛生、個人清潔，還有儀容的梳洗與整理，我還規定她們每天一定要洗澡。至於合流行的裝扮，則必須要多些耐心及創意，才能夠決定要怎麼調整。

最後我想談談光譜中的另一些女孩。有些自閉症候群的女孩對所有有關性別的議題都很困惑，她們知道自己是女孩，但這件事在社會字眼上代表著什麼意義，對她們來說是很茫然的，特別是當她們的興趣其實也與男孩們比較一致時。如果你有一個這樣的女兒，你必須很小心、很細緻，以敏感而關心的態度來面對這個議題，切莫讓你的女兒以身為她自己而感到羞恥，並且要能幫助她自在大方的活在世界上，如同這是一個她應屬的地方。有時，我們的女兒只是需要更多的時間成長，並且了解性別差異這個觀念罷了。你的首要目標是尊重女兒，在把她當成一個完整個體的前提下，幫助她融入群體，並且記住，這些不僅是關乎她的外表是否好看而已，你的目的是讓女兒在她需要的範圍內盡可能得到群體的接納。陪著她找到自己喜歡的模樣，只會讓這件事更容易開始，更能夠達成。

憂鬱沮喪

我們女兒面對的風險

在閱讀跟女兒有關的各種書籍時，重複不斷看到、有如寒風撲面一樣讓我清醒的事實之一就是，不論是相比於一般小孩或是自閉光譜裡的男孩，我們的女兒都更有可能陷入憂鬱及沮喪的流沙中。由金姆（Kim）等人在 2000 年發表的研究，顯示了光譜女孩屬於憂鬱症高風險群的這個事實（註 11），我想你現在也能夠清楚的看到造成這個現象的原因了。當你把女孩感受到排擠時自然衍生的情緒，加上無法與其他人建立人際關係的挫折，你可以很容易的看見憂鬱症這個結果。畢竟，嘗試依照自己並不了解的標準過日子，在其中尋找、試著抓牢那些你察覺不到，也彷彿沒有道理的規則，一定會讓你挫折無力吧！而當你希望能夠擁有的兩件事——友情以及接納，竟都捉摸不定又難以維持，你一定也會對世界失去希望吧！在這些挑戰之上，讓你更退卻的是你只能勉強而艱澀的說出自己的想法，遑論細緻的告訴別人你真正的感覺，於是讓你在憂鬱如冬雪般襲來時，再難出聲求救。身為父母，我們必須注意憂鬱症的跡象，比如食欲及睡眠習慣的改變，還有性情與脾氣的差別。雖然我認為我們應該注意，然而，我並不相信憂鬱症是自閉症的必經之路。我堅信的是，如果為人父母者能夠提早準備、及早預防、抱持樂觀的態度，那麼，我們就有能力依著女兒在世界上真正的分量，以及她對社會實際的貢獻，來幫助女兒克服眼前的困難，並且建立完整、無法被什麼取代的自信心。她們會以明亮的雙眼看著我們，相信自己不必變成某個別人，只要以她原本的樣貌，就能成為一個有價值、有能力、深深被你我愛著的女孩。

女兒的不同也可以是她的優勢

讀到這裡，如果你開始有了驚慌害怕的感覺，請千萬不必。認出這些挑戰只是幫助女兒的第一步，我向你保證，有許多方法能幫助我們的女兒成為快樂、有彈性，而且成功的女孩。在這些方法中，最重要的事情就是相信她們。即使有時，這些種種不同於光譜男孩的特性會讓她們的生活更加困難，但也可能帶領她們走向得到收穫的小徑。女兒的行為問題，無論是太被動或是令人訝異的激烈，都可以當作是幫助成長及爭取認同的機會，而我們也都是讓大家更了解光譜女孩的推手。另外，想像扮演遊戲的能力，可視為教導情緒覺察及情感了解的特別契機。即使在我的女兒被不太友善的同學排擠，因而感受到被人拒絕時蜂螫般的刺痛時，事件的另一面，也就是她對友誼的渴望，仍然意謂著女兒想與世界連結的、正面且健康的情感需要。

由於我們的女兒抒發自我的需要似乎比較強烈，當她們有表達能力時，也許正代表著自閉人口及其家人，這整個社群的極大可能。就如同天寶・葛蘭汀做到的，或許有一天，你、我的女兒也能告訴世界，自閉症對她來說有什麼意義。我們可能沒有辦法開開心心的跟女兒一起為漂亮的指甲塗上可愛的顏色，但是，挑選衣服、梳洗整理出乾淨的儀容，其實也是另一個與女兒共享親密時光、幫助她找到合宜裝扮、讓這個小女孩表現出美麗自我的正面方式。此外，有著一個光譜女兒最酷的事情之一，就是她永遠、永遠都不會是哪個出現過在哪裡的誰的複製品，不會是某個流行品牌的商標，也不會是大家腦海裡想起來的什麼固定模樣。不論做什麼，她一定會用自己的辦法完成，那屬於她的、小小的、有點古怪的、歪歪斜斜的印記。我打從心底愛著我的女兒，以及我教過的光譜女孩，因為她們總是熱烈的、白紙般的對自己完完全全的忠實。這是現今世界裡多麼清新鮮嫩的能力啊！雖然我們的女兒面對著許多艱難、許多挑戰，然而，幫助她們找到藏在某處獨一無二的自我，讓「有著一個光譜女兒」這件事，成為生命中無可比擬的美好經驗。

關於光譜女孩，請你牢記在心

1. 自閉症候群的女孩，也許在某些範疇上跟她們的光譜男孩同伴有著重要的相異之處，需要投入更多心力來研究。
2. 光譜女孩可能比較安靜、比較被動，在想像扮演遊戲上有著比較穩固的技巧；相較於光譜男孩，她們對友誼有較深的需求。
3. 因為社會壓力以及性別規則，光譜女孩罹患憂鬱症的可能也許會比較高。
4. 我們女兒較強的社會意識，以及較高的表達自我的意願，可能是她們最可貴的資產，或能夠幫助世人更加了解自閉症。
5. 自閉症候群的女孩有著獨一無二、令人驚喜的樣貌。

原註

1. CDC (2011). “Autism Spectrum Disorders: Data and Statistics. 可在以下網址找到：www.cdc.gov/ncbddd/autism/data.html，檢索日期：2011年9月28日。
2. Bazelon, E. (2007). “What Autistic Girls are made of.” *The New York Times Magazine,* August 5, 2007. 可在以下網址找到：www.nytimes.com/2007/08/05/magazine/05autism-t.html，檢索日期：2011年9月28日。
3. Gilman, S. R., Iossifov, I., Levy, D., Ronemus, M., Wigler, M., & Vitkup, D. (2011). “Rare de novo variants associated with autism implicate a large functional network of genes involved in formation and function of synapses.” *Neuron, 70*, 5, 898-907.
4. Giarelli, E., Wiggins, L. D., Rice, C. E., Levy, S. E. *et al.* (2010). “Sex differences in the evaluation and diagnosis of autism spectrum disorders among children.” *Disability and Health Journal, 3*, 2, 107-116.
5. BBC News (2008). “Autism ‘may be Missed in Girls.’” Online September 16, 2008. 可在以下網址找到：http://news.bbc.co.uk/1/hi/health/7616555.stm，檢索日期：2011年9月28日。
6. Nichols, S., Moravcik, G. M., & Tetenbaum, S. P. (2009). *Girls Growing Up on the Autism Spectrum: What Parents and Professionals Should Know About the Pre-Teen and Teenage Years.* London, UK: Jessica Kingsley Publishers.
7. （出處同註2）
8. Bacon, A. L., Fein, D., Morris, R., Waterhouse, L., & Allen, D. (1998). “The responses of autistic children to the distress of others.” *Journal of Autism and Developmental Disorder, 28*, 2, 129-142.

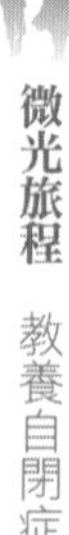

9. （出處同註 2）

10.（出處同註 6）

11. Kim, J. A., Szatmari, P., Bryson, S. E., Streiner, D. L., & Wilson, F. J. (2000). “The prevalence of anxiety and mood problems among children with autism and Asperger syndrome.” *Autism, 4*, 2, 117-132。

第四章
教育的事

「教育不是填滿一個空桶，而是點燃一蓬火燄。」
～葉慈（William Butler Yeats）

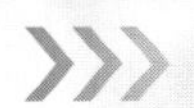

測驗與評估

在你的女兒由醫師診斷為自閉症之後，你首先要做的幾件事情之一，就是讓她接受教育及心理這兩方面的完整評估，再根據這些評估結果，考慮她所需的教育資源。這些測驗很耗時間，但它的目的是辨識出女兒能力上的優勢及弱點。在美國，你通常可以透過保險公司，或是由女兒學區內的學校來安排這些測驗。有時較完善的作法是做兩次測驗（一次由保險公司提供，另一次交給學校操作），看看兩次測驗的情況是否一致，如此也可以代表較為正確的評估結果。然而，要讓任何一個小孩完全配合，都會是很大的考驗，因此，假如做完一次測驗已經像剝了你們倆一層皮的話，不要再給女兒和你自己更多折磨，能完成一次評估也夠好了。如果是在英國，女兒的家庭醫生（general practitioner, GP）應可轉介能夠評估的專門醫師給你們。

在英美兩地，評估方式一般是使用各種不同的測驗，在發展及認知兩方面來審定女兒的能力，但對於有自閉症的孩子來說，這些評估的效力很令人懷疑。凱維爾（Caldwell）在 2008 年指出，在這類評估中，最常在英美兩國使用的測驗就是「魏氏兒童智力量表」（Wechsler Intelligence Scale for Children, WISC-IV），而這個量表使用了「非常大量的語言」（註1）。那麼，如果你的挑戰已經是溝通理解上的困難，一個主要倚賴語文表述的測驗如何能夠正確的評定你的智力？因此，我不太確定在評估女兒的認知能力上，魏氏量表的可靠程度。最近，在 2009 年由湯瑪斯（Thomas）所做的研究發現，在測量自閉症候群孩子的智能時，如果使用經由視覺圖像來評定推理及創意思考能力的「瑞文氏標準推理測驗」（Raven's Standard Progressive Matrices, RSPM），可以得到比魏氏量表明顯高出許多的測驗數值（註2）。重要的考慮方向是：這個測驗所要評量的是哪一類型的智能？對於有自閉症候群的孩子而言，最重要的差別之一，是他們的結晶智能（crystallized intelligence）與流體智能（fluid intelligence）間的不同。寇普蘭醫師（Coplan）在 2010 年出版的書裡詳述了這兩種智能的差別。結晶智能指的是「我們隨時間累積而成的記憶之總量」（頁 117），也就是你在女兒身上看到的，她對各種事實、日期、電影裡的對話等的記憶；而流體智能則是指「不論語言或非語言，我們與生俱來，可辨識出事物間的規則、次序，及其前後關聯的能力」（頁 117）（註3）。流體智能讓我們以前後相關的方式將事件連結起來，某種意義上來說是比較實用的智能，它能夠幫助我們靈活的解決問題、做出預測，並領悟約定俗成的通識概念。由於流體智能牽涉到把整群的細碎事實加以解碼類化，並且統整出全面性概念的能力，因此，我們的孩子通常在這個範疇存在著很大的挑戰。重要的是了解你的女兒在不同的地方有著優勢及弱項，但切莫讓這些弱項磨損了你的勇氣，任何智能都是發展未來的可能，以及懷抱希望的理由。

此外，你要時時提醒自己，不論心理學家用來測驗女兒的是哪一種量表，假如她不太願意配合，評估結果一定會與實際情況有誤差。以我兩個女兒為例，莉思在做測驗時表現得非常合作，像個規規矩矩的小天使，她評估出來的分數也很適當，很不錯。等到卡洛琳接受測驗的時候，這了不起的孩子拿著積木到處扔，根本不理睬房間裡的任何人，每個項目評估出來的分數都低得不得了。莉思的評估報告顯示她在某些項目上能力不足，但有許多項目的分數都合乎標準，還有一些項目的結果明顯超出平均分數。而卡洛琳早期的量表分數則幾乎每一項都差平均值好大一截，換言之，代表著她的智商非常低。然而，如今，當她們十二歲與十四歲的時候，我可以確定她們兩個都是聰明的孩子，因此，我其實無法確定那些量表分數的正確性有多少。你要牢記的是：盡你所能的從這些智能評估中得到你能得到的知識，但不要把它視為女兒及女兒未來的定讞判決。

你的女兒也許還需要其他專業人士的協助，比如語言、職能以及物理治療師的評估，並依結果決定她在這些範疇中所需的資源。我知道讓其他人來測試女兒各方面的能力，可能會是個太難提起的重擔，也可能令你害怕，但請牢記，這些評估者都是讓女兒得到幫助，並獲取長足進步的先鋒部隊。有時，出於父母保護子女的本能，以及希望子女表現優良的天性，我們會傾向於淡化女兒踟躕前進的費力程度，但在評估的階段，請克制自己不要這麼做，因為你要的是女兒在各種醫生、治療師的評估下，得到她所能得到最大（而不是最少）的幫助。在所有測驗結束之後，你、你的女兒，以及她評估報告的下一站，就是學校。

入學之始：計畫的打造

對任何孩子來說，學校都是日子裡非常重要的一部分，在學校中感受到生活的快樂及自己的能力，對孩子在學校裡的成功也非常重要。如果他是一個有著特殊需要的孩子，那麼，讓學校成為一個開心、接納、充滿成長機會的地方，更是一件最重要的事。但對特殊孩子的家長來說，與教育系統周旋，試圖讓自己的意見被採納，這整個過程有時是十分費力而沮喪的。由於同時有著家長及老師的身分，我非常了解其中的感覺。成年以後，我大部分的時光都貢獻給教育系統，雖然我是一個在普通班級任教的英文老師，但我也曾在混合著一般生與特殊生的融合課程裡擔任助教。「融合課程」是目前學校所提供的許多教育模式中的一種教學型態，是為了讓程度不同的學生也能在同一個環境下學習所設計的教學方式。我曾經在融合課程裡幫助過很多特殊生，另外，我也是一個必須應付學區，並且監督女兒教育計畫的家長。基於這種種原因，使我有機會從老師與家長的角度來看待教育這個議題，我希望能夠盡己所能，提供全部我所能提供的訊息，幫助你為女兒打造一個可能範圍內最好的教育經驗。

會議 ›››

有關你女兒教育的第一步，就是與學校或提供服務的機構一起坐下來開會，一同參加會議的應該還有她現任或即將要成為現任的導師，會議的目的是為了討論女兒的教育計畫。在我解釋這些會議的細節之前，讓我先給你一些比較普通的建議。首先，會議當天，帶著一張女兒的照片，在會議開始前展示給每一位與會的教育人士看，讓他們想起女兒是一個孩子，不是一份必須基於經濟實惠原則來擬定的課綱。其次，跟大家聊一些跟女兒有關的小事：她喜歡的東西、她會因為什麼而微笑、她有著小小光芒的特別天分。讓大家了解到女兒獨有的色彩及價值，於是他們在心裡看見的是某個小孩，而非她的障礙類別。學校太容易高高舉起女兒的障礙類別，讓全部的人都以此辨識她的存在，而這是多麼偏頗又荒謬的事情啊！舉例來說，我完全沒有方向感，是個不折不扣的大路痴，假如不照我走慣的路徑，我連在自己家的社區裡都會迷路。還有，我的動作非常笨拙，對視覺環境中景物的深淺與距離的辨識能力很差，簡直像打卡一樣一天到晚撞到桌子、椅腳還有流理台。我知道我可能應該去做個仔細檢查，在某個虛擬的日子裡，等到我有時間的那一天，噢！我一定會的。然而，我在生活裡跟誰初次見面時，當然不會跟對方這樣自我介紹：「你好，我叫艾琳，我有方向跟空間障礙，這是關於我這個人最重要的地方，所以你只要把我想成那樣就好了。」但當我們只從一個面向看著有著特殊需求的孩子時，我們完全是在做一件跟這個例子一模一樣的事情。而當對象是我們的小孩時，以這種短視的態度端詳她，並因此把對她的期望放得非常低的學校，簡直比誰都更不應該。為了不讓學校把女兒當成一個障礙名稱來看待，在每一次會議開始的時候，提醒在場的每一個人，在這裡，大家所討論的是你的女兒，這是為了你生命裡那個甜美又特別的小孩所安排的會議。

女兒的學業計畫：在美國，一切都是個別化教育計畫（*IEP*）

在美國的教育體系中，你會因為孩子年齡的不同，與負責該年齡層介入教育的機構一起開會，擬定教育計畫。出生到三足歲間的早期療育，一般是由居住地該州或該郡的衛生署（Department of Health）負責，你女兒的小兒科醫生應該可以提供你適當的機構名稱與聯絡方式。假如你的女兒是學齡前幼童（三到五歲），負責這個年齡的機構是學齡前特殊教育委員會（Committee on Preschool Special Education, CPSE），至於已屆學齡的孩子，則必須聯絡當地的特殊教育委員會（Committee on Special Education, CSE）。當安排女兒的課程時，CPSE 會希望透過女兒的學區來舉行會議及安排細節，而由 CSE 負責的會議，則都在女兒就讀的學校舉行。在女兒的會議舉行之前，請**務必**造訪聯邦政府網站：http//idea.ed.gov（2004 年身心障礙者個人教育法案），閱讀與特殊教育有關的內容。

聯邦政府的網站裡，逐項以很大的篇幅詳細解釋了女兒的受教權及在學校應有的權益，涵蓋範圍從學齡前一直到高中後的教育。美國聯邦政府「2004 年身心障礙者個人教育法案」（Individuals with Disabilities Education Act of 2004）保障所有特教學生（包括整個自閉症候群）在最少限制的環境中，由政府支援，得到「免費且適當的」義務教育的權利。在這裡，「最少限制的環境」指的是學校能夠提供給女兒和普通生肩並肩、在相同環境裡一起接受教育的所有權利。另外一個好方法是登錄上州教育局的網站查詢，網站上可以找到全部 CPSE 以及 CSE 所舉行的會議地點，也應該有十分易於了解及方便使用的父母指導手冊。

通常，CPSE 以及 CSE 會議的主要參與人員有：學區的特殊教育主席、學校顧問、特教老師、普通教育老師，還有你。其他可能參加會議的人員還有語言老師、職能治療師以及物理治療師。在會議中，學區代表們會參考你的意見，為孩子規劃出屬於她的「個別化教育計畫」（individualized education plan, IEP）。在美國，每個有著障礙的學生依法都有資格擁有自己的個別化教育計畫（IEP）。IEP 是一份詳列你的女兒所能得到的全部資源與服務的文件，它具備法律效力，意謂著在法律的保護傘之下，學校必須遵守所有 IEP 裡經兩造同意後所條列的項目。因此，規劃出一個詳細、完整、全面，而且能夠提供女兒所有需要的 IEP，非常重要。

IEP 裡還會載明女兒的障礙名稱（比如：自閉症、廣泛性發展障礙），概略描述她的受教環境、她享有的資源及服務，還有該課綱計畫所設定的目標及預期的結果，當中也應包括女兒必須得到的所有治療課程，比如職能、物理、語言治療等。不要害怕把女兒的障礙類別標明清楚。由於擔心孩子會受到歧視、偏見與排擠，有些父母不願意在 IEP 裡以「自閉症」這個名稱來為小孩別上標籤，而傾向於使用一些比較籠統的類別名稱來說明小孩的情況，比如：其他健康障礙（other health impairment, OHI）或學習障礙（learning disabled, LD）。事實上，正確的名稱會為女兒及負責教她的老師帶來幫助。在專業人士眼裡，自閉症類別代表的只是一個與孩子有關的資訊。此外，跟比較普遍的類別相比，自閉症讓女兒有更多資源可使用，你的初衷是要為女兒爭取到能夠幫助她的服務，資源越多，開始越早，對她的幫助越大。什麼時候要縮減這些早療服務都可以，但要增加就不是那麼容易了，所以寧可先要求足量，之後再行調整。在女兒的 IEP 會議中，你的意見應當受到歡迎、受到重視，因為對女兒在顛簸成長中付出了哪些額外努力，以及她在什

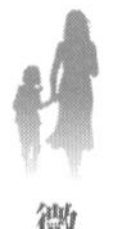

麼方面需要幫助，你才是最了解的人。打造一個完備的個別教育計畫，是確保女兒在學校能夠成功的過程中，你所能掌握的最重要的步驟之一。

女兒的學業計畫：在英國，一切都是「聲明書」（*statement*）

英國的教育體系也有著類似的評估過程。假如你的孩子太小，或者並沒有在幼兒園就讀，你要聯絡的機構是幼兒必然發展中心（Sure Start Children's Centre），該機構會提供有關孩子所需服務的資料。在英國，三歲以下幼兒的療育服務是依據稱為「早療計畫方針」（Early Years Action）或「進級早療計畫方針」（Early Years Action Plus）的條例所擬定的。假如你的女兒已經進入學齡前教育體系或正在小學就讀，那麼，這整個程序會由她的學校主導，並由學校特殊教育協調員（special education needs coordinator, SENCO）來處理其間的細節。視女兒對特殊教育的需要程度，來決定她的課程安排及服務級別。

假如孩子的自閉症狀比較輕微，那麼，學校一開始可能會透過「學校方針」（School Action）或「學校進級方針」（School Action Plus）來幫助女兒，這是一套在一般環境中支持各種不同障礙類別學生的提案。然而，假如女兒的困難比較大，學校特殊教育協調員（SENCO）應該會為女兒安排一次法定評量（Statutory Assessment），也就是一個由學校進行的詳細教育評估。之後，再依據評估測驗所得到的結果，擬定一份「特殊教育需求方案」（Special Education Needs, SEN）的聲明文件。文件中會列出對女兒來說構成挑戰的項目，以及學校會提供給她的資源。SEN 是一份詳實說明女兒教育計畫的完整文件，有時，學校在假設原有的學校方針將產生效能的前提下，可能會延後舉行這項評估的時機，但是這也可能會限制女兒的進步。身為父母，當你覺得女兒得到的資源與服務，無法適切的支援她的需要及成長時，你有權要求當地教育局（local education authority, LEA）為女兒安排法定評量，就她的困難做出完整的評估，而後依結果增加她應得的支援。不要等到你看見女兒真的開始在學校裡如溺水般掙扎時才提出要求，你的女兒應該享有通往成功之路的最好機會。

另一件會延後孩子得到完整支援服務的原因來自於父母的憂懼。有些父母擔心在 SEN 的結論確立之後，女兒可能因此受到歧視，於是放棄了為孩子爭取法定評量的權利。但我希望你不要這樣想，就簡單的把這個方案當成一些更詳實、更仔細，能夠支援女兒得到進步的資訊吧！你能夠提供越多資料給學校，學校就更能知道怎麼樣來對待女兒；學校越了解女兒的需要，他們提供給女兒適當服務的責任也就越大。依法，學校必須提供資源幫助你的女兒。SEN 裡概述了這些規定，稱為「特殊教育條款」（special education provisions）。你必當確定自己在擬定方案的每一步上，都認真的為女兒發言。

就如同在美國，在提出跟女兒學校開會的要求之前，作為某人的父母，你必得聰明的讓自己了解特教的相關法條，並且熟知女兒在法規保障下的權益。英國的「2001 年特殊教育需求及障礙條例法案」（Special Educational Needs and Disability Act 2001）保障特殊生在融合教育中和普通生一起接受教育的權利，你可以在這個網址查詢相關資訊：www.legislation.gov.uk/ukpga/2001/10/contents。

這份文件的內容包括了能夠幫助女兒接受完整教育，並盡可能享有與普通同儕相同的課程及學校資源的權利說明，此外，你還可以在英國教育部的網站（www.education.gov.uk）上找到特殊教育父母指南。另一個可以在父母為自己的孩子爭取權益時提供幫助的網站是特教父母諮商公益網（Independent Parental Special Education Advice, IPSEA），在這裡可以找到為特殊教育兒童爭取權益時所需要的資料（www.ipsea.org.uk）。

為了保障我們的孩子在學校裡的權益，英美兩國都制定出了很進步的法規；然而，父母的工作，是督促學校在支援孩子校內課業及同儕社

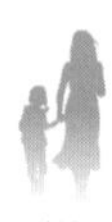

交兩方面的發展上，都確實做到了所有它應做到、也能做到的職責。

幼兒園與學前教育：形狀與顏色

在學齡前教育階段，對於任何發展上有困難的孩子，英美兩國的教育體系通常都有很完整、很全面的服務，你可能還可以為女兒爭取更多額外資源。然而，政府機構及當地校區（在英國為 LEA）通常對學齡前階段的支援都很充分，非常樂於提供資源，這些機構希望能夠經由充分的學前教育服務，來避免孩童長大後昂貴的教育與社福支出。在美國，依據你居住地的不同，資源及服務也許會有差別。事實上，如果你住在某個人口非常稀少的地區，你可能還必須考慮搬家，以便讓女兒享有全部學前教育所能提供的療育服務。一個優良的學前特教方案，應該包括針對女兒個別需要所擬定的校內方針，以及由特教巡輔老師（會定時家訪）所提供的居家療育的指導與輔助。這個結合學校及家庭共同介入的作法，能夠確保女兒同時享有一對一指導，以及社會融合的機會。假如你居住的地區並沒有居家指導的服務，那麼，你必須確定女兒的學校課程表中，有足夠的一對一療育時間。至於在英國，視居住當地的資源，療育課程的架構也不盡相同，但是所有三到四歲的兒童，都依法享有學齡前教育的保障。

一旦女兒確診後，切記開始申請這些服務，越早越好。學齡前教育的內容，通常包括行為治療以及（或）幼兒發展與人際關係治療，還有標準的學前教育課綱。由於許多介入治療對自閉兒都有不同的成效，也都受到專家的推薦，你的學區也許會提供好幾種不同的課程方案，我會在第七章（原因、治療、接受）裡對這些不同療育方式的理論及實務做進一步的解釋。除了上述這些課程外，特殊教育的學齡前服務通常還會視其必要程度，加入語言治療課、職能治療課以及物理治療課。由於自閉症屬於神經學上的缺失，換言之，整個神經系統都可能受到影響，因此，有自閉症的孩子，可能在上述每一方面都體驗到不同程度的困難。

有些幼兒園只收發展上有著挑戰的特殊生，有些學校則採融合的方式招收學生，只要你的女兒仍能得到所需的專業治療，我會傾向於選擇融合式的學校，因為融合學校能夠給孩子一些跟普通生相處的機會。請務必提前到學校參觀，了解學校的理念及課程，了解它能夠帶給女兒什麼，並且為女兒找到一所彼此適合的學校。

有一件必須要注意的事情是，所有你選擇的方案中，語言治療一定要是其中很重要的一部分。如果你腦海裡的語言治療，還是像我們以前上學時對這類課程的印象的話，你可能會對現今的狀況覺得驚訝。我們求學時對語言治療的印象，多半聚焦在發音技巧的改善、口齒不清以及口吃現象的矯正。然而，一個好的語言課程實際上與溝通有關，包含了語言溝通及非語言溝通。假如你的女兒還沒有口說語言，那麼，語言治療師會教導她手語，以及其他可替代的溝通方式，語言治療師同時也會提供實用語言引導教學（社交語言），以及社會技巧的練習。由於自閉症的核心困難之一是溝通上的挑戰，因此，語言治療是絕對必要的。有些學校還會透過語言治療服務來提供社交技巧課程，這也能為孩子帶來很大的益處。

任何一所幼兒園一定要具備的、也最為重要的資源，是一群愉快、朝氣蓬勃、願意在你女兒身上付出時間與精力的老師。當參觀各種教學方案時，注意那些興味盎然、專注配合、開心的投身在活動中的孩子，並以此為選擇學校的參考。由於年幼時的努力會帶來長足的進步，因此，你必須確定女兒在學齡前的教育中，得到盡可能多的療育介入。大部分父母對他們孩子學齡前的教育服務都十分滿意。

小學與其他：爭取與磋商

一旦你的孩子進入公立教育體系，比如幼稚園或小學，那麼，學校的情況會變得比較耗費精神，也比較複雜一些。身為老師，我知道學校裡有許多專業人士，全心全意只希望你女兒能夠得到最好的照拂與引

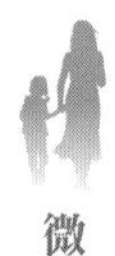

導；然而，也有許多行政主管，只願意提供法律許可範圍內經費最少的教育服務，他們的職責是對納稅人負責，自然希望能將經費降到最低。因此，你從一開始就必須了解，女兒的求學歲月中，在面對這整個過程時，你和學校有時會抱著截然不同的目標。但你唯一的目標就是不考慮花費多少，為女兒爭取到最好的教育資源，因此，有時對學校來說，你的角色會有一些尷尬。然而，這其實不必是令人不愉快、或是彼此間互為對手的情形。以我為例，我只是時時提醒自己，學校跟家長有時在處理事情上有不同的優先順序，而不要把這個過程想成是針對某個特定對象的抗爭；但是，我對底線絕不讓步，因為我知道法律是站在保護孩子這一方的。

即使爭取的過程並不容易，但是，相較於抱著苛責態度與情緒化的特殊生家長，如果你能夠以有禮貌且準備好相關知識的態度來與學校懇談，你就能和學校一起把成果推得更遠。這當然是件不盡公平的事，但學校也許會因此較認真的考量你們的需要，所以請一定要站穩發球的腳步。跟學校開會時，預先準備，知道你想為女兒爭取到什麼，而且絕不輕易動搖。把賭注下在爭取較多資源那一邊，因為縮減資源比爭取資源更容易。對於永久縮減某項資源也必須非常謹慎，在移去資源前，要確定女兒已經不需要該項服務了——因為很大的可能是你不會再有得到這項資源的機會。另外，在做這些決定時，不要害怕。你還必須了解，雖然大多數老師都不求回報的奉獻心力在幫助你的女兒，但請牢記，沒有人比你更關心女兒，沒有人比你更時時刻刻把她的需要放在心上。所以，盡量蒐集、聆聽學校給你的建議，但永遠依隨你心，做你真正相信對女兒最好的決定。簡而言之，決定方案時的底線是，無論學校給你什麼建議，為女兒的教育方案拍板的人，是你。

選項的可能？

很久以前，在我還是學生的時候，我的學校把特殊生集中在地下室裡某個地方上課，除了偶然在走廊間遙遠的驚鴻一瞥之外，我們從未在校區裡見過這些學生。對我們來說，他們非常神祕，有點讓人害怕。而當特殊生發現我們正注意著他們的時候，他們總是有點畏怯，彷彿他們的 DNA 裡有一段短鏈上烙印著羞恥二字一樣。如今，當我想到這些同學，想到他們當時對這種對待會有的感覺時，我總是非常難過。感謝上帝！還好現在跟以往已經不同了，我們的孩子有著跟普通生一起求學的權利，人們開始知道我們孩子的天分，了解他們對世界的貢獻。現在的特殊生，有著完整受教育的機會，在融入學校的過程中，也讓普通生學到可貴的人生功課。這些教育上的進展，給了父母更多選擇，但經常也讓父母在選擇時感到迷惑與遲疑。

「最少限制的環境」是什麼意思？

美國「2004 年身心障礙者個人教育法案」，要求你的女兒在一個「最少限制的環境」中接受教育，這代表她有跟普通同儕在同一個環境裡一起受教育的權利。類似的法案還有英國在 2001 年通過的「特殊教育需求及障礙條例法案」，同樣保障了特殊生在主流教育裡跟普通生一起接受教育，並享有所有學校設備、課程與資源的權利。在英美兩國，這意謂著在安置特殊生時，首先應該考量普通教育環境，在迫不得已的情形下，才能將學生安置在個別環境模式或特殊學校中。而在做這個決定前，普通學校必須積極嘗試各種能夠讓女兒隨班上課的方式，用盡資源且不可行之後，再考慮將女兒移出普通班級。這些資源包括生活助理、陪讀人員、科技輔具、調整過的課程等。此外，法律還保障了女兒在學區學校接受教育的權利，意指在沒有任何特殊需求的情況下，她會在學區內應該註冊的那一所學校就讀。

即使你的女兒有權在普通教育的課堂中受教育，仍然必須依著女兒的需要及你的理想，為她挑選適當的班級環境。適合自閉症候群的教育方案從完全融合到高度介入都有；完全融合指的是你女兒在支援充足的情況下進入普通班級就讀，高度介入則代表女兒將在一個比較隔離且人數很少的班級裡，接受個人化且特別為她設計的課程。有些父母希望學區（在英國為 LEA）能為孩子支付特別為自閉兒及其他發展障礙學童設置的私立學校學費，這並不容易。一般來說，在這種情況下，兩造必須進入法律程序，由家長向學區學校（或 LEA）爭取私立學校學費的金錢補助；但假如你確信對女兒來說這是最好的選擇，那麼就去爭取吧，只要捫心自問，哪個選擇對你的女兒最好，最能讓她成長、茁壯！

自足式特教班的缺點

自成一區，跟普通班完全分開，有著自己小小天地的特教班級，是為了障礙程度較大的特殊生所設計的求學環境。目的在於讓孩子以自己的節奏，用輔導修正的方式來達到學業上的進步。假如你為你的女兒選擇了這個方案，那麼，她的特教班級就會是她的「母」班（“home” classroom）。乍看之下，由於它是針對女兒程度量身計畫的課程，你可能會覺得這個方案是最好的選擇，某種程度上來說這的確也是事實，但在做決定之前，你仍需深入了解、詳加比較所有可供挑選的提案。有特殊需求的孩子經常自動就被納入隔離式教室，悄悄遁隱到學校某個角落，遠遠離開學齡相近的同伴。雖然有些自足式教育方案規劃得非常好，也有著很亮眼的成效，但這類教育方案並非沒有它命定的缺點。

由於林林總總的原因，在各級小學裡自足式特教全天班的設計，實際上可能反而會阻礙了班上學生發揮潛能的機會。首先，因為學生所處的環境對他們的期待並不高，因此，隔離特教模式裡的學生，在學業上經常反而可能落後更多。其次，當特教班的學生以自成一區的方式在普通小學中就讀時，他們等於被剝奪了跟普通生互動，並從中觀察學習的機會。除此之外，因為這些孩子的母班是特教班，當他們終於得到在其他班級跟普通生融合的機會時，這些孩子經常被視為「外來者」。基本上，獨立於學校普通班之外的特教班學生，似乎就如同繞著學校外圍弧形星軌上滑行的個體一樣，無法降落，不能靠近，難以真正學習並享受學校可提供的所有學業機會及社交經驗。

如果你有一個特別的女兒，而你必須為她選擇是否要在特教班裡就讀，你一定要考慮的另一個因素就是性別差異。目前大部分特教體系裡的學生都是男孩，而對自閉症（ASD）及注意力不足過動症（attention deficit hyperactivity disorder, ADHD）這兩群孩子來說，這更是真金不怕火煉的事實。因此，假如你為女兒選擇了單純只有特殊生的區隔式方案，你的女兒也許很難找到與其他小女孩建立友誼的機會。其次，除了少得可憐的女同學之外，別忘了班級裡大多數的學生都是男孩，換言之，你的女兒可能會模仿到一些不那麼適當的行為。卡洛琳行為表現得最失序的那段時間，是她六歲參加自閉兒夏令營的時候。夏令營裡的學生，除了卡洛琳跟另一個小女生之外，全部都是男生。卡洛琳差不多有樣學樣的複製了所有她看到的失控行為。如果你決定讓女兒在這類特教班裡就讀，那麼，起碼要確定班上還有其他的女孩，如此你的女兒會有幾個可能可以一起玩的女同學。此外，由於男孩經常主導著班級裡的氛圍，你也必須確定老師能夠給予女兒足夠的時間、關心以及注意。

當為女兒計畫教育方案時，有兩個你一定要時時刻刻放在心裡的目標：第一，在發展學業及社交能力上，為她找到最好的機會；第二，讓她真正成為學校裡、成為更寬闊世界裡的一份子。因此，不要太快答應學校把女兒安置在對學校來說比較容易的特教班，你必須確定你為女兒做的選擇，是最適合她的決定。

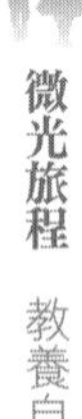

融合，而非隱藏：女兒成為普通課堂裡的一份子時

融合是什麼？融合是一個概念，在這個概念中，有著特殊需求的孩子，在任何方面都值得跟他們沒有發展障礙的普通同儕一起接受教育、一起讀書、一起眼睛閃亮充滿喜悅的體驗著普通教育課程裡能夠提供給學生的學習機會。身為父母與教育工作者，我深深相信，在小學階段，

特殊生應該被納入普通班級裡接受教育，時間越長越好。你的女兒也許仍然需要每天花一段時間在人數非常少的特殊班級裡上課，特別是針對學業這一部分，但她同時也需要經常與普通生一起，共同參與一些有目的、也具備意義的活動。

那些融合教她的事：三個語詞

我想以三個語詞來概括描述融合這個觀念：社會化（socialization）、刺激力（stimulation），以及結構性（structure）。首先，我們的女兒需要融合教育裡只有普通生才能夠帶來的社會互動機會。藉著觀察同伴們彼此間的相處方式，在自然、不矯飾且一致的言談舉止中，學到行為及社交的大致基準。她們能夠在一個平常而有規律的環境下，從日常生活裡人們的交談、互動、學習以及行為中，體會及吸收這些孩子們的表現。普天之下，再沒有任何一本書能夠教給你同樣的人生功課了。其次，她們需要、也應該享有普通教育課程所能帶來的激勵與啟發。當然這些課程可能必須經過修改調整，但在融合與有激發力的環境中，她們一定會學到比在「依自己步調前進」的環境裡更豐富的事情。卡洛琳藉著觀察同學們練習不同的技巧，學會了所有在個人指導環境下能學到的課業。我相信普通課堂裡快樂緊湊的氣氛的確如晨曦般喚醒了女兒，也繼續推擠著她們成長，自足式特教班通常無法提供讓孩子試探自己能力可以伸展到哪裡的機會。

同時，特殊兒——特別是自閉光譜裡的孩子——會在有結構的環境下萌芽茁壯。普通班裡總是很結構化、有著各種令人安心的儀式、恆常的課表、熟悉的同學間日日問安的微笑，如果沒有每天這種結構化且有跡可循的日子，普通班級又要靠什麼來維持它存在的意義呢？另外，學校還應以不同的活動及多元的環境來讓孩子用心學習。在普通班的課程裡，學生通常以分組的方式，活潑的從一個科目進行到下一個科目，而在這樣的結構中，我們的女兒也能得到益處。因此，即使你認為特教班是目前最好的選擇，但在決定讓女兒進入自足式特教班之前，我希望你能讓她嘗試在普通課堂裡就讀一陣子。另一件我希望父母能夠注意的事情是，不論你的女兒會在哪種班級學習閱讀方法與數學技能，她都應該在普通教育的班別裡保有某個她自己的「母」班，而且千真萬確的是其中的一份子。她應該享有參加班級裡特別活動的機會，比如戶外教學、班級旅遊，還有班上的同樂會。她也可以跟著母班一起上體育、美術以及音樂課。總括來說，學校應該提供盡可能多樣而又豐富的資源給我們的女兒，而不是只給她該給的服務，這是你必須爭取的、屬於女兒的權益。

融合教育的輪廓

「融合教育模式」意指你的女兒在普通教育系統中有著一個母班，並且以此為基礎，發展編排出她的整個課程方案。因此，她屬於普通班級裡的一份子，並且依照課程需要，轉換教室，到人數較少的課堂裡接受治療課程或其他科目的教學，比如語言治療課。這個模式能夠讓女兒在每天的學校生活中，擁有充分的同儕相處時間，培養她對普通班的歸屬感，也了解到自己是班上的一員。為了要讓她在普通班中順利就讀，你的女兒可能需要某個專屬陪讀的幫助（英國稱之為「個人助理員」，individual needs assistant, INA），這沒什麼不好。卡洛琳七年級的時候仍然有一對一的陪讀服務，而且也仍在普通班裡就讀。如果你覺得一對一的陪讀服務對孩子來說是必要的話，一定要向學校申請這項服務。請記住，在把女兒安置進特教班之前，學校必須嘗試過所有能讓她留在普通班級裡就讀的支援方法。換句話說，一旦你決定讓女兒在普通班就讀，那麼，學校就要用盡一切努力來促成這個計畫，並且讓女兒得到教育的益處，這就是融合教育真正的意義。

如果女兒還需要其他療育課程，而你擔心普通班的環境無法對她提供協助的話，詢問學校是否能讓治療師進入普通班教室裡教導女兒，或

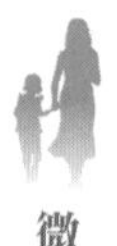

者讓女兒固定去某個特別的班級接受這些治療課程。以上所有這些細節，都可以載入個別化教育計畫（IEP）裡，並要求學校執行。在規劃課程時，你也許會發現，把資源分散，安排到不同地點來引導孩子的作法，可以達到最佳成果。以我的小女兒為例，卡洛琳的語言治療課通常有一半時間在語言教室上課，另一半時間則由她的語言治療師進入普通班輔助她，引導她熟習不同的溝通技巧。卡洛琳班上的學生完全沒有問過語言治療師為什麼會出現在課堂裡，也沒有任何人好奇卡洛琳可以去小教室上課的原因，一切都很自然，治療師跟每個人一樣，彷彿是班上定時應該出現的一份子。

總結來說，不論女兒最終的教育方案是什麼，你都應時時注意著她的權益，以及法律保障下所該提供給她的選項。我深切的希望你、也鼓勵你，讓女兒盡量與她學校裡的普通同儕相處，因為她和一般人的差別其實並沒有學校或世界暗示你的那麼遠。無疑的，你是女兒教育方案最終的工匠，你也必須為最適合她的那個教育計畫拍板定案。然而，為了讓你不要搖擺於是否該讓女兒跟普通班的同儕一起上課，或者你在向學校要求融合模式時嗅到了校方推拒的態度，讓我再告訴你一些支持融合教育的觀點及看法，希望它們能夠給你力量。

支持融合教育的四個理由

理由一：同理心的必要

人們通常會用一些理由來反對融合教育，我想在接下來的段落裡討論一下這些說法。顯而易見的第一個反對原因，就是父母的感覺。父母通常覺得自成一個生態的自足式特教班，對孩子來說「比較安全」。但是愛著孩子的父母們呀，讓我向你保證，你到處都可以看見的、跑來跑去的一般孩子，真的比你想像的更友善也更體貼。如果你用他們能夠了解的方式解釋「特殊需求」這幾個字到底代表著什麼意義，他們就會感同身受的付出可以給予的關懷，也會毫不吝嗇的幫助需要幫助的人。有時班級中其他學生的父母可能會有排斥或抗拒的反應，但老實說這並不是他們所能影響的選擇，孩子會從學校老師身上得到那飄盪在空氣中的微妙暗示。當一般孩子從很小很小的時候，比如從幼稚園開始，就有機會跟發展困難的同儕相處時，他們在往後的整個學校生涯裡，都會接受這些比較需要幫助的同學，展現出同伴間濟弱扶傾的友愛態度，直到高中以後，再也不會褪色。在我任教的高中裡，障礙情況最嚴重的特殊生會被編入自足式特教班，學習一些必要的生活技能，比如烹煮食物、採買生活用品、練習表達需要的基本能力等。有一些我的學生，普通班裡的大孩子們，總會特別繞到特教班去看看小學時跟他們一起讀書的好同伴，一起聊聊天。即使在高中一開始時，這些特殊生就已經離開比較注重學業的融合班，進入把主力放在生活技能的特教方案中就讀，他們也並未被年幼時的朋友遺忘，因為從很小的時候開始，友誼就已經萌芽了。這些跟特殊生一起長大的普通生，仍然覺得彼此間是有聯繫的，年幼時期跟這些特殊同儕日日共度的經驗永遠改變了孩子的視野，改變了他們看待有著特殊需求的人的態度，因此，通則上來說，也可能改變社會上看待有著特殊需求的人的態度。然而，不那麼幸運的是，社會上有這種經驗、能分享這種經驗、讓我們心裡慢慢產生柔軟與包容的人還不夠多。這種同理心，唯有在我們持續讓所有特殊需求的孩子都有機會進入融合教育體系，或者起碼在小學階段讓他們嘗試融合班這個方式時，才會發生。小時候開始的同伴情感，彷彿是金石般鍛融過的盟約，不是年歲也非發展上的差別能夠打碎。年幼時找到的友誼，有著一對忠誠甜蜜的翅膀，可以陪著我們飛向那齒搖搖髮蒼蒼的永恆未來。

理由二：教育是一段經驗，不是一件成品

有些人不贊同融合教育的第二個原因，是擔心普通班的課業對特殊兒會過於困難。但這並不一定是必然的，老師可以調整課程、把內容分段、把複雜的說明單純化、讓測驗更簡單、讓特殊生能夠了解你想要他

學到的概念。就讓女兒在與同伴們一起學習的氣氛中，在充滿期許與成就感的環境裡摸索出自己的能力吧！你永遠都不會知道女兒的極限在哪裡，直到你放手讓她嘗試為止。就算最後她拿到很差的成績，那又怎麼樣呢？她認真聽課、努力練習了嗎？她鼓起勇氣嘗試了嗎？她快樂嗎？她眼睛閃亮、充滿對生活的興味盎然嗎？這些才是日子裡真正重要的事。我特別跟卡洛琳的老師商量好，假如她小考考得很差，不要在她的考卷上打分數，只要寫一些鼓勵的話，比如「不錯喔」或者「很努力」就可以了。她得到的機會及經驗才是真正能夠幫助她的力量。當然，老師可能會拒絕這種要求，因為乍看之下這代表著他得負責更多的工作，但請你堅持，跟老師解釋你對女兒的期待，向老師說明，對女兒、對特殊需求的孩子來說，重要的是學校裡的經驗而非考試的成績，而把精力放在鼓勵他們勇於嘗試與不斷努力上，是發掘特殊兒天分及潛能的唯一方法。重新框出你的期待，不要再要求特定的結果，並且幫助老師放下既定的想法，站到你身邊，換個跟你一樣的態度。假如你以有禮貌但堅持立場的態度面對學校，不吝於對老師與教職員伸出援手，同時也誠懇的要求他們的幫助，那麼你一定可以獲得成果的。女兒長大後，某個時刻，把重點放在教導生活技能的職業訓練學校可能會是更適當的選擇，但不要太早放棄屬於學科方面的通識教育，並且堅持住參與其他課程的權利。讓女兒跟大家一起上體育、美術、音樂，還有健康教育課；不論是小學或是中學階段，這些課程都能提供很好的同儕間行為模仿以及腦力激盪的機會。而且即使到了高中，曾經跟特殊兒相處過的普通生，仍然需要看見他們、幫助他們，在腦海裡某個地方深深的記得他們。我們女兒的普通同儕，可能是將來會參加法規制定、影響女兒生活權益的一群人，那麼就讓我們為這些孩子的心靈開啟一扇窗吧，直到義務教育的最後一站。

理由三：花在刀口上的經費

另一個你會從其他父母那裡聽到的顧慮，是有關教育經費的分配問題，許多家長覺得融合教育是把普通生的教育經費挹注到特殊教育上。這個理由的主要爭論焦點在於，人們覺得把特殊生納入普通教育體系是一件經費龐大的工作。以美國為例，聯邦政府及州政府從已提撥金額中支出並負擔了平均百分之五十的特殊教育經費，你可以在聯邦教育預算專案（Federal Education Budget Project）的網站（http://febp.newamerica.net）中查到各學區學校的經費數據。有特殊兒的家庭不必藉由搬入學區來得到經費，經費是跟著小孩走的，經費因為孩子的存在而存在；反之並不亦然。是的，沒錯，學校的確花了很多經費在特殊教育這個部分，但學校同時也固定投入非常多的經費在其他教育項目中，比如體育競賽活動以及資優生課程。這些活動大多是特殊生無法參加的項目，那麼，如果我們的女兒只是需要有尊嚴的接受學校基本上應該提供的資源——也就是「教育」的話，納稅人為什麼要吝於讓他們付出的稅金用在這個理由上呢？最後一個經常被提及的經費話題，是人們認為，相較於普通生，學校在每個特殊生身上投入太多金錢。對於抱持這種思考態度的人，我希望你能夠以健康保險的模式來看待教育經費議題。當然，相較於有著慢性疾病、有著重大傷疾的患者，健康的人並不能從保險公司那裡拿到相等的給付金額；即使如此，我們可曾吝惜給予重大殘病者應有的醫療照護？對於那些認為特殊生占用太多教育經費的家長，可以請他們回答下面這個問題：你希望你的孩子是一個在數學測驗中不用任何輔助也可以拿到不錯的成績、體育課時能夠在棒球場上盡情奔跑的小孩，還是一個需要額外經費來購買昂貴輪椅、需要額外經費來購買電腦輔助溝通系統、需要額外經費來支援特教助理或私人陪讀的小孩？這應該……是個非常容易回答的問題吧？

理由四：我們是彼此得益的共生關係 >>>

「生命裡最美麗的報償之一，就是當某個人衷心誠懇的對另一個人伸出援手時，他必定同時也幫助了自己。」

～愛默生（Ralph Waldo Emerson）

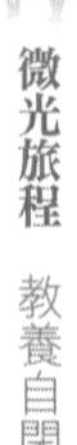

我最後想要討論的反對理由，是針對特殊生的出現所衍生的顧慮——一個非常普遍的反對理由——許多人認為在一般教室裡安插特教生的方式，影響了、也占用了普通生的課程進度及教學資源。我必須先深吸一口氣，才能寫完這個理由。在一個許多孩子原本就有著優勢的世界裡，為什麼仍有些吝於讓特殊生有機會接受教育的雜音，實難讓人了解。然而，我想這也是可以體會的想法，畢竟每個父母最在意的，還是什麼對自己的孩子最好。所以，以下是我的看法：假如每間課室都備有足供需要的教職人員，比如助理、陪讀、助教等，那就沒有理由會有任何學生、障礙生或資優生，會受到任何忽略。如果自足式特教整天班裡的人數減少了，那麼，我們也就降低了必須配置在其中的教職人員，這些珍貴的人力因此得以移往普通教育裡的融合班，幫助在融合班裡的學生。而更多的教職人員，意謂著所有學生都能夠有更好的機會得到幫助、享受學習。

此外，當一般的孩子跟他們有著發展挑戰的同伴一起相處互動時，他們可以學到許多重要且珍貴的人生功課。我在高中任教，身為教育界的一份子，老師們耳熟能詳的說法是，課業上的知識並不是讓我們在社會成功的原因。「二十一世紀技能」（Partnership for 21st Century Skills）是一個國際性合夥式的非營利教育組織，其宗旨之一是「推動二十一世紀每個學生的先備能力」，該組織認為一個準備好的學生必須熟習下面這些技巧：「明辨的邏輯式思考、解決問題的能力、善溝通、樂於合作、具有創意、勇於革新」[註4]，孩子必須學習如何在團隊中與人合作：協商、分享、互補、妥協，以及了解他人的觀點。如果我們考慮到以上的態度，那麼，普通生其實並不會因為與特殊生一起求學而受到不良影響。相反的，特殊生的存在，給了普通生發展上述這些重要技巧之獨特而有意義的機會，因為和能力有差異的同學相處，互相合作以成團隊，正是挑戰普通生發展出創造力、問題解決能力及溝通技巧能力的機會。有時，普通生甚至可以從示範的角色中建立自身的自信心與同理心。以老師的立場來說，我們從教學的經驗裡學到最多，同樣的，當程度較好的學生有機會幫助普通生學習時，他們也會由過程中得到豐富的回饋。這些學生間互相輔助的過程，如果有老師在其中細心帶領的話，對所有的孩子都會是個很美好的經驗。於是最後，一般的孩子終於在日復一日的生活裡看見了他們特殊友伴的快樂、挫折，還有努力，而這就是產生感恩心、同理心以及愛心的路途。對這些孩子來說，發現自己能夠幫助另一個比較沒有那麼幸運的小孩，是一段永遠不會遺忘的記憶，因為在成長歲月中，再難有任何事情能夠帶給孩子可與之相比、更有意義或更充實的人生體驗。

我們身在同一條船上

融合教育是讓你的女兒學習到如何成為世上一份子的最好機會，假如你不太確定要用什麼方式向女兒的學校說明你的意見，可以打電話給當地的自閉症協會辦公室（英國則為全國自閉症協會的地方支部），詢問參加自閉症或特殊教育研習講座的相關訊息，這些講座能讓你得到相關知識，使你可以站在女兒的立場為她發言，並且為她爭取權益。在女兒嘗試過普通教育裡的融合班，而你也覺得對她來說，融合班的課堂環境及課業程度實在是太大的挑戰，那麼，再讓女兒轉入學生人數較少的班級就讀，時猶未晚。然而，你仍然要注意班級裡的教學內容，確定女兒在人數少的班級中，也可以得到課業上的進步與挑戰。當中學開始時，我們的女兒可能必須進入較注重操作與職訓式的學校中就讀，但你一定要持續為她爭取學科教育的機會，不要理睬什麼幼兒發展有著重要黃金期的諄諄告誡。即使這是事實，也並不代表孩子長大後就不會再有什麼了不起的進步了。假如給她機會，我們的女兒當然可以不斷的學習，持續的成長。

我最近聽到的故事之一，就是我們絕不能放棄女兒學業的動人見證。故事的主角是我某個密友的女兒，一個有著自閉症、熱愛閱讀的年輕女孩，但這個女孩一直到十七歲，才真正開始了解她所讀的字字句句

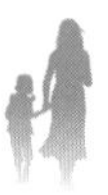

訴說著什麼意義。就像很多自閉孩子一樣，她能夠解碼般的讀出文字，但無法真正了解字裡行間連貫的前後文意義。九年級的時候，女孩當時的老師告訴女孩的母親——一位精神科醫師，告訴這個有著醫師頭銜的母親說不用再努力了，閱讀理解技巧是某個她的女兒永遠無法希冀的能力，讀懂故事所需要的智能遠遠超過這個女孩的程度，雖然她會讀，但她永遠無法懂。學校於是要求把語文課及閱讀課從她的學業計畫中刪除，但女孩的母親堅持學校必須繼續教導她語文及閱讀，完全不肯退讓。女孩十七歲時，某個什麼終於發生了，彷彿「喀！」一聲卡進位置的最後一片拼圖，相機鏡頭最後一釐讓焦點清晰的轉動，所有事情各安其所，女孩終於種子發芽般開始汲取她讀過的文字，了解那些助她成長的書本內容。她現在二十一歲，閱讀是她閒暇時最喜愛的嗜好之一，帶給她非常多快樂與慰藉。如果幾年前聽從了老師的建議，相信了那些太快做出的結論，那些忘記了學習其實就是生命的一部分所下的判斷，那麼這個女孩將會錯失多麼珍貴的能力，錯過多少寧靜而愉快的時光？直到我們重重的把它關嚴之前，窗戶永遠都不會是完全緊閉著的。

我希望你牢牢記住，只因為某扇窗戶沒有在小學的時候打開，並不代表它永遠都會是緊閉的。無論你選擇哪種環境，只要學校在女兒接受教育的過程裡不斷給她養分與挑戰，她就會如同幼苗般漸漸茁壯。學習無疑是一件一輩子都會有所回報的付出，而無論你選擇哪種環境，請堅持女兒一定要在一般課堂裡跟普通同儕一起上繪畫、美勞、體育以及音樂課，並且跟大家一同吃午餐、一起共度下課時光。這些都是一天當中比較可能產生社交互動的好時機。體育及繪畫課美麗的地方在於每個人都可以參與，即使他們的程度或能力不盡相同。這些課程的本質就充滿活動力與投入感，所以你必須確定女兒的整個學校歲月，都有機會加入這類課程，成為其中的一份子。請你一定要相信我：普通教育裡的學生需要女兒的程度就如同女兒需要他們一樣。我們的女兒必須從學校能夠給予的每個面向中學習各種知識，而她們當然也能夠教給其他人同樣多的、生命裡的功課。

莉思

「如果沒有機會，能力再強也無用武之地。」

～亨利・瓦茲沃斯・朗費羅（Henry Wadsworth Longfellow）

我的兩個女兒都各自以不同的方式在學校裡得到了不錯的成果。就像之前提過的，莉思一直屬於光譜中非常聽話而安靜的小女生，當她剛要開始上幼稚園時，學校想把她安置在某個專門為特殊兒童——特別是為了自閉兒——所規劃的方案中，方案裡的孩子會花半天的時間待在自足式課堂中，另一半時間進入普通班級裡融合，於是我當然就約了時間跑去參觀教室了。結果看到一整群精力旺盛的小男生，整段參觀時間都不停的彼此推擠，搶著要坐在教室裡唯一一塊紅色的地毯上。當我向教職員提出我的疑問時，他們告訴我學童的人數與性別比例差不多這兩年都會是這樣。然後，我又隨著這群孩子到普通班去觀摩上課情形，並與特教班及融合班的老師攀談。我發現即使是在「融合」時段，這些方案中的特殊生仍然與普通教室裡的學生格格不入，流星一樣孤伶伶的在教室裡遊走。他們這種以班級團體融合的方式，對普通班同儕來說，似乎更像是外來的侵入者，而失去了融合的意義。我於是很有禮貌的否決了這個提案，跟學區說我要莉思進入普通幼稚園就讀，請幫她安排一位私人陪讀，讓她整天都跟同班同學相處，成為班級裡的一份子。這個要求當然很不容易達到，但我如願了。莉思的幼稚園生涯非常快樂，她的陪讀花了很大的心力讓莉思不會受到大家的忽略，也沒有被大家遺忘，同時也觸發並培養了莉思跟同儕間的互動與連繫。我希望大家能從莉思的求學過程裡了解，你必須找到一個地方，一個教育提案，是會珍視鼓勵女兒的良好行為，而不是不在意，甚至忽視這些行為的。在一個充滿著「奔跑吧，男孩！」的世界裡，請一定要為你羞怯的女兒發聲，讓她有一個能被看

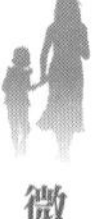

見也能被聽到的空間。

隨後幾年的小學日子，因為極度的害羞，以及對新事件、新環境的畏懼與焦慮，莉思一直有一位陪讀在身邊幫助她應付社交情境。隨著日子一天天的過去，莉思成長了很多，也像貝殼裡探出頭的小寄居蟹一樣，開始自然而大方的面對他人。在當時，她唯一的特教支援只剩下每天都有的教學支援（資源班）。莉思很幸運的是個聰穎的孩子，因此能夠一直待在普通班裡，學業成績也總是很優秀。有時候她在消化資訊上需要很大的努力，但她真的很靈敏，文筆很好，做事非常謹慎，喜歡創作，也喜歡唱歌，學校的課業雖然不盡容易，但她應付起來並不吃力。國中畢業的時候，莉思獲頒榮譽獎，而且是由老師及同學共同投票所決定的得獎人，得獎條件包括勇氣、同情心還有認真正直。不論是成熟程度與學業技能，莉思都有羚羊飛躍般的進步。根據她的表現，她應該得到的診斷很明顯的是亞斯伯格症，換言之，莉思主要的困難是在社交這個部分，我會於之後的章節告訴你更多她的故事。

卡洛琳

「那之前與之後的事，都如柳絮般無足輕重，重要的是我們身體裡現在擁有的點點滴滴。」

～愛默生（Ralph Waldo Emerson）

卡洛琳的求學路途沒有姊姊平順，但最終的結果對我們來說也宛如奇蹟。她第一次正式診斷是快三歲的時候，當時，接下來的步驟就是接受教育心理學家的評估，然後根據評估結果擬定進入幼兒園早療時的個別化教育計畫（IEP）。教育心理學家的評估地點是在某個特教幼兒園，由於發展小兒科醫生之前已跟我說明他對卡洛琳不太樂觀的意見，因此我對特教評估的結果其實既緊張又擔憂。結果，卡洛琳在教育心理學家那裡評估時表現得非常差，從頭到尾都不合作，評估的結果很糟，語言發展落後好幾年，可維持注意力長度的結果是「此能力並不存在」，評估進行全程她幾乎連瞄都沒瞄過操作人員幾眼。他們告訴我卡洛琳是一個「智障」（mentally retarded）的孩子——是的，他們仍然用這個非常可怕的字眼，而不是用較持平的「心智失能」（mentally disabled）或「智力受阻」（intellectually disabled）等說法。然後又告訴我卡洛琳屬於重度自閉症，幾乎絕對不可能進入普通小學和大家一起讀書，而且她未來的發展應該非常、非常有限。這些說明、這些預測，晴天霹靂般讓我吃驚極了。現在回想起來，我心裡對評估結果仍然是存疑的，這些人如何在一個孩子才三歲的時候，就得知她的未來？預言她的終生？在想要做什麼頑皮的事情之前，卡洛琳的臉上總有著一抹淘氣的微笑，而且她能多狡黠就有多狡黠，這些都是智能的象徵呀！她經常有著銀鈴般無憂的笑聲，幽默感無疑也是機敏心智的表現。我知道女兒的身體裡藏著許多尚無法得見的珍寶，而我想要幫助她一件一件的找到。卡洛琳的評估過程讓我第一次對某個人非常憤怒，對某個宣稱比我更了解女兒的人，我認真的生起氣來，而且把推翻這個結果當成某個我自己選擇面對的挑戰。

天堂般美好的幼兒園時光

那年春天，卡洛琳進入小幫手（Helping Hands）幼兒園就讀，一間非常可愛的托兒所，裡面的老師和藹可親，很有耐心，也很有決心要幫助卡洛琳在學習的路上邁步向前。卡洛琳的教育方案包括了巡輔老師的到府輔導，所以每天上午會有老師來家裡對她進行一對一教學，下午再跟其他有著不同特殊需求的孩子一起上幼兒園。上午的一對一教學以 ABA 的方式進行，全名是應用行為分析（applied behavior analysis），其主要內涵是以重複練習的方法來形塑並強化不同的概念，是一個很受推崇、理論與實務也建立得十分完備、廣為使用於自

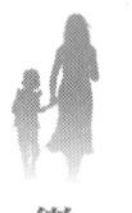

閉兒教學上的方法。在這個介入模式下，卡洛琳的學習很快就步上了軌道，她也很喜歡上課。吹泡泡是卡洛琳的增強物，每次在學習新字、辨認顏色、熟記字母的時候，她的獎勵就是吹泡泡。我們還使用圖片交換溝通系統（Picture Exchange Communication System, PECS）來強化卡洛琳的想法，並讓她在不熟悉某些字詞的情況下仍能夠與旁人溝通。圖片交換溝通系統是一種幫助口語不足或無口語的孩童，以圖片來和他人溝通的學習方法。在這個方法的輔助下，卡洛琳甚至出現了一些與我們之間的自發式主動溝通。相比於從前，她的學習速度可說是突飛猛進，我心裡終於也開始有了一絲希望，但請不要把我現在描述的事情看成某個魔棒一揮「砰！」一聲出現的閃著金粉的奇蹟，因為它並不是。卡洛琳當時已經三歲，還包著尿布，我窮目而望也看不見有一天她能開始練習自己上洗手間的跡象。仍然非常固執，匆匆一瞥是她能望著別人眼睛的極限，只有那短短一瞬，再無法更久。而且她時不時還會拒絕練習，不肯配合。然而，儘管如此，我仍然在她身上看到了那深埋在哪裡、漸漸開始萌芽的聰穎。

在小幫手幼兒園讀了兩年之後，卡洛琳的語言表達能力有了長足的進步，雖然仍有代名詞反轉的問題（你、我兩個代名詞誤用，把「我」說成「你」），但是她終於，終於，能夠對我說話了。終於可以告訴我她的想望，她累了、餓了，或者冷了，而且她的行為也改善很多。卡洛琳一直是個很甜美可愛的小女孩，然而讓她依從大人訂下的規矩也一直是件很困難的事，但學校似乎改變了她。她很喜歡依著學校的時刻表作息，喜歡遵守學校的規定，也喜歡和學校裡的孩子一起相處。卡洛琳知道所有同學的姓名，而且常常用這些名字來為自己的玩具命名。她班上有個小男孩叫威廉，卡洛琳也用威廉這個名字來稱呼玩具裡的一支木質鼓棒，有點怪吧？當然是呀！但當她那年一整個夏天不論到哪裡都好寶愛的攜帶著那根鼓棒，因為她是那麼喜歡威廉的時候，我可以感覺到這些社交上的連結對她的意義有多大，以及這些連結是如何把卡洛琳拉出自己的世界，再往我們的世界推進那麼一些些。卡洛琳從幼兒園畢業的時候我哭了，這所學校是一個那麼安全、如此滋養她、以卡洛琳原本的樣子珍愛她的地方。卡洛琳從小幫手幼兒園及特教巡輔老師那裡學了非常多東西，我十分懷疑公立幼稚園是否能有同樣的成效。

小學的禮讚

卡洛琳進入小學時，我遇到的第一道障礙，出現在決定孩童教育方案的特殊教育委員會（CSE）學前會議上。委員會想把卡洛琳安置在另一個學區的自足式特教班裡，於是我去參觀了那間教室，並且看到了我心裡一直很害怕的情況：小小的教室，侷促在與整個學校其他班級都不相干的角落裡；班上有差不多十二個發展挑戰都不太相同的孩子，很安靜的各自練習著不同的科目與技能。我不認為它是一個規劃良好的隔離特教模式，而我也拒絕了他們的提案。事實上，我希望能夠把所有的孩子都從那個沉悶且隔絕的清冷教室中帶走。在小幫手幼兒園上學的時光裡，我發現卡洛琳是能夠學習的，她有著驚人的記憶力、識字繁多、熱愛所有能夠搭著音樂一起學習的事物，因為這些理由，我決定讓她嘗試在普通班裡就讀。非常幸運的，那一年我們學區提供了一個合併兩者的教學方案，上午在特殊教育班就讀，下午在幼稚園普通班裡上課。委員會認為卡洛琳「太無能力」進入該模式接受教育，但我不願意退讓，我把準備好的「2004 年身心障礙者個人教育法案」（IDEA 2004）拿出來，經過討論後，終於讓委員會答應把卡洛琳安置在學區學校提供的二合一融合方案裡。卡洛琳從當時一直到現在，都需要一對一的陪讀助理，而我也一直必須為她爭取，這並不容易，但每次的結果都是成功的。我總是牢記底線，有禮貌而堅決的代替卡洛琳說明她的需要。幼稚園那一年，學校用來教導卡洛琳的介入方式是混合了 ABA 及其他傳統教育方法的教案，卡洛琳應付得非常好，她的進步甚至連我都覺得吃驚，而且她居然在那一年，就十分自如的開始使用洗手間了。

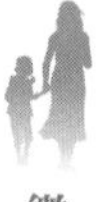

卡洛琳與小蜜蜂拼字比賽

卡洛琳讀小學的時候，每年該走的程序幾乎都一樣。學年開始時會舉行一次會議，參與其中的數位人士紛紛試圖說服我差不多是時候該把卡洛琳從融合方案裡抽離、轉到自足式的特殊教育計畫就讀了。他們會不停的強調目前的課程對卡洛琳已經越來越艱深，她跟同學之間的落差也太過懸殊，因此已經不適合再待在融合方案裡。讓我訝異的是，竟然有人會覺得把卡洛琳帶離這些天賦較齊備的同儕身邊，可以幫助她縮減與他人的差距。現實情況中，有雙重誘因讓學校偏愛把特殊生安置在自足式特教班裡。首先，對於像卡洛琳這類比較不同的學生來說，融合教育無疑需要普通班及特教班兩邊的老師為她特別調整課程內容；其次，為了幫助她順利完成課業，也不占去普通班老師過多教導其他學生的時間，卡洛琳在學校需要某個專屬陪讀的幫助，對學區來說，這是一筆昂貴的支出。如同我在之前的章節裡提到的，特殊教育行政主管的職責之一，是在提供給學生的經費範圍內，選擇支出最少的最佳課程計畫，而對學區來說，把卡洛琳安置在某個已開設的自足式特教班，是最經濟的作法。因此，為卡洛琳爭取陪讀是每一年都必須奮鬥的目標，而這些努力，也在回首時，一次次讓我覺得力氣沒有白費。

卡洛琳上小學的每一年，我都想辦法讓學校相信她可以在陪讀的幫助下，於某個普通班裡就讀，而每一年普通班的導師到後來也都深深的喜歡上她。卡洛琳小學二年級的導師是一個非常溫暖體貼的人，有一次認真的告訴我卡洛琳在她班上的那一年，是她教書生涯裡最充實也最快樂的日子。班上的小朋友一直把卡洛琳視為同邊的隊友，接受她也愛護她。而最最重要的是，在學習的路上，她比我曾暗自想過的任何盼望都走得更大步、更遙遠。小學歲月裡，她學會了朗讀文章，如此流利，非常清晰，雖然她對文意的了解仍有很大的困難，但終於也慢慢開始步上軌道。曾經有人對我宣稱卡洛琳永遠也學不會數與量的對應關係：數學上數與量的意義，數字 1 代表一個蘋果。然而她現在可以自己做長除法了。五年級時，卡洛琳可以標出地圖上全美五十州，還代表全班參加校內小蜜蜂拼字（spelling bee）比賽。比賽當天，在學校體育館的會場內，我屏住呼吸，驚喜的看著她跟同班同學站在一起，拼著一些很困難的單字，沒有任何人覺得卡洛琳與其他人有任何不同。體育館裡每一位老師都打從心底熱烈的為她歡呼，真心希望這個特別的小女孩贏得比賽。卡洛琳在台上待了非常久，幾乎快要進入決賽，而我覺得我這輩子從來、從來都沒有這麼光榮過。我想我堅持要給她融合教育的要求是正確的，是這些要求讓她持續在課業上有著足夠的挑戰，也讓學校認識到她是一個有價值的學生。所以，千萬不要讓早期看似無望的預言阻擋了你為女兒認真一搏的決心，不要讓別人告訴你女兒長大後會成為什麼樣子，直到放手讓她嘗試之前，你永遠都不知道她的極限會在哪裡。

拼字比賽之後的夏天，那年 6 月，卡洛琳從小學畢業，因為參加了學校的合唱團，畢業時她得到音樂獎，也獲頒拼字比賽的特殊榮譽獎。畢業典禮那天，卡洛琳的校長前來跟我寒暄，並且為了她曾經數次建議我們把卡洛琳轉入自足式特教班的事向我致歉。校長誠懇的告訴我，卡洛琳的求學過程是一個成功的故事，因為我們的例子，當時已經有好幾個發展上有著重大挑戰的孩子在學校的融合方案裡就讀。讓榮耀歸於卡洛琳吧！是她做到的，不是我，我僅僅只是幫她爭取到她該有的機會罷了。今年，卡洛琳開始她中學生涯的第一年，仍然在融合方案裡就讀，我漸漸體會到可能在某個時候，她必須轉入其他替代方案裡接受教育，但是只要她還可以繼續學習，我仍希望她待在原來的班級。她在班上非常守規矩、有禮貌，是個非常認真的學生，對學習這件事充滿熱忱。卡洛琳很喜歡班上的其他小孩，因為很多孩子從小學開始就認識她，所以他們完全以卡洛琳原本的樣貌接受她，甚至有時還會照顧她。當然，這個美好結果的部分原因是因為她純真迷人的本質，但主要還是因為卡洛琳一直有跟這些孩子日日共處的機會。

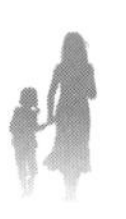

融合接納的必要

簡言之，融合不只是因為它有好處，融合是絕對必要的，請為你的女兒爭取跟一般同儕相處的機會，起碼在每天的某一段時間裡讓她嘗試融合教育。我們獨一無二的女兒需要我們付出最好的，而不是最少的努力。同時，一般孩子也能經由與我們小孩相處的時光，培養出細心、體諒、謙和，以及設身處地為對方設想的品格。我希望你不要擔心考試分數及學期成績，只要讓女兒在知識裡泅泳，讓她在學習中得到雙眼亮起的喜悅，就已足夠。請你謹記那三個語詞：社會化、刺激力，以及結構性。假如你必得披掛上陣奮力爭取，就戰吧！在選擇讓卡洛琳進入普通教育裡的融合計畫時，我的這個決定同時有著非常堅定可靠的支持者，以及嚴厲批評的反對者，然而，幾乎每個人最後都同意了一件事，那就是：如果卡洛琳是他們的女兒，他們必定也會做出同樣的決定。無疑的，她仍然有自閉症，但是現在，當教過她的老師們想起她的時候，他們認識的卡洛琳是一個聰明、有創造力、喜歡音樂、讓人微笑的甜美女孩，而且天呀她拼字拼得可真不賴。假如我們想要女兒了解那些屬於自己天賦裡可以發揮的潛能，我們一定要給她們表現的機會，而且，假如我們想要改變世界看待我們孩子的方式，我們就必須先「讓」人們看見我們的小孩。

關於教育，請你牢記在心

1. 教育相關的測驗只是一個估算，是建構後續計畫的起始點，並不是你女兒的能力切結單，更不是她的未來判決書。
2. 根據法律，英美兩國都必須提供特殊需求學生免費且適當的教育資源。
3. 有禮而堅定的為女兒爭取屬於她的、最完善的資源。
4. 請記得，你的女兒需要跟一般孩子相處，她需要來自普通同儕的刺激，也需要這些孩子彼此間自然且不著痕跡的互動行為示範。請為女兒爭取在普通課堂裡融合的機會，時間越長越好。
5. 呵護保守著你的信心，然後女兒就會實現許多讓你驚訝的美好成果，因為學習是一程持續終生的旅途。

原註

1. Caldwell, N. (2008). “Intelligence Testing and Autism.” 可在以下網址找到：www.psychologytoday.com/blog/positively-autism/200805/intelligence-testing-and-autism，檢索日期：2008 年 5 月 29 日。
2. Thomas, J. (2009). “Standard IQ Test may Undervalue People with Autism.” Online, HealthDay News, June 19, 2009. 可在以下網址找到：http://health.usnews.com/health-news/family-health/brain-and-behavior/articles/2009/06/19/standard-iq-test-may-undervalue-people-with-autism，檢索日期：2011 年 6 月 29 日。
3. Coplan, J. (2010). *Making Sense of Autistic Spectrum Disorders: Create the Brightest Future for Your Child with the Best Possible Options*. New York, NY: Bantam Books.
4. Partnership for 21st Century Skills (2011). Home page. 可在以下網址找到：www. p21. org，檢索日期：2011 年 9 月 29 日。

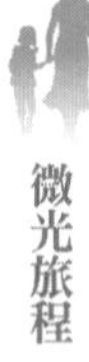

第五章
友伴

「友情是一棵遮風避雨的樹。」

～山繆爾・泰勒・寇勒瑞基（Samuel Taylor Coleridge）

友誼，是光譜孩子的父母所要面對的最艱辛的課題之一。相信我，當我的兩個女兒悄悄被人遺忘在無數次慶生會的邀請名單外，也理所當然每次都不是女孩間相邀去彼此誰家小住的對象時，我的確為女兒哭泣過。如同我之前提過的，因為女孩對社交上細微差別的敏銳感，她們在揀擇與對待友伴上其實非常嚴苛，而在小女孩之間，她們很早就能夠感覺到哪個人跟大家不太一樣。女兒還很小的時候，我經常邀請與她們年齡相仿的小女生到家裡玩，努力嘗試搭起女孩間友誼的橋梁。但經常在活動進行到一半或更早的時候，我某個女兒就自顧自的漫遊到別處去了，留下我跟一個狐疑的想著她到底跟這位詭異的中年婦女在做什麼的五歲小女生玩糖果樂園（Candy Land）。或者我會帶著卡洛琳到某人家裡，然後這勇敢的孩子就把人家有雄偉夢想的小孩辛辛苦苦做了好久的樂高模型給毀了。所以我想我了解這個課題的困難，但我現在也希望我從前能夠更輕鬆的看待這些事情。當然，我一定還是會誠心的跟其他孩子及家長道歉，然而，我希望事情發生的當時，我能了解我的孩子只是還沒有走到「成長路途上的那一點」罷了。有關特殊兒的事實之一，是他的時間表並不一定是你的時間表。尋找友伴、結交朋友的路途可能漫長，而且需要極大的努力，方能有少許成果。但請再次對女兒付出你無比的耐心，並且持續為她安排社會互動的機會。不過，在她準備好之前，你仍然可以做些其他努力，幫助她在友誼這條溫暖的河流裡航行得更穩當。

讓我開始認識你吧：語言課

學校能夠提供給女兒，並且可以有效幫助她發展友誼的資源之一，就是語言老師。確定她的 IEP 裡包含有語言治療這項服務，並且在 IEP 裡列入屬於社會互動項目的課程。我的兩個女兒都從語言老師那裡學到了非常多技巧與知識，對於光譜裡的孩子來說，語言課絕對必須是任何教育提案裡重要的一環。我現在說的語言課並不只是幫助語言流利、口齒清晰的語音治療課程，當然在課程進行時，這些項目也會得到矯治，但是，對光譜裡的孩子來說，語言課應該把主力放在語用的能力與技巧上。語用牽涉到回答問題的技巧，例如如何問問題、如何得到資訊、如何傾聽，以及如何跟別人聊天並維持談話等種種重要的能力。這些課程通常都以小團體的方式進行，正好提供給女兒完美的練習表達及發展友誼的機會。你甚至可以徵詢語言老師或導師，在同學的父母也樂意的前提下，挑選一兩位普通同儕，加入女兒語言課的小團體中共同練習。如果有機會的話，普通生一般很樂於離開正課課堂，到語言教室去玩點遊戲；而對你的女兒來說，也提供了一個不那麼令她恐懼的結交朋友的時機。莉思最要好的朋友裡，有好幾個都是她在語言課裡認識的孩子。當學校開始為女兒規劃教育方案時，一定要提出語言課的要求，並且特別說明你希望的是有關語用治療等，可以幫助女兒培養社交能力的課程。我計畫持續為女兒爭取這項資源，直到她們高中畢業，而我鼓勵大家採取相同的作法。在幫助女兒學習如何建立適當、合宜、且具有意義的社會關係上，語言治療是一件非常珍貴的工具。

有所言有所不言：社會性故事

以編寫故事為基礎的介入療育，是另一個能夠幫助女兒處理友誼及其他社交情境的好方法。一般來說，以故事為基礎的介入方式，是將社會情境中的合宜行為，用範例的方式寫成短文，並以這類素描式短文為基礎來進行介入，其中最具有代表性的方法，就是由卡蘿‧葛雷（Carol Gray）發展出的社會性故事（Social Stories™）。社會性故事的形式看起來是篇幅精簡的短文，文章中描述：「某個情況、技巧或觀念，並根據牽涉其中的社會線索、觀點以及一般反應，以特別訂定的文體及格式描寫而成」[註1]。葛雷女士的社會性故事依據十分獨特的模式書寫，你可以在她的網站上（www.thegraycenter.org）找到許多範例。透過社會性故事，可以示範並強化合適的行為。對我們的孩子來說，這些不解自明、待人接物的合宜行為並不總會自然而然的發生。因此，在日常生活中，固定跟孩子一起閱讀這些短文，讓孩子了解在類似場合中該如何表現出適當行為，十分重要，同時也能幫助你的女兒建立人與人的關係，及維持朋友間的情誼。

你可以在大部分的書店裡找到很多寫給不同年齡層孩童、幫助他們了解社交規則的社會性故事，這類書籍在撰寫與繪圖上都試著以最簡明的方式強調合適的社會行為。如果在範本裡找不到需要的情境或場合，你可以自行創作合適的社會性故事，來教導女兒如何應付特定的事件。比如說，故事的主題是：「奶奶動完手術，我們去醫院看她。」並切記標明副標題「不要叫奶奶給你看她的傷口！」撰寫社會性故事其實並沒有想像中那麼難，只需要一張紙、線條畫出的幾個人物、在每個人旁邊寫著內容的漫畫式對話框就夠了。你可以挑選任何題材，把它們寫成適合使用的敘事短文：怎麼跟朋友打招呼、如何與老師聊天、在餐廳裡怎樣點餐，上述這幾種故事都應該包括有如何詢問、如何等待並聆聽回答，以及適當的與對方眼神交會等內容。而且老實說，關於適宜的社交行為這門課，很多成年人也需要來上個速成培訓班吧！我的兩個女兒都很期待這些圖畫故事，隨著時間流去，其中許多情境的示範也深深印進她們的腦海裡，成為內化行為的一部分。這並不表示女兒在待人處事上故意疏忽或粗心大意，只是有些事有時不會那麼自然而然的發生在她們身上而已。描述我們要如何在社會情境中自處、如何與人應對進退的故事範本，為孩子們提供了一些很親切的守則及預習，而當結交朋友、維持友誼時，這些精簡的故事也都有其潛移默化的作用。

揮灑想像的遊戲：那些皮傑小豬教女兒的事

遊戲也是幫助女兒更容易與人相處的有效方法。我們的孩子喜歡的玩具通常都不怎麼具有社交功能，他們一般喜歡玩一些比較個人化、有重複性、較有系統感的遊戲。女兒小時候，我非常殷勤的鼓勵她們跟洋娃娃還有毛絨絨的填充玩具一起玩；洋娃娃跟絨毛寶寶都是很好的媒介，可以用來在講故事時扮演某個角色，並且創造一些開放式、沒有特定結局、富有想像力的遊戲。我自己是個很喜歡娃娃的人，所以我非常喜歡跟女兒一起把娃娃當個小同伴似的玩假想扮演遊戲。不過，因為女兒原本就對娃娃沒什麼興趣，我花了很大的力氣才讓她們開始投入遊戲。之後，隨著長時間鍥而不捨的努力，我的兩個女兒都開始喜歡這類遊戲，也成為我們母女間親密時光的活動之一。這些遊戲不僅帶來很多樂趣，也可以示範及預演社交情境，後來更成為她們練習不同事物的管道。藉由這些可愛的小玩偶，我們以各種有趣又滑稽的方式搬演了許多重要的社會情境。莉思跟我一起用娃娃玩了好久圍繞著某個主題的扮演遊戲，其中之一是幫助寶貝小弟（Baby Brother）、美心馬芬妹妹（Maxy Muffins）或皮傑小豬（Piglet）這些在「半月玩偶學校」（Halfmoon School for Dolls）上學的學生，帶領他們航過驚險崎嶇的神祕水域。這完全是莉思自己創造出來的故事！莉思小時候經常用她的玩偶們演出內容豐富、感覺起來有點史詩味道的舞台劇，情節感人，充滿淚水啦、悲慟啦、快樂啦，還有災難頻生的場景。故事裡，寶貝小弟多

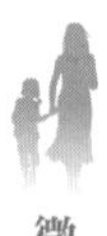

半是個可惡的陰險壞蛋，皮傑小豬則是一路受到打壓，但最後正義終得彰顯的英雄。在這些遊戲中，我可以看見她繽紛的想像力如煙火般明亮四射，除此之外，我也經常聽見她用玩偶搬演發生在生活裡的社交情境，或剛學到的社會行為。

事情到卡洛琳的時候就困難多了，卡洛琳花了很長的時間才終於開始跟玩偶玩一點點具想像力的遊戲，而且從來沒有興趣把整個橋段編織到最後。但隨著每次多加一點的努力，她終於也會讓玩偶從容的跟我聊天了。有時她會提醒玩偶「快去刷牙」、「上學要專心」，還會分飾兩角，模擬玩偶間「鬥嘴」的內容。事實上，卡洛琳經常用玩偶搬演課堂裡其他小孩的行為，讓我有機會一窺她的學校生活，也讓我可以藉此和她聊聊學校裡的事情。對我來說，扮演遊戲就像是卡洛琳的另一個溝通管道，讓她得以告訴我們她的所見所聞。當我為了寫這本書尋找資料時，驚訝又安心的，我發現研究人員使用玩偶來教導自閉兒同理心及社會覺察等能力的文獻（註2）。剛開始你可能會覺得假裝成玩偶跟女兒講話是件很愚蠢的事，但我發誓這一定會有用的。就拾起女兒的玩具陪她玩，示範如何辨認社會規範，教導她怎麼應對，並從中得到快樂吧！這些都能幫助她與人建立友誼。你可能會很開心的發現雖然女兒從不跟你說她的學校生活，但非常樂意告訴朵拉冒險妹妹（Dora the Explorer）有關自己的學校奇幻之旅。

哎呀我的天：那些電視教我們的事

在面對友誼與其他人際關係時，是的，電視是能夠派上用場的。假如你允許小孩觀看有品質、也受歡迎的電視節目（沒錯，它們也的確存在著），比如迪士尼頻道（Disney Channel）或尼克兒童頻道（Nickelodeon）的優質節目，那麼，他們是可以學到一些與友誼相關的社會規範及準則的。重要的是你必須「**陪著他們**一起看」，並且和他們一起討論其中的內容：螢幕上發生了什麼事、角色之間又是怎麼對待彼此、如何確定彼此間的感覺跟情誼。卡洛琳通常只了解以非常直白又明顯的方式表達出來的感情，在了解人際關係的情境上，她需要非常、非常明白的社會線索。卡洛琳幼年時很喜歡理查・賽門（Richard Simmons）的運動節目，因為她完全能夠了解此人熱情衝破屋頂的表達方式。兒童節目裡每個角色通常都有著熱烈明白的情感，正好是卡洛琳能夠了解的情緒強度，而她也可以從中學到某些道理。海綿寶寶含蓄嗎？當然不！但在這種情況下，就並不是什麼壞事了。電視節目可以是一扇日常生活的指引窗口，而且在跟人閒聊時，也為你的小孩提供了一些尋找共通話題的契機，這些都是他們能與一般同伴彼此分享的事情。毫無疑問的，我們的孩子可以和人們產生連繫，也能夠學著「讀懂」情感，但是我們必須擔負起教導他們的責任，而電視節目可以扮演助手的角色。對我來說，「查理布朗」這部卡通一直是個很好的小老師。它的節奏以及其中人物的語言跟動作都比較慢。有別於其他明快的動作類卡通，查理布朗的故事重點多半放在感情與人際關係上，用來當作背景的輕巧爵士樂很悅耳，很能舒緩心情，而且似乎總能幫助卡洛琳專注於體會劇情上。其中有一段是露西不斷故意把查理布朗的足球抄走，以至於老實的小布朗終於忍不住氣憤「哇啊！！！」的大聲喊出他的挫折來，那一刻是我覺得卡洛琳終於感同身受的開始體會到他人情感的時候，她會充滿感情的說：「喔！可憐的查理布朗，查理布朗好難過。」而你我都知道，對於有意義的友情來說，同理心非常非常重要。

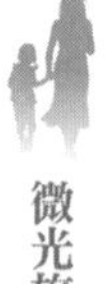

不要這樣打扮：人，是需要衣裝的人

另一個對女兒與友誼的重要建議，跟個人清潔及穿著打扮有關。對女兒來說，「融入」同儕是一件很不容易的事，我們對此知之甚詳，因此，最好盡可能幫女兒維持跟一般孩子近似的打扮，以及不太突兀的服裝風格。這聽起來可能很膚淺，但是，對我們居住的世界來說，卻也是很必要的。我並不是在討論漂不漂亮這件事，而是在強調乾淨、整齊、合宜外表的重要。在課堂裡，我見過太多完全忽視這個部分的特殊生。他們的父母似乎也決定放棄為孩子打理外貌的主控權，也許他們覺得，因為孩子是特殊生，所以外表並不重要，但這絕對不是真的！我了解這些事情可能很困難，卡洛琳到現在都很討厭洗澡時水淋到頭髮跟臉上的感覺，但我每天也都還是把手伸進浴簾幫她洗頭。這當然是十分麻煩的例行事項，但我拒絕讓她頂著髒兮兮的頭髮去上學。我每天確實的監督她刷牙、梳頭，確定她的髮絲清潔滑順，指甲整齊乾淨。現在我兩個女兒都上中學了，生活裡有更多個人衛生的事情要注意，比如修除毛髮及生理期的清潔，在這些項目上，隨著時間過去，莉思已經能夠自理得很好，但卡洛琳仍然需要非常多的協助。

青少年必須面對的另一件大事，是皮膚護理，對我們的女兒來說，複雜的護膚程序委實太過困難。我曾和一些小孩青春痘問題非常嚴重的父母交換過意見，而我認為最適當的處理方法，就是帶孩子去看皮膚科醫生，請醫生開口服處方藥給孩子。適應環境已經不容易，特殊兒不應再因為粉刺或體味等原因遭受更多排擠。有時，我們的孩子會非常固執，但你一定要堅守立場繼續努力。在讓世界以何種態度接受自己上，這些都是足以帶來結果截然不同的生活技能。我曾經看過有著自閉症的女孩，受到同儕排斥，避之唯恐不及，但不是因為發展上的困難，而是因為個人衛生及外表的緣故，使她們在社交上承受著雪上加霜的後果。

在幫助女兒衣著合宜上，我做了極大的努力。你的女兒當然不需要昂貴的服裝，也無需打扮得像個超級名模，但她應該跟其他孩子穿得差不多，衣著整潔，樣式適中。卡洛琳有時會試圖逃過我的雙眼想搭配些奇特的裝扮出來，但通常都不會成功。我總是在晚上跟她一起挑選第二天上學時要穿的衣服，因為我知道，相較於奇裝異服外表扎眼的喊著「我不一樣！」老師跟同學對打扮得整潔宜人的特殊生，反應要好得多。當然，我們的孩子可能有些特別的服飾偏好，但你應該可以找到雙贏的解決方法。比如我的一個朋友，她的光譜女兒只喜歡腰間有著鬆緊帶的長袖 T 恤，於是她的母親為她買了各式粉色系的運動衣跟薄棉衫，每天用搭配著衣服色彩的髮飾繫在她綁得很俏皮的馬尾上，這個女孩看起來總是很可愛，很平易近人。

無論女兒落在光譜的哪一點，無論她需要特別幫助的程度在哪裡，打理外表是我們真正能夠幫女兒一把的地方，也是我們可以主導的部分！但如果有人認為我們的女兒並不在意自己外貌的話，那絕對是對她們的侮蔑，她們之中許多人對外貌的關心程度比你我想像的都要高出許多。我們的女兒的確想融入群體，也真心希望自己看起來就像是同儕裡的一份子，她們只是不太明白要怎麼打點修飾自己。教導女兒如何清潔、如何梳洗頭面及整理服裝，可能會是非常困難、非常長久的工作，但若考慮到社會的接納及友誼的建立，我認為這仍是十分值得的努力。

我就是我

對於所有不同的人際關係，你為女兒能做的最棒的事情之一，就是誠實的跟她討論她將會面對的困難與挑戰。三緘其口，把它當成某個不能說的祕密，只會讓整件事看起來充滿了羞恥，讓孩子對自己沒有辦法順利結交朋友這件事感到惶惑挫折罷了。我甚至看過一些把這種情況解讀為他們自身的缺陷，並且充滿自我厭憎感的高中生，而這些孩子的父母依舊堅持著不願告訴孩子他們有自閉症或亞斯伯格症。很明顯的，這些孩子困惑掙扎於了解自己，因無法如願而覺得痛苦，其中非常重要的線索，卻被人當成禁語般，深藏著無法得知。但生而不同其實完全沒有什麼不對，守著祕密不告訴女兒，只會對她們造成傷害。我差不多在莉思與卡洛琳能夠聽懂其中的意義時，就把這件事告訴她們了。結果卡洛琳只說：「喔！自閉症讓我很特別！」就走掉了。我並沒有針對這件事多加贅言，因為這只是女兒的一部分，但假如時機正巧，我們就會一起聊聊這個話題。莉思完全了解亞斯伯格症對她可能造成的影響，而且我覺得當她知道自己為什麼有時會這麼害羞時，似乎也稍稍放鬆了些。青少年時期，莉思開始詢問我更多有關亞斯伯格症的事情。我總是一再的、誠實認真的向她保證，她絕對是一個完全正常的孩子，有著亞斯伯格症當然有時會讓她顯得跟朋友不同，但並不表示她有什麼缺陷或異常。莉思是個非常聰穎的孩子，有著絕佳的記憶力，在音樂方面也很有天分，而且許多方面來說，這些天賦都跟亞斯伯格症有關。我認為幫助女兒了解為什麼有時事情對她來說那麼困難，是一件非常重要的工作，正如你也會經常提醒她屬於她的許多才能一樣。當淬鍊友誼時，這些自我覺察，更為重要。

霸凌的處理

最後我想談談霸凌，如果我沒有告訴你霸凌經常發生在自閉症候群的孩子身上的話，你一定會覺得我輕忽了這個議題。首先你必須要知道，保障女兒在校區裡的安全是學校的責任。長期以來，學校持續忽視霸凌造成的嚴重後果，或將其淡化處理為成長過程必然會發生的情況之一，但騷擾侵犯跟威脅拷問的行為其實既不正常，也不能等閒視之。你必須盡可能跟女兒的老師及同學保持連繫，每年，在每一次的親師會及IEP 會議上，務必詢問有沒有任何與霸凌有關的事件發生。霸凌最可能發生的時間和地點包括午餐時間、學校餐廳、走廊、洗手間、學生的置物間以及操場，因此這些場所是你必須確保女兒安全的地方。一般在這些自由活動的時間裡，老師及校方管理人員不太察覺得到發生了什麼事，你必須特別建議校方注意這些場所與時段，也要採取積極主動的態度，讓學校了解你對霸凌的在意程度。假如你嗅到任何一絲絲霸凌發生的可能，立刻要求與學校管理人員在校內面對面會談，清楚的讓他知道你對霸凌行為不可能有任何寬貸。堅持學校必須預先防範，避免霸凌發生的可能，不要讓學校輕忽你的要求。為了保障女兒的安全，學校應當擬定明白的政策及清楚的行動規劃。

校方可能會想讓駐校的社工或學生顧問與霸凌者談一談，假如你覺得合適，可以建議社工向霸凌者解釋女兒的特殊情況。有時，如果霸凌的原因是缺乏認知的話，教育霸凌者可以讓事情得到立即的改善。然而，假如女兒希望保有她的隱私，那麼你就必須尊重她的願望，但不要害怕在法律的保障下行使你的權利，也保護你的女兒。我擁有老師及父母的雙重身分，因此我看過許多在外力介入處理之前，就已經把孩子傷害到千瘡百孔的霸凌案例。你必定要在初聽聞之時，就以迅雷不及掩耳的堅定態度採取行動，扼阻所有霸凌發生的可能。我們每一個人對霸凌這件事，都必須抱著零容忍的態度。

卡洛琳五年級的時候，終於成為其他小孩不友善行為下的受害者。有幾個男生下課時在操場上教她比一些猥褻的手勢，當她模仿著他們比劃出來時，男生就圍著她擠眉弄眼的大笑，但對卡洛琳來說，因為她的手勢讓這些男生笑了，於是她純真的以為這些人都是自己的朋友，渾然不知別人是在戲弄她，而我也完全不知道這件事。還好，有一個認識卡洛琳很多年的小女生機警的跑去找老師，告訴老師操場上發生的事，這個小女孩為著居然有同學這樣利用卡洛琳白紙一樣的天真非常難過。學校在了解整個情況後，由校長親自打電話給我，對我說明了事件的始末，以及他們處理的方式，並向我致歉，還告訴我當他打電話給鬧事的幾個男孩之一的家長時，那位母親的第一句話是：「噢！不要是卡洛琳，拜託跟我說我兒子不是在嘲弄卡洛琳。」因為學校裡所有的學生與家長從幼稚園開始，就認識且愛護著卡洛琳了。之後，學校讓鬧事的每個男孩出面道歉，也處罰了他們的行為。老師還告訴我，許多孩子很直接的向那群男生表示，嘲弄卡洛琳是非常不入流的行為。由於卡洛琳一直都和這些小孩一起上學，他們之中很多人都發自內心的照看著她，站在卡洛琳那一邊。事件發生當時，我非常傷心，然而我也看見了每朵烏雲都有的銀色襯裡，那化了妝的祝福：一個小孩為了卡洛琳挺身而出，站在她的立場為她發聲，做了勇敢正確的事情，而其他孩子也非常高興有人採取了這樣的行動。我希望鬧事的男孩都能學到他們的人生功課，假如不是關於「仁慈」的話，也是關於「傷害無辜者會讓自己成為一個多麼不受歡迎的人」這個事實。

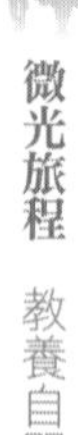

甜美卡洛琳的友伴們

對卡洛琳來說，友誼並不總是一件容易的事。即使在她還完全不知道交朋友是怎麼一回事的時候，卡洛琳就很喜歡其他小孩，你可以在其中看到對友情的盼望。當她在小幫手幼兒園唸書時，因為所有的孩子都很年幼，很自然的也都是朋友，友情的萌發其實很容易。小學時期，友誼這條漫漫長路也勉強算是平穩，卡洛琳記得全校學生的名字和生日，大家都覺得她很特別、很可愛。小學歲月裡，總是有許多小女生溫暖友愛的對待她，在普通班裡的融合的確給了她與同儕建立連繫的機會。對卡洛琳來說，同儕間的友誼經常像是一種示範指導的關係，有時更僅僅是一陣天籟般笑聲的分享、一段午餐時間的共度，但這些小事對卡洛琳來說不啻代表著整個世界。她會微笑著跟同學打招呼，而孩子們也回報以同樣的誠懇及熱情。我想，卡洛琳在社交上的收穫，很大的原因要歸功於她真的是一個很快樂、很甜美的小孩。

中學開始，卡洛琳的友誼路開始變得艱難，因為她與同儕間的社會能力落差開始加深，所以她的社交機會也開始減少。此外，學校裡大多數的特殊生都是男孩，但卡洛琳喜歡跟女孩交朋友，所以她的社交活動變得很少，有時也很困難。我發現最好的解決辦法是在家裡安排一些聚會，讓卡洛琳跟莉思各自邀請幾個朋友來家裡玩，一起吃披薩、看電影，或者玩瑪利歐賽車這些 Wii 裡面的遊戲。卡洛琳通常都不會接到對方的回請，但起碼她有機會跟其他女孩相處，感覺到自己是某個團體裡的一份子。你可能必須一直是那個邀請大家的主辦者，而且是的，這一點都不公平。但你不妨把它想成能夠在一旁觀察，也確定女兒有正向經驗的機會，同時，鼓勵家中其他手足在合理範圍內盡可能的跟女兒相處。兄弟姊妹是出生時就在那裡的朋友，即使他們吵個不停，但也永遠有著相依的情感，我總是很慶幸在卡洛琳的生命中，有著姊姊莉思。

除了安排聚會之外，當全家一起出遊，或有些什麼特別活動的時候，我也會試著邀一些孩子加入我們，讓卡洛琳有一些起碼的社交經驗。我學會了感謝並珍視那些友善仁慈的孩子，也相信世界上必有這些可敬的少年少女存在著。卡洛琳五年級時，她的某個同班同學非常喜歡她，這個甜美的小女孩不理會自己母親的遲疑躊躇，堅持邀請卡洛琳參加她的生日宴會。這個女孩永遠都是我生命裡的英雄，因為她能夠看見並喜歡上卡洛琳的種種美好，讓我非常感動。卡洛琳很需要友誼，我也盡我所能，為她安排與其他孩子相處的機會。此外，跟我一樣有著特殊子女的友人，他們的孩子也都是卡洛琳培養友誼的好對象，我們時常跟幾個相熟的特殊兒家庭聚會，這些孩子永遠都會是彼此的朋友。而我知道，只要卡洛琳是一個快樂、被愛著、也被接受的孩子，她就會投射給世界同樣的光和熱，友善的人必能辨認出這些可貴的特質，接受並回應獨一無二的卡洛琳。

為莉思尋找友伴

對莉思來說，真正的友情是比較有希望發生的，但也需要付出更細緻的努力。卡洛琳的自閉症對同伴來說非常明顯，這當然在同伴與卡洛琳之間造成了巨大、無法跨越的鴻溝，但銅板的另一面是，通常他們也以親切愛護的態度對待卡洛琳。莉思則面對著完全不同的情況，她的朋友感覺不到莉思有什麼不同，也不覺得必須要以比較寬容的態度對待她，因此，某些方面來說，這其實讓她應該克服更多社交上的挫折。如同任何有著亞斯伯格症的人，莉思真正的困難在社會化上，她原本就非常害羞，青春期的時候又出現了很嚴重的口吃情形，讓她的社會互動更加搖搖欲墜。年幼時光裡，相比於人際關係中的參與者，莉思大部分時間都只是觀察員的角色。還記得幼兒園階段，當她終於適應環境之後，我每天都會問她在學校做了些什麼，然後莉思會鉅細靡遺的向我描述她一整天的活動。幾個星期後，覺得女兒進步神速的我，抱著以她為榮的心情去跟老師詳談，然後發現莉思其實在

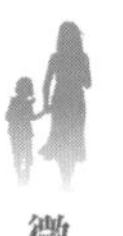

學校從來沒有和任何人說過話，也不跟任何人互動，只是在場邊看著其他小孩，看著所有的事，再敘述給我聽而已。當時，這個冰冷的事實，讓我哭了非常、非常久。

然而，隨著四季更替，依著「她自己的」時間，莉思在小學時期終於主動交了一些朋友。中學時，她甚至有了一些真正的、不離不棄的密友，這些朋友裡有幾個孩子也有著自己的挫折與挑戰，於是彼此間發展出同志般互相扶持的情感。我認識莉思這些朋友的父母，我們也都盡己所能，幫助孩子維繫友誼，包括跟學校的指導顧問達成默契，讓這三個孩子每天一起吃午餐。在學校裡，莉思仍然有語言課跟心理諮商時間，她在這些課程中學習了很多社會技能，也在真正的人際關係裡有了很大的進步。十三歲生日那天，我在家裡為她舉辦小小的生日會，邀請了總共十個男孩與女孩，整個場景有點像是中學版的《歡樂合唱團》（*Glee*），所有的孩子都一起跟著 Wii 的卡拉 OK 伴唱遊戲唱跳表演，而且他們每個人都好像閃著寶石的粉塵般，是那麼的快樂。我開始了解到，對於莉思，我必須要有耐心，給她機會，然後等待她，直到她準備好的那一天。因為學業上的表現、繪畫的天分，還有優美的歌聲，莉思很幸運的一直從同儕那裡得到十分正面的關注。許多亞斯伯格症的孩子都有著寶貴的天賦，如果這些天賦得以發展，同儕們會看到他的能力，銘記那份美麗，而且受到吸引。這個經驗能夠帶來尊重的感覺，而彼此尊重正是友誼真實可靠的基礎。

明天，太陽一定還會升起！

我想告訴你一個有關莉思的故事，希望能夠帶給你希望。自從四歲起，在我讓她看過《萬花嬉春》裡的〈雨中歡唱〉（Singing in the Rain）之後，莉思就深深愛上音樂劇。五歲的時候，她懇求我幫她買一個芭比系列的法蘭克・辛納屈玩偶（Frank Sinatra Barbie doll），並且在之後兩年，都一定要帶著小法辛納屈上床就寢！她可以如數家珍的告訴你誰創作了《假鳳虛凰》（*La Cage Aux Folles*），誰又是史蒂芬・桑坦（Stephen Sondheim，作品包括《西城故事》）第一齣百老匯音樂劇的合作對象。過去三年，她都是中學音樂劇的製作群之一。七年級時，學校的年度表演是前幾年劇碼的回顧展，莉思得到了音樂劇《安妮》（*Annie*）裡一個小小的口白角色，並在〈勇闖天涯〉（Hard Knock Life）這首歌中有一段簡短的獨唱。首映夜，節目依序進行，終於到了莉思表演的時刻，然後，在舞台上，莉思眼睜睜的居然找不到她在那場戲裡的道具拖把了。我可以看見她在台上無助的尋找，淚水開始滑落她的臉頰，而我在觀眾席裡幾乎沒有辦法呼吸，覺得自己就要窒息。這完全就是我此生最害怕的噩夢：莉思終於得到某個角色，終於站在台上表演，而她活生生的就在我眼前開始顫抖，好像絲線斷了的戲偶一樣碎成片片。節目進行的整段時間，莉思都待在台上，斷斷續續、徒勞的前後尋找著，並且哭著，對我來說簡直是一場折磨。好不容易等到節目結束，我立刻衝往後台想要安慰女兒，然而，當我找到她的時候，莉思身邊已經圍了一大群試圖讓她覺得好過些的女孩，輕輕順著她的頭髮，遞水給她喝，安慰她事情根本沒有想像的那麼糟。那是我夢中也無法得見的，泉湧般豐盈的親切與友愛。主角之一的某個女孩特地過來陪我聊天，告訴我她要把莉思的拖把跟自己的舞台道具放在一起，並且在接下來兩天的表演裡，一定會確定莉思拿著道具上台，多麼貼心的孩子！製作班底裡某個主角會認真的照看著她的朋友莉思，這件事讓我既安心又感動。接下來的兩個晚上，莉思在口白跟獨唱上表現得非常好，更棒的是，她還交到了一些新朋友，而我也深深被這些女孩感動。所以，永遠永遠，都不要輕看孩子天生就有的仁慈。

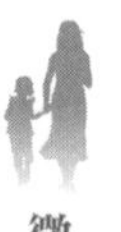

尋找友朋時，助她一臂之力

有時，在尋找友朋的路上，我們女兒需要的只是一點方向的指引。我的工作讓我有機會教導不同團體的孩子，而在好幾個班級裡，我都跟一位特教老師共同教授初級（十六歲）的英文課程，其中有些孩子有著相當嚴重的特殊需求，從自閉症、注意力不足過動症（ADHD）到低功能智商都有。我很喜歡班上有這些學生，而就如同我的孩子一樣，我也發現他們在普通班學到的比在特教班學到的還要多。去年，開學第一天，我冒險跑到學校餐廳去買午餐，剛好遇到我的某個學生，一個很可愛、但在社交情境中經常覺得緊張的女孩，正非常倉皇沮喪的在餐廳徘徊，因為她找不到可以坐在一起吃午餐的人。我們學校是一所很大的高中（每年畢業生人數都在八、九百人左右），午餐時間的餐廳可謂人馬雜沓，杯盤啦聊天啦什麼的聲音的確可能讓人畏懼，於是我決定陪著這個女孩，在餐廳繞著圈子慢慢找了大約十分鐘，看看有沒有適合她加入的位置。突然我看到某個九年級時被我教過的學生，一個和煦的女孩，正跟她幾個很有特色但同樣甜美的朋友坐在一起用餐。我把身邊形單影隻的學生介紹給她們，而她們也立刻友善的接受了這個緊張的女孩。

幾天之後，我又回到餐廳，想看看女孩的情形，非常安心的發現她就坐在那幾個孩子裡，笑語晏晏，彷彿她一直是其中的一份子從未離開過。是的，她們當然是個非常不尋常的小團體，但無疑的，她們也是彼此的朋友，快樂的吃著午餐，畫著漫畫，而且真心的笑著，無視於身邊啦啦隊長、足球明星以及班級代表間吸引人的八卦新聞。對這群特別的孩子來說，她們貨真價實的擁有著彼此，而在友情上，這難道不就是你此生所需的所有應許嗎？跟幾個能夠看懂你的好朋友在一起，那相聚的時刻是如此快樂，於是讓共度的歲月都流金般有了光澤。從那天起，我總會注意我特別的學生有沒有一起共進午餐的同伴；每個學期開始的時候，也會去餐廳裡觀察，為那些落單的學生安排座位，找到適合他們的團體。你可以詢問老師能否為女兒做同樣的安排，老師一般不太會考慮這些事情，但如果提出要求，我相信他們一定很樂意幫忙。在這類事情上，老師必須代替你察看，代替你聽聞，而且，相較於父母，通常老師在這些事情上也能更靈敏的提供協助。很大的可能是人群裡有孩子非常樂意跟你的女兒做朋友，或者哪裡也有一個寂寞的小孩正在尋找同伴，有時你要做的只是輕敲窗櫺問一聲而已。

毛茸茸的友伴

最後一個想法，是個乍看之下有點愚蠢的建議，但對我的女兒卻是件美好的事，那就是幫小孩養一隻寵物。無庸置疑的，沒有任何事物可以取代朋友，取代人與人之間的互動，但我也發現我的孩子，特別是莉思，對動物非常有反應。我認識的許多光譜女孩，都對動物有特別深的情感，如果你考慮到動物的本能是直接感受到情感，而不是話說得清不清楚、多不多樣，你就很容易看出這段關係為什麼會是命定良緣了。那美妙甜蜜，無需言語，但心靈相通的盟約。對於寵物，我們家的情況是這樣的，因為我有氣喘跟過敏等健康因素，女兒又好像有點害怕動物，所以，在決定認養寵物之前，我躊躇了很久。然而，在跟醫師商討過，並加重過敏藥的分量後，我們在三年前認養了一隻貓，為牠取名為茱麗葉（Juliet）。莉思打從心底深深愛上了牠，我有時會聽見莉思跟貓咪講話，聊著她的生活，分享著她的情感。之後，隔年，為了讓家裡更熱鬧，我們又認養了另一隻貓，喜娜（Hena）。卡洛琳慢慢的也喜歡上這些貓咪，有時還會讓茱麗葉睡在她床上。我不太確定到底是什麼，但寵物的確有撫慰人心、癒合傷口的力量。今年 4 月，我終於讓步了，認養了一隻小狗。我們家的新成員叫作好奇史骨特（Scooter the Wonder Dog），是一隻救援犬，也是比熊犬（Bichon Frise）跟拉薩犬（Lhasa Apso）的混種，非常可愛討喜，而且我兩個女兒都很愛跟牠玩你丟我撿（fetch）的遊戲，莉思還喜歡抱著牠蜷在沙發上看書。由於潛在的過敏可能，有些人會勸告你不要認養動物，這很能令人理解，然而，你可以

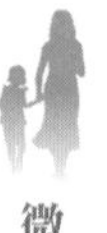

選擇不太會引起過敏反應的動物。有件很令人難過的事情是，寂寞孤單有時的確是自閉兒生命裡的某種事實，在這種情形下，一隻毛茸茸、忠心愛著主人的動物夥伴可以帶來非常大的慰藉，同時也能為孩子帶來另一個與世界築起橋梁的機會。

幾個好朋友就已足夠

「我能盡力為朋友做的事，就是當一個他身邊真正的朋友。」

～梭羅（Henry David Thoreau）

對光譜裡的孩子來說，友情，是父母和孩子都要面對的最痛苦、問題也最多的議題之一，我想我了解。但我也希望你不要喪失信心，你的女兒真正需要的，真的只是一兩個心靈相契的好朋友，然而，你可能要付出許多耐心，還有無盡鼓勵，來幫助女兒達成這個結果。顯而易見的，假如你能幫她找到情況類似的朋友，事情可能會容易些，但請不要覺得你必須把女兒跟普通孩子隔離開來，也不要太過揀擇，不要用有差別的眼光為女兒挑選朋友，而是歡迎所有想跟女兒一同玩耍的孩子。對於不了解與不友善的父母或小孩，不必浪費你的精力，因為那無疑是他們的損失。你也不用理睬可能的霸凌者，或帶著敵意的孩子，除了他們，世界上還有很多和氣、想跟女兒做朋友的好小孩。如果你清楚的對孩子解釋，給他們一些引導跟建議，大多數的小孩都會很友善的。過去這些年來，我看到許許多多的孩子，他們對某個小孩來說可謂上帝差遣來的天使，彼此收起翅膀落在對方身旁再不分離。而且，好多次，當大人們讓我失望的時候，是其他孩子不設限、如晴空般開闊的心靈，給了我繼續走下去的力量。

在面對孩子的友誼時，抱著柔軟有彈性的態度，不要對友情的形式，或朋友的身分樣貌有著成見。孩子需要與其他孩子互動，因此，不要太在意整件事是怎麼發生的。你可能要付出很大的努力來呵護友誼的嫩芽成長，或者你必須依著女兒結交朋友的節奏耐心等待。不必過度看待女兒的不同，或把她跟別人的差異估量得太重，我可以向你保證，不論是不是特殊兒，每個孩子都有自己小小的怪癖，這個世界充滿著形形色色的人，各自有著踽踽獨行的日子，有著跟世界、跟其他人格格不入的時候，然而，最後，每一個孩子都會找到燈火闌珊處的那幾個人，幾個心靈投契的同伴，彼此聞望，只要存在著就能讓對方感到快樂。你的職責是尋找場合，給她機會，並且接受女兒找到的朋友，重要的是她的快樂，只要女兒是快樂的，那麼整件事終究也會順利。友誼，就如同其他事情一樣，需要耐心、力量，還有不帶成見的心，所以請一定要保持住你的信念，等待友情姍姍前來的時刻。

關於友情，請你牢記在心

1. 我們的女兒非常需要朋友，也非常想要交到朋友，幫助女兒找到幾個知心好友，就如同任何治療課一樣重要。
2. 語言課能夠幫助女兒建立友誼，並且學到如何跟同儕溝通，你必須確定在她的語言課中，女兒有與一般同儕一起練習的機會，或起碼在某些時段有這種機會。
3. 社會性故事、想像的創意式遊戲、電視，以及對外貌整潔的注意，能夠幫助女兒學到如何維持友誼的社會標準。
4. 誠實的告訴女兒她有自閉症，讓她能夠了解為什麼有些事對她這麼困難，但也要認真的向女兒說明她是個沒有瑕疵的正常孩子。
5. 保持耐心，並在友誼降臨時接受女兒找到的朋友，因為他們帶來了女兒非常需要的東西，也就是歸屬的感覺。

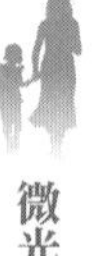

原註

1. Gray, C. (2011). "What are Social Stories™?" Online, The Gray Center for Social Learning and Understanding. 可在以下網址找到：www.thegraycenter.org/social-stories/what-are-social-stories，檢索日期：2011 年 9 月 29 日。
2. Schrandt, J. A., Townsend, D. B., & Poulson, C. L. (2009). "Teaching empathy skills to children with autism." *Journal of Applied Behavior Analysis*, *42*, 1, 17-32.

第六章
手足

「她不重，她是我妹妹。」

在談過我們有著特殊挑戰的女兒必須面對的社交與情緒議題後，我想用一些篇幅，來聊聊這些特殊女孩的手足們會受到的影響。我們女兒的兄弟姊妹同樣也面對著挑戰，而且我們必須以同等的想法、關心以及細緻，來處理他們的需求。在這裡，關鍵點是「平衡」這兩個字。我們一定要確定家裡所有孩子的大小事情都平衡的受到照顧，同時也沒有忽略每個孩子對家裡的貢獻，或無視每個人不同的鮮活個性。當我們的處理方式失去平衡時，不只損壞了自己跟孩子之間的關係，也傷害了手足間的感情。在以「每個人都是獨特個體」的信念養育孩子長大時，我們也在捏塑手足間關係的樣貌。兄弟姊妹是孩子能夠擁有的幾個最重要的情感連結之一，他們彼此間有著親密感，有著天生的特別緣分，而且，我們希望，這也將是一場相親相愛、直到永遠的關係。

對我們特殊的女兒來說，手足間的情誼可能是她們生命裡最深刻也最重要的關係。我們的光譜女兒能從兄弟姊妹那裡學到許多個人關係的意義，也能夠學到所有溝通妥協、分享合作，甚至爭執比較等，這些人際關係裡會牽涉到的事情。而相對的，我們的普通小孩，也能夠學到同理心、耐心，以及看著自己的特殊手足辛苦掙扎於對一般人而言並不困難的事情時，那也許感恩的心情。長大後的他們，通常成為特殊需求族群最認真也最正面的發聲者，仗義執言的勇士，尊重友愛、和氣溫暖、感同身受的對待這群挑戰比他更多的特別公民，成為足以讓其他人學習的模範。最後，我們之中許多人都默默盼望著，當他們都成年之後，當我們已經無法，或再也不能，照顧孩子一如他們幼小時，我們的普通小孩，仍然會在特殊手足的生命中適時照看他，指引他方向，如同我們仍然在著，須臾未曾遠離。然而，在孩子年幼的時光裡，你我必須牢記，女兒的手足並不是額外的親職代理者，而是一個小孩。為了讓他們之間的關係能始終甜蜜、新鮮以及快樂，在要求他們成為老師、模範或保護者之前，我們必須單純的讓他們成為某個孩子的兄弟或姊妹，那個從生命初始就有著彼此、不能取代的伴侶。

當家庭失衡時

「快樂的家庭是早臨人間的天堂。」

～約翰・寶靈爵士（Sir John Bowring）

身為特殊兒的父母，「平衡」似乎是我們必須面對的數不清的問題中，最重要的指導原則，而它也是個一直都存在的挑戰。你如何在工作與家庭間取得平衡？如何在理智與責任間取得平衡？如何在家庭成員彼此抗衡的需求間取得平衡？然而，不論如何困難，對每個牽涉其中的人來說，在你的生活裡取得平衡，可以說是最重要的事。我常在我們這些有著特殊孩子的家庭看到兩種失衡的現象：當父母面對孩子的自閉症，過度犧牲或過度補償時，失衡的情況都會逐漸累積，慢慢變化，而後在整個情況無法挽回時，造成家庭的骨架傾倒歪斜、支離破碎的不幸後果。

那些「為何是我們？」的家庭 >>>

首先，我看過許多把全部焦點放在自己是一個「特殊需求家庭」的家庭，於是這件事遮蓋淹沒了所有其他家庭成員的需要，直到父母的愁雲慘霧終於成為他們所要面對的最大挑戰，再也無法回頭。身為特殊兒家庭的一份子，我想我能夠了解其中的困難，但是請記得，你審視整件事情的角度決定了家庭的基調與氛圍。讓自己得到需要的支持與排解，也接受他人誠懇的傾聽與體諒的建議，從而使你能維持盡可能正向的態度，來面對整個情況，是非常、非常重要的。我曾見過某些父母，緊緊握住「為障礙孩童嘗盡辛酸的爸媽」這頂紗罩，讓它成為自己在世上唯一的名字。他們透過這層紗網觀望每件事情，而且，不但沒有發現荒蕪背後隱藏的泉水，在受限的條件下耕耘出最美的風景，反而把情況往更糟的方向推去，讓家庭變得貧瘠乾枯，也讓其中的每個人都受到影響。一般手足不得不開始承擔一部分父母的職責，所有人的時間跟精力都聚焦在他們特殊兄弟姊妹的治療及課程上，於是，很自然的，造成了手足間巨大的挫折、無奈、埋怨以及憎恨。

這對置身其中，感受到自己在所有人的注意下成為厭煩焦點的那個特殊小孩，也帶來了壓力與歉疚，即使她可能無法順利的用語言表達出她的感覺。想當然爾，她也失去了一個和樂家庭所能給予孩子的撫慰及喜悅。通常在這種家庭裡，普通手足在長大之後就毫不留戀的遠走高飛，越快越好，於是父母希望他們可以在特殊孩子生命裡繼續當一個照護者的夢想也隨之遠颺，永遠不會回來。如果我們在家裡的普通小孩準備好之前，就強迫他們承擔起大人的責任，其實只會把孩子從特殊手足身邊推開罷了！此外，如果我們把照顧孩子這件事表現得像是一件淒涼乏味的工作，那麼，她的兄弟姊妹又如何不會有相同的感覺？我們又怎麼能夠期待他們在世上已無父母時，還願意守望著那特別的手足，與她的生命有任何牽絆？這就是為什麼父母的觀念會塑造小孩未來生命的原因。我們必須找到對自己有幫助、樂觀正向的處世方法，然後把這些態度傳遞給我們的孩子，傳遞給他們的兄弟姊妹、他們的老師，還有這個世界，同時務必記得讓所有的孩子，在童年中，都好好當個孩子。

那些不怎麼閃亮的金童 >>>

另一個我經常在特殊兒家庭中看見的失衡現象，是對普通手足簡直超乎常理的膜拜。我遇過對家中「居然」出了一個正常孩子而欣喜若狂的父母，於是最後反而過度寵溺了小孩。在這些喜樂與慶幸的背後，是隱藏住的，或其實藏得沒那麼好的——對自己竟有一個特殊孩子所感到的懊惱與失望，而且是一個明顯到能夠被兩方孩子感覺出來的懊惱，這個感覺對特殊孩子造成的毀壞甚至更大。我還看過某些父母，竟然會為了特殊手足的存在，認真的向他們的普通小孩道歉。正因為抱著這樣的態度，相較於為特殊手足找到一個有著同理心的代言人，他們反而養成了一個對幫助手足沒有任何興趣、心地堅硬、只關心自己的孩子。我曾經認識一個不允許他們的普通兒子讓學校裡任何人知道他有一個自閉症兄弟的家庭，父母擔心這件事會讓孩子覺得丟臉，甚至還向校方要求重新安排兩兄弟的課表，確定這兩人在學校裡絕對不會碰面。這對父母不但不讓孩子幫助他的兄弟，反而堅持他的生活不應受到特殊手足的任何影響，所以，一點都不意外的，這個普通孩子對他的手足也完全不抱任何善意。

然而，這些父母無法得見的是，有著一個自閉症手足其實是生命裡的祝福，而非詛咒。它當然帶來了挑戰，但也帶來了學習到同理、疼惜、謙卑與感激的無盡機會。從事教職的這些年，在我教過的學生裡，那些最體貼親切的孩子，多半生命裡都有著某個特殊的兄弟或姊妹，然而，當父母無法接受孩子的自閉症時，家裡其他的孩子也不會接受。我在上一段提到的那個家庭後來的情況並不好，他們的自閉症孩子變得十分羞怯柔順，非常沒有安全感，他們的普通孩子則變得很自負、驕矜，眼裡只有自己，而且諷刺的是，那個有自閉症的孩子，反而比他被完美化了的手足更有禮貌，行為更規矩，也有著更適宜的社交技巧！老師們都很喜歡跟這個自閉男孩相處，但另一個男孩對每個教過他的老師來說都是歲月裡的試煉。所以請你一定、一定要記住，生而為一普通平常人，是上天的恩賜，並不是你努力拿到了什麼錦標。當你為孩子喝采歡慶時，你必要確定你是為他所做的努力喜悅，而不是為他與生俱來的條件讚頌。

讓家庭維持平衡穩固的四個簡單方法

由於我的兩個女兒都是光譜小孩，你可能覺得這一章所描寫的情形並不適用於我們家，但它其實完全是我心情的寫照，因為莉思真的慢慢成為一個普通女孩了，而卡洛琳仍然在許多方面都深深受到自閉症的影響。所以，有時莉思的確因為她是卡洛琳的姊姊而天人交戰過，比如說，莉思會為了妹妹的固執、堅持，以及一定要那麼做的儀式化行為非常挫折，最後終於發了火，但當我提醒她卡洛琳面對的困難遠勝於她的時候，莉思通常會給我很正面的回應，讓自己冷靜一下，重拾她對妹妹的耐性。我並不期待她成為聖徒，只要當個友愛的姊姊就已足夠。在孩子之間為他們排解、拉攏、建立關係，是非常不容易的工作。對我們家來說，這是一件總是在「進行式」裡的工作，我也一直注意著行進的軌跡是否有任何偏倚。從經驗裡，我還找到一些能夠幫助特殊家庭維持平衡的幾個看似簡單、但非常重要且必須牢記的事情。

第一：傾聽 ›››

「善言只代表你擁有知識，唯傾聽能彰顯智慧的光芒。」

～老奧力佛・溫德爾・霍姆斯（Oliver Wendell Holmes, Sr.）

首先，特殊孩子的兄弟姊妹也都有各自情緒上不同的需要，而其中最重要的，可能是不受任何限制的告訴某個人，他內心對特殊手足的所有難解感覺的需要。因為真的，有些時候他的自閉手足的確讓他覺得煩擾，甚至困窘。所有的小孩都想跟朋友融洽相處，並且自然而然的成為團體的一份子，然而，有著特殊手足的孩子，可能在保護兄弟姊妹及融入社交團體之間，經驗到兩難的情緒。對於這種感覺，我們不必太過防禦或批評，因為許多時候，這些感覺其實跟我們自己的情感很類似，孩子甚至可能會說出一些我們寧願不要知道的事情。這當然對大家都很不好過，然而，要克服某件難受事情的最好辦法，就是認真的把它說出來，然後讓它過去。有時，僅僅把沮喪像氣球放氣一樣說出來，就可以排解掉許多情緒，讓每個人肩上的壓力減少。維持溝通的順暢也讓你有機會提供給孩子一個可依循的框架、一雙明白的眼睛，讓他們以適當的角度看見特殊手足的困難與自己的掙扎。當然，你必須一直鼓勵著同理與體諒的態度，但不要用內疚感淹沒你的孩子，因為這只會讓他們變得默然。有時我們的確無法控制自己的感覺，但我們可以選擇用建設性的方法來面對這些感覺，在這些方法中，你能為他們做的最重要的事，就是聆聽。當孩子向你訴說他的情緒、他的感覺時，慢下腳步，留在孩子身邊，傾聽孩子說話，在他的聲音真正傳達給誰之後，你可能訝異的發現，那挫敗怨懟的感覺也幾乎消失殆盡。

有時，我可以看見莉思對妹妹的耐性像融冰一樣越來越薄，這些時候，多半我會找個空檔跟莉思聊聊天，而莉思會告訴我，因為沒有辦法跟卡洛琳共享她希望的那種姊妹間的說笑談心，她經常覺得很寂寞，有時也討厭心底那種必須照顧卡洛琳，好像那是她的某個職責的感覺。我知道她們兩姊妹的特殊情況，某種程度上這對莉思實在是太大的負擔，莉思有時會因為這些事情哭泣，部分是因為悲傷，但也有一部分是因為無法讓自己不這麼想的內疚與罪惡感。我總會告訴她這些都是很自然、很正常的情緒，而我也了解她的感覺，並向她解釋我們每個人都有對自己關愛的人失去耐性的時候。當挫敗感產生時，跟某個人談談，把心事說出來，可能會有幫助。不過，多半時候我只是待在莉思身邊靜靜聆聽，而且通常，在把這些都說出來之後，莉思就像放下什麼擔子一樣好過多了，也可以再次滿懷耐心的與卡洛琳相處。我知道她愛卡洛琳，但我也了解，身為卡洛琳的姊姊，有時的確是件艱難的工作。而讓莉思知道我清楚她的掙扎，也珍視她的努力，對她來說意義深遠。我的兩個女兒深愛著彼此，經由認真對待她們各自不同的需要，我也呵護著這份姊妹情感，讓它更為堅固茁壯。在我們希冀的未來裡，女兒的手足將會陪伴著她，保護著她，直到生命終了，那麼就守護著這份感情吧！在整個過程中，對孩子最好的幫助，就是讓每個人都從彼此不同的角度看待事情，並讓溝通的管道暢行無阻。

第二：記得每個人的榮光 >>>

「感謝禮讚，是人世間很美好的一件事，這份真摯且共同歡喜的態度，使得他人的不凡同時也成為我們自己的光彩。」

～伏爾泰（Voltaire）

鼓勵你的普通小孩培養自己的活動與愛好，並為他們加油喝采，也是很重要的一件事。因為很容易的，你們全家人的時間與精力都會花在幫助比較需要照顧的女兒身上。相信我，我了解那種感覺，那種彷彿被追趕著，總覺得要努力再多做點什麼的感覺。但是，假如你把全部的精力都放在家裡的特殊孩子身上，那麼，不僅會對這個孩子造成過大的壓力，也會讓其他小孩覺得受到冷落。每個「身為家中一份子」的孩子所能從這個身分裡學到的最棒的幾件事情之一，就是你並非孤單的活在世界上。這並不是一場關於某一個誰的脫口秀。家裡的每個人，都能為彼此帶來希望、快樂與溫暖；家裡的每個人，也都有可以成為全家人注目焦點的時候。讓你的孩子了解手足間的興趣，為各自的愛好與努力加油，為每個人的表現鼓掌，這個態度能夠凝聚並維持整個家庭的向心力與平衡感。請你記得，是我們自己決定要成為父母，但我們的孩子並沒有選擇什麼——沒有揀擇父母，也並未挑選手足。因此，讓每個孩子都覺得自己對家人有意義、對家庭有歸屬感，是我們為人父母的工作。我們必須提供孩子各種建立自我認同的管道與機會，也要珍惜他們對家裡不同的貢獻，讓他們覺得自己的付出是受到重視的，讓每個人都清楚自己是家裡不可或缺的一份子。在我們家，我總是盡力讓莉思有時間從事自己熱愛的興趣，比如戲劇與音樂，因此她不必總是當個妹妹的守護者。你萬萬不可為了害怕損傷那特殊孩子的感覺，而畏懼慶祝他兄弟姊妹的成功。家裡的每個人，都應該擁有發展天賦的機會；但於此同時，你也要切記把彼此的競爭減到最少，告訴孩子，我們每個人都有屬於自己獨特而亮眼的才能，也有各自必須面對的困難。當她的兄弟姊妹因為努力做到什麼而煥發著光彩時，極大的可能是你的特殊女兒也會感到同樣驕傲，那手足的榮光映在她快樂的臉上將會更美麗。就如同學校戲劇表演時，卡洛琳雙眼閃爍著激動的喜悅光芒，崇拜的看著台上的姊姊莉思；而當卡洛琳參加學校樂隊演奏時，我也看見莉思在台下目不轉睛興奮的望著妹妹，為她的表現喝采，忘情的鼓掌歡呼。家庭的美滿將隨著每個孩子的快樂而成長，唯你面對整個過程的態度，讓一切事情都有了意義。

第三：工作的分擔 >>>

❖ 嗨，唷，嗨，唷！為什麼白雪公主好過灰姑娘

假如世上有某個所有小孩都愛不釋手的信念，那一定就是「公平」。身為大人，你我都知道人生是不盡公平的，但在家庭生活中，時時維持不過分傾斜於某一方的態度卻非常的重要。因此，在可能的範圍內，請一定要確定家裡的每一份子都善盡自己的力量，對家庭做出不同的貢獻。我的缺點是總在不知不覺間為孩子做了太多，而當我終於出聲要某個人幫忙時，由於莉思很明顯的比較能被交託責任，我詢問的人多半都是她。即使莉思從來不怎麼抱怨，但我知道在這種情形下，卡洛琳

也無法從中得到任何益處。而她當然也需要學習一些生活技能，比如洗衣服、打掃整理自己的房間……。考慮之後，我花了比我自己做完這些雜事還要費力的精神，很認真的規劃了一張家事表，讓兩姊妹各自負責能力範圍內的工作，一起為家裡盡一份心力。有時候，我們會把有著特殊需求的孩子（或我們所有的孩子）看得太幼小，總覺得他們還稚齡，尚需殷勤照拂，於是相較於培養孩子的獨立，我們反而限制了他們的未來。通常，當生命裡有一個特殊兒的時候，那歉疚的感覺如海潮般時時撲來，但這是我們的考驗，不應該變成孩子的問題。所以在你能夠做到的程度上，把家裡的細瑣雜事分配給大家一起負責吧！這可以幫助每個人成長，而且因為沒有人覺得自己承擔了過多的責任，也不會有人覺得父母「不公平的」期待他們為手足做太多事情。即使女兒只能做一些很簡單的工作，也比什麼家事都不讓她負責來得好。在我們家，我發現當全家人都捲起袖子幫忙時，大家都比較快樂，要不就是所有人都苦著一張臉，以同樣倒楣的心情貢獻自己的力量。而且，即使沒有人肯承認，但我覺得，當這兩姊妹把自己的床鋪鋪整齊，房間打掃乾淨時，她們也都很自豪，起碼我是這樣覺得的。你不希望家裡有任何一個小孩，像灰姑娘一樣，獨自唱著憂傷的歌，一個人刷著地板。最好如同白雪公主身邊可愛的七個小矮人，同進同出，一起工作。即使可能有個一直抱怨又老皺眉的「愛生氣」（Grumpy），攜手的感覺也勝過獨自奮鬥。

第四：特別時光

❖ 今天，今天我的眼中只有你

你能為家裡的普通子女做的另一件事，就是與每個小孩單獨度過一些只有他／她跟你的兩人時光，即使只跟孩子一起散散步，也能在沒有其他手足的打擾下，給他／她一些對你敞開心胸、訴說感覺、悠閒聊天的機會。在我的兩個女兒身上，我發現只要她們暫時分開一陣子，做些自己的事，有些獨處的時間，對她們之間的關係都會帶來很正向的結果。有些時候，要找到時間安排這些活動似乎非常困難，相信我，我真的了解，但只要發生了，你們一定會覺得非常值得。莉思很喜歡我們在匆忙行程中零星卡進日子裡的兩人約會，我們聊著生活，彼此親暱的笑著，而她擁有我山高海深全部的注意力。大多時候我們母女倆會一起逛街，然後一起去 Friendly's 餐廳吃午餐，假如我在逛街時買了什麼小東西給莉思，她一定也會挑一樣禮物給卡洛琳。每次在母女聚會結束時，莉思總是因為就要回家看到妹妹而滿懷著快樂又迫不及待的心情，我也與她有著同樣的感覺。神奇的事情是，只要一些全心全意的關注，孩子就能從中得到滿盈的力量。

在耐心對待以及設身處地為妹妹著想上，我知道我對莉思有很多要求，所以我覺得，只有偶爾找些時間全心陪伴她，才能讓整個情況公平些。而對卡洛琳來說，因為莉思參加的活動越來越多，比如學校的戲劇社，所以我本來就有許多和卡洛琳單獨相處的時間。卡洛琳喜歡娃娃，喜歡玩 Wii，或者只是出門逛逛街，她很喜歡在 Target [譯註] 挑一些粉紅色系的小配件。在卡洛琳眼中，女孩的粉色系小物永遠不嫌多，粉紅色的貝蕾帽、粉紅羽毛編綴成的圍巾，還有鑲著粉色寶石的皇冠。跟卡洛琳一起挑選這些漂亮的配飾是十分美妙的經驗，然而，她當然寧願有莉思在身邊。卡洛琳非常崇拜姊姊，深愛莉思勝過世上所有人，我無疑是她的第二順位。但是，與兩個女兒分別擁有單獨共處的時間，仍然給了我真正靜下心來、專注在她們身上的機會；也給了她們一些離開彼此，有著各自不同生活的空間。有些時候，分開的確能讓兩顆心依偎得更緊密。

兄弟姊妹的支持團體

由於這些無盡的工作總有讓你覺得自己無法獨力應付的時候，因此你可以尋求外界的幫助。社會上有許多為了特殊兒的兄弟姊妹成立的組

譯註：美國某大型連鎖商店。

織，其中許多機構都有為這些手足規劃的支持團體及社交團體。在這些團體中，你的孩子可以認識其他家庭情況類似的小孩，也有機會一同從事些輕鬆有趣的活動。你可以蒐集資訊，並鼓勵孩子參加這類團體。對你的孩子來說，這可能為他帶來確認與安心的感覺，知道自己不是唯一一個、不是只有他偶爾會對自己的家庭產生沮喪無力的感覺，原來還有其他人跟他一樣面對相同的情形。我在蒐集資料時找到很多網址，其中幾個最好的網站之一，是「手足支持專案」（Sibling Support Project, www.siblingsupport.org），你可以把網站裡的一篇文章〈手足希望父母知道的事〉（What Siblings Would Like Parents to Know, www.siblingsupport.org/publications/what-siblings-would-like-parents-and-service-providers-to-know）列印下來跟孩子一起討論；此外，全美自閉症協會大部分的各地分會都有手足團體的服務，許多學校也有類似社團。在英國國家自閉症協會的網頁中，有一整頁專門為了支持手足所規劃的資料，其中包含了各種地區性資源的連結（www.autism.org.uk/living-with-autism/parents-relatives-and-carers/siblings/support-for-siblings-of-people-with-autism.aspx）。為你的孩子尋找各種方式來減少他孤單及特異的感覺，對孩子來說總是鼓舞而安心的。世界上有許多跟我們一樣的父母，各自面對著撫育自閉症孩子的特別挑戰，當與生命裡也有特殊孩子的朋友相處時，我最愛的幾件事情之一，就是彼此一切盡在不言中的開懷大笑。而我們的普通孩子需要同樣的感覺，那種與另一個情況相似的孩子之間心領神會的感覺。他也需要跟這些能夠在他敘述什麼事情時、電光火石般立刻了解其中真意的孩子分享他的生活。有些時候，最好的治療，其實很簡單的只是一種歸屬的感覺。

手足愉悅的時光

「快樂與自由，是童年的簡單信念。」

～威廉・華滋華斯（William Wordsworth）

簡言之，呵護扶助你的孩子彼此間情感與關係的最好方式，就是讓他們盡可能的以一般兄弟姊妹的方式相處，越多越好。舉凡遊戲、吵鬧、打架、互相嘲弄、彼此挖苦，以及在一切之上、無可替代的，共同歡笑的時刻。事實上，你能為孩子的手足關係所做的最了不起的一件事，就是為他們安排共度快樂時光的機會，不必狂野，也無需昂貴，只要普通手足間的有趣活動就可以。比如一起烤餅乾、積雪時在後院滑雪橇、一起騎腳踏車、一起玩大富翁類的桌上遊戲，或是任何你們全家都喜歡的活動。你可能要花較大的精神去計畫，也要費較多的力氣讓它成真，但是，讓你的孩子有機會共享愉悅時光，的確能夠使他們的關係如磐石般穩固。這些時光是你希望孩子能夠珍藏的童年記憶，而最棒的活動，就是那些讓他們有機會一起歡笑的活動。我知道有時這看似絕無可能，但即使只是共擁著一條鬆軟的絨毯、擠在一起溫暖的看部喜歡的電影，都能夠成為一段沒有教導或學習的壓力，只讓彼此感情如藤蔓般綿延成長的時間。

對我來說，沒有任何事比聽見女兒在隔壁房間玩耍時的盈盈笑語更能讓我快樂，而我也知道，是那些甜蜜又稍縱即逝的時刻，建立了她們兩姊妹生命裡最重要、也最能彼此支持的關係。有些時候，在我們專心一意的督促孩子成長與進步的同時，我們也要記得這是他們唯一且僅有的童年。不要把全部的注意力都放在療育上，而忘了給女兒單純當個小孩、輕鬆的跟著她的手足們晃來晃去的機會。兄弟姊妹需要時間一同玩耍，一起打混，摸索著如何與對方相處。我們希望他們之間的關係，能夠比我們與他們的緣分更長久。試著空出一些時間來，只為著喜悅、為著親密、為著與生俱來的手足之情吧！那曾經共享的童年時光將在孩子長大成人後仍舊讓他們依戀著彼此，所以請盡你之力，為孩子創造盡可能豐盈的快樂。我的願望是，將來，當女兒想到彼此時，臉上總能帶著春風般無憂的微笑。

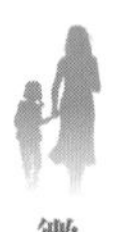

一輩子的朋友

「人世間唯心靈的依偎勝過一切，那永遠須臾不離的感覺
——在悄然無聲的回憶裡陪伴著彼此。」

～喬治・艾略特（George Eliot）

你的孩子必須先是兄弟姊妹，然後才是特殊小孩與普通小孩，這是你必須牢記的第一要件。手足情誼如此特別，在生命裡，沒有任何牽絆可以與我們及我們兄弟姊妹間共有的牽絆相比，而當兄弟姊妹中某個人有著特殊需求的時候，培養孩子彼此間美好的手足情感，甚至更加重要。你那有著特殊需求的女兒，將會需要她的兄弟，或是姊妹，在你離開之後，仍然在生命裡遙遙守望她，適時給她幫助。因此，一定要努力維持家庭的平衡，讓孩子們能夠從兄弟姊妹的關係中得到溫暖與快樂。普通手足當然應該像所有小孩一樣，擁有參加各種活動、達成不同目標，以及慶祝成功喜樂的權利，他們也能藉由與特殊手足相處，得到能夠發展出深刻的體諒、耐心與感謝的獨特機會。就如同這段旅程裡所有的事情一樣，你的展望將影響孩子之間的關係，若你能在每個孩子身上看見奇蹟，那麼，他們也將得見同樣的美好。

有些時候，你的普通孩子也許會覺得家裡有著這些挑戰很不公平，他們也可能會對兄弟姊妹產生失望埋怨的感覺，就如同世上所有的手足一樣。然而，依隨你的引領，他們將能克服這些難受的情緒，並以此為養分，了解到每個生命都有其特別的價值。假如你真正注意到每個孩子不同的需求，為他們各自的成功喝采，也給他們許多機會發展自我，那麼我想，正向的手足關係就會自然的產生。而且，在未來某個時候，我們希望這些比較有能力的孩子，可以成為令人激賞的、為他們的特殊手足發聲的人。就我而言，我希望卡洛琳的一生，都能有莉思或近或遠的陪伴，莉思能夠注意著妹妹生命中的框架，不致傾倒，不會危險，然而

我也知道，讓莉思擁有駕馭自己生命的自由，非常重要，也是莉思應得的未來。我的工作是幫助她找到其間的平衡，因為現實中卡洛琳是她的妹妹，而這很自然的帶來了責任。但是我希望，隨著歲月，隨著姊妹間慢慢茁壯的生命裡夠深的盟約，這個責任將不至於是個桎梏或重擔，而比較像是一場因為有愛，於是願意付出的守望。

關於手足，請你牢記在心

1. 讓家庭裡每一個人都保持平衡的狀態是很重要的，也要感謝每一個成員對家庭獨特的貢獻，讓我們為每個人喝采。
2. 不要過度理想化女兒的普通手足，也不要把所有精神都放在女兒身上，每個孩子的成功都應該受到注目，應該得到誇讚。
3. 不要強迫女兒的普通手足代替你做父母的工作，這只會造成怨懟，干擾你想呵護的、健全正常的手足情感。
4. 請記得，你的態度決定了家庭的氛圍，如果你以充滿信心及樂觀的態度面對降臨在女兒身上的挑戰，那麼，她的兄弟姊妹也會抱著跟你一樣的態度。
5. 女兒跟手足的關係很有可能會是她生命裡最重要的關係，切記讓孩子先成為小孩，於是他們便能夠一起編織出足以維繫到人生終了的盟約。

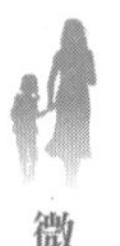

第七章
原因、治療、接受：如何幫助你的女兒？怎樣接受你的女兒？

「我是不相同的，不是不如人的。」

～天寶・葛蘭汀（Temple Grandin）

直到目前為止，研究上還沒有任何經過科學實證、單一且必然的對自閉症致病成因的解釋。造成的結果是媒體上充斥著許許多多會引發自閉症，並各自有著擁護者及反對者的致病理論。其範圍從腦部慢性發炎、重金屬中毒到免疫系統受損，琳瑯滿目，多不勝數。然而，大部分的科學家及醫生都在多年的研究後相信，自閉症無疑跟基因有著密切的關係。2009 年，劍橋大學的首席自閉症研究專家賽門・拜倫科恩（Simon Baron-Cohen）在 BBC 新聞的訪談中提及，截至當時，研究人員已經找到了 133 個跟自閉症有關的基因[註1]。一年之後，跨國的自閉症基因專案國際協會（Autism Genome Project Consortium）旗下的一個研究小組，在比較了近一千名自閉症候群兒童與相同人數的非自閉症兒童的基因之後，於 2010 年發表了研究結果。該研究主要在比對拷貝數變異（copy number variations, CNV [譯註]），指的是 DNA 序列裡以相

譯註：又稱長 DNA 片段的重複序列。

同方式分裂或變異的一部分基因。研究人員發現，有自閉症的兒童產生拷貝數變異的可能性，比一般情況高了百分之二十，該研究也在自閉症群組裡，找到了比目前已辨識基因還要多的受影響基因（註2）。這個特別的發現最終可能會讓我們了解自閉症的基因群將如何影響腦部的發育。高許（Ghosh）進一步做出的報告認為，「可能最終會找到近三百個跟自閉症有關的基因」（註3）。之後，在 2011 年 6 月，《神經元》期刊發表了三篇研究報告，其中提到：「自閉症不是因為一兩個基因缺損所造成，它可能是數以百計不同變異的結果。」（註4）研究不斷找到與自閉症有關的基因，而且，遺傳學或許終將能夠解釋自閉症的根本成因。

另外，也有許多研究者相信，可能是環境因素，特別是胚胎發育期的環境因素，造成了自閉症。如同第一章提到的，這些胚胎時期因素可能包括「雙親年齡、母系遺傳因子、母體胎兒間免疫反應、體外受精、母體施用藥品、孕期裡接觸的環境中的有毒化學物質、母體在孕期發生的糖尿病或其他感染疾病」（頁 1091-2）（註5）。而這些只是研究者在可能導致自閉症的「環境」因素調查清單中，開頭列出的幾項研究目標而已。雖然研究者尚未真正了解這些因素如何影響胎兒發育，但最近的研究結果清楚顯示，孕期間的母體環境的確在自閉症成因上占有一席之地。

由查瑞伯（Zarembo）在 2011 年針對異卵雙胞胎共有自閉症機率所做的研究報告指出，胚胎期因素可能會影響自閉症的形成。該研究發現，在異卵雙胞胎中，當其中一個幼兒診斷為自閉症時，另一個孩子有自閉症的機率為百分之三十一（註6），明顯高於同年稍早由強森（Johnson）對非雙胞手足所做的統計。根據強森的研究結果，當幼兒診斷為自閉症時，其手足有自閉症的機率為百分之十到二十（註7）。異卵雙胞胎與一般異胎手足分得基因的情況是相同的，其差別在於異卵雙胞胎有著完全相同的母體孕育環境，因此，研究結果中，存在於異卵雙胞胎之間特別高的共有自閉症機率，似乎意謂著某些孕期環境的因素可能左右自閉症的發生。當然，這個研究並未排除基因舉足輕重的影響，之

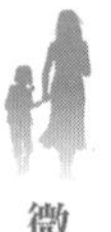

前的許多研究結果均指出，在同卵雙胞胎中，當其中之一診斷為自閉症時，另一個孩子可能有高達百分之九十的機率診斷為自閉症（註8）。但是，強森的研究確實顯示，自閉症的基因傾向或許會因為特殊環境因素的影響而增加。

根據最近的研究，許多科學家如今認為，自閉症的成因包括基因及胚胎環境兩部分。遺憾的是，基因及胚胎環境是如何引起自閉症，其間的過程，以及兩者之間可能的交互影響，目前仍然是個謎，因此，研究人員也無法確定要如何避免或治療自閉症。直到有某個實證結論能證明哪些原因造成自閉症之前，世上仍會充滿各種有關致病原因互相矛盾的理論，以及彼此競爭的介入療育方法。這對一心只希望為孩子做出最好安排的父母來說，無疑是個十分詭譎的環境。

當造成某個情況的原因未有定論時，其中的困難之一是，同樣的也不會有什麼確定有效的對策出現。與時俱進，研究人員開發出許多行為與教育療育方法，這些方法都可以有效幫助光譜中人跟外界產生連結，並克服某些（或更多）的自閉症狀。然而，目前並沒有什麼方法能夠「把自閉症從某人身上移開」。但這個事實並未阻礙人們向自閉兒父母推廣各式各樣、每一種都宣稱是根據某獨特的自閉症致病「理論」所發展出的治療方法。事實上，自閉兒父母的工作裡，最困難的部分之一，就是徘徊在令人眼花撩亂的由各種國際組織、特殊學校、非主流醫師及其他父母背書的不同方法與治療間，惶惶不知所從。而讓情況變得更加困惑的是，主流醫師通常也不太對父母多做解釋，或指引父母什麼方向。就我來說，我認為醫師，特別是小兒科醫師，應該更正面也更積極的充實自己對自閉症及自閉兒療育方面的知識。然而，今天的情況，卻是許多小兒科醫師都不太熟悉自閉症的介入方法與治療對策，於是父母便被遺留在黝暗的惡水中獨自摸索航行，充滿挫折卻沒有希望，只能在網路上搜尋一些似乎有用的知識。有時，這可能讓這段路途成為充滿困惑、恐懼而又危險的航程。

雖然我並非自閉症專家，但經年累月都在研讀這個領域的文獻與資料，接下來我將簡要說明我所習得的知識，希望能節省一些你的時間，並分享我終於與各種治療方式和平共處的態度。我希望這些對其中部分療育方法的介紹，能讓你減少些困惑，或起碼讓你在開始自己的研究時有些憑據。有些療育方法的目標在減少自閉症的外顯問題行為，有些則宣稱能夠處理自閉症成因，更有少數幾種保證能夠「恢復」或「治癒」小孩的療法。一般而言，比較傳統而行之有年的治療方式，比如應用行為分析（ABA）及語言治療，應該都是孩子學校的教學選擇，因此你也許不必負擔多餘的支出。而心理諮商及藥物使用，若為必要情況，則可由健康保險提供；至於替代療法，一般無法得到任何保險給付。以下對各種介入治療方式的描述，均為我在蒐集資料時對它們的了解，你可能對何種療法最具效用有不同結論，但你會對整個療育面有基本的認識。

對策與治療

兒童發展與人際關係療育 >>>

❖ 地板時間（Floortime™）

有許多值得研究的發展與人際關係治療方法，其中建構最完善的方法之一，就是地板時間療法。如字面所述，「地板時間」是一個由父母或教學者直接在地板上，依據幼兒的發展階層親身與其互動，使幼兒融入彼此關係的方法，創立者為史丹利・葛林斯班（Stanley Greenspan）醫師。依據 2011 年「自閉症之聲」的說明，地板時間療法相信：「在成熟的分享式關係中，指導父母如何誘發孩子與他人之間更為頻繁複雜的互動，一個稱之為『打開及關上溝通循環圈』的過程。」(註9) 如果你依著孩子的發展階層，並藉著孩子選擇的活動為媒介，你便能引導她在互動的成長階梯上更加向前。這個理論的基礎似乎很重視孩子的意願，也樂意了解孩子的需求。如果你想握緊女兒的手，把她拉進外面的世界，你必須先走近她的身邊看見她。這個初衷對我來說非常合理，而我

也發現，如果我加入女兒喜歡的活動，陪伴她們玩耍，的確讓我更容易與她們溝通，最終也能在遊戲中運用玩具，拓展女兒的意圖，同時很自然的教導了她們某些事情。就像之前提到的，想像扮演遊戲在激發女兒自發性對話上有很大的幫助。有一陣子，女兒沒辦法對我講話，但會跟小熊維尼（Winnie the Pooh）還有史庫奇老鴨（Scrooge McDuck）說話。你可以在葛林斯班醫師的網站上查到更多細節，以及地板時間實行方式的詳盡指南（http://stanleygreenspan.com）。

❖ 人際關係介入（relationship development intervention, RDI）

另一個發展療法是人際關係介入療法，簡稱 RDI，由史提芬・葛斯丁（Steven Guststein）所建立。RDI 將重點放在教導父母使用具鼓勵及回饋的社會技巧跟孩子互動，這個介入方法認為，人際關係是一種共生情形，特別是父母與孩子間的關係。父母教導孩子社會技巧，孩子教導父母孩子本身的所需所求與心之所願；當孩子因為發展上的阻礙而無法做出教導行為時，父母也就不能從孩子那裡學習到應習得的事情，關係的崩裂於焉產生。在親子關係中，孩子開始畏懼，感到挫敗，終於不再嘗試與外界建立連結。RDI 開啟了一個與他人再次建立關係的途徑，於是將孩子由自己的世界裡拉了出來，重新建立一個可帶來社會成長的功能性共生關係，而建立途徑的作法主要是依孩子的程度跟他互動，以及給予孩子正向的激勵與回饋。根據 RDI 網站 2011 年所做的說明，「父母學著重新思考自己每天的生活方式，重新規劃固定的活動，提供能夠幫助心智成長的安全且具挑戰性的機會」[註 10]。我並沒有受過 RDI 的相關訓練，因此我無法對它的過程或是功效做出什麼評論，然而，根據《小兒科》（*Pediatrics*）雜誌在 2007 年由梅爾（Myers）及強生（Johnson）所做的報告，「RDI 效能上的實證仍在口耳相傳的階段，此刻還缺乏實證經驗所發表的科學研究報告」（頁 1165）[註 11]。我無從評論它的理論前提是否足夠堅實，但我同意專心細緻的跟孩子相處，能夠鼓勵孩子的好奇心、求知慾，也能呵護滿足他們的需要，而這對孩子的發展無疑是很具療癒性質、也非常有幫助的作法。

❖ 佑子成長計畫（Son-Rise Program®）

佑子成長計畫（或譯為愛萌計畫）是另一個你可能略有聽聞的發展學派治療方式，特別是如果你經常在網上搜尋資料的話。「佑子成長」這個名稱是因為朗·克夫曼（Raun Kaufman）的故事而來。他是作家兼老師的巴瑞·耐爾·克夫曼（Barry Neil Kaufman）與莎蔓荷瑞·蓮·克夫曼（Samahria Lyte Kaufman）夫婦的兒子，根據父母的說法，朗在十八個月大的時候診斷為重度自閉。克夫曼夫婦聲稱，他們把兒子從一個完全無口語的小孩，教養成一個非常善於社交的青年。朗·克夫曼後來畢業於長春藤聯盟大學，旅行各地，積極宣導佑子成長計畫。就像 RDI 一樣，在佑子成長計畫中，父母就是孩子的老師，這個介入方法的基礎信念是，我們必須在孩子執迷的活動中加入孩子。假如你的女兒有亞斯伯格症，你便應該逐其所愛而居，不必試圖澆熄她對某個興趣的執著，而是將這個愛好視為與孩子建立連結的契機，熱情的擁抱它。同樣的，假如你的女兒有自閉症，而她正沉浸在轉圈或晃動等自我刺激的行為中，這個介入方法給你的建議就是加入她，模仿女兒的行為，以達到在讓她安穩的階層中，與她建立起連結的結果。佑子成長計畫的網站中解釋，與孩子一同從事這類活動能夠「促進目光交會、社交發展，以及與他人共同遊戲」[註 12]。與其他療育方法不同的是，佑子成長計畫並不鼓勵父母在使用該模式時，還同時使用包括地板時間等的其他介入方法。它的網站也主張自閉兒療育的成功關鍵並非反覆練習不同的技能，而是來自孩子內心想要做到什麼的動機，因此等於嚴厲批評了目前針對自閉光譜孩子最廣為使用、也經過時間考驗的行為學派療育方法——也就是應用行為分析（ABA）。

佑子成長計畫的支出十分昂貴，然而，就如同大多數宣稱能夠將孩子從自閉症拯救出來的治療方法一樣，該計畫的成功案例都只能算是軼聞。由於其費用及施行的密集程度，我們並沒有嘗試這個療育方式，對

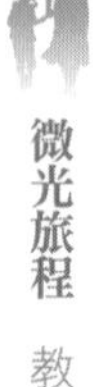

於克夫曼在網站上表示他們的重度自閉兒子已經「被治癒了」，或以該計畫特有的口吻宣稱，「不再有任何一絲他之前自閉時的情況」（註 13）的這些說法，我其實也是存疑的。假如真是這樣，那麼到目前為止，應該會有更多類似個案產生，而我們也應該都已經知道自閉症的治癒方法了。此外，「佑子成長計畫」跟「現在戰勝自閉症」（Defeat Autism Now, DAN）的關係很密切，DAN 是一個生醫組織，同樣的，這個組織也宣稱自閉症能被一些仍有疑慮的替代療法治癒，這種種說法，都讓我對它的可能花費及痊癒宣言非常謹慎。

一般而言，發展關係療法的重點

所有發展關係學派的療育方法，其共通部分是在親子關係上投入時間，努力建立與孩子之間的連結，而我認為這是一件很美好的事情。我也可以理解為什麼這些方法都能夠幫助孩子的社交發展，因為每一個介入方法都鼓勵父母付出極大的時間與力氣跟孩子玩耍、陪孩子聊天，不計回饋的單純只是愛著身邊那個小人兒。這種樂觀正向的關注與鼓勵，一定會得到些成果與回應。就你擇定的介入方法而言，我想「是哪個方法」的重要程度，應該絕對無法與你投注在女兒身上的關愛與奉獻相提並論。

應用行為分析（ABA）

無庸置疑的，對卡洛琳幫助最大的介入方法，就是應用行為分析（ABA）療法。ABA 是一個廣為大家所熟知、推崇，也實證有效的教學方法，它將學習過程拆解細分為可操控的步驟，並經由反覆練習，固化這些步驟與過程。老師會和小孩坐在一起練習某個技巧，比如某個字的意思，直到孩子熟悉為止。每次對每個技巧的操作方法，其框架都相同。由於自閉兒似乎在固定程序下表現得最好，因此，這個介入法等於是以他們擅長的學習方式教導他們。卡洛琳非常喜歡 ABA 的可預期性，因為教導某個技巧的程序每次都一樣，一旦她熟悉了整個流程，就能夠專心在學習上，得到必備的知識與技能。我們的孩子經常容易受到外界的干擾，因此，讓他們靜下心來，付出足夠的專注力聆聽學習，幾乎是不太可能的事，而 ABA 給了他們一個自在的軌道，孩子能在其中以熟悉的節奏，處理接收新的事物。

在幫助孩子習得技巧上，ABA 使用正向增強來鼓勵學習者，比如卡洛琳，她最喜歡的獎勵是吹泡泡。就我對大環境的了解，許多學校都有自己的教育方針，而我非常鼓勵你多去拜訪幾間學校，特別是學齡前的幼兒園階段，勤於尋找，在其中選擇一所最適合女兒的學校。卡洛琳的幼兒園是一所混合了 ABA、地板時間，及其他似乎兼具平衡感與多樣性策略的學校。當時在名單中，還有另一所純粹以 ABA 為教學模式的學校，但在我實地參觀之後，覺得對卡洛琳奔放自由的個性來說，這所學校可能太一板一眼了，於是放棄了入學機會。你當然希望女兒學習到課業，但你也希望她體會到快樂，而我認為，溫和、中庸與平衡，是任何你所追尋之課綱的重點。此外，你當然也必須聯絡居住地的校區及社會服務組織，查詢他們可以提供的幫助，不論是財務上的資助，或是尋找當地學校方面的專長。你可以在自閉症之聲的網頁（www.autismspeaks.org）上閱讀更多有關 ABA 的細節。

語言治療 >>>

如同之前經常提到的，語言治療對教育自閉光譜的孩子來說，是非常重要的一部分。在早期療育中，語言治療師可能會使用圖片交換溝通系統（PECS）來輔助女兒，幫助她使用尚未熟稔的字彙來強化她的想法，給她可使用的溝通管道。假如你的女兒已能習得語言，那麼，語言老師就會教導她語言使用的流暢度及增加她的字彙量。語言治療還會針對與人交談、表情辨識，以及社會線索讀取等語用技巧進行引導，其中對發展語用有助益的方法之一，是由卡蘿・葛雷所建立的社會性故事。

社會性故事描述「某個情況、技巧或觀念，並根據牽涉其中的社會線索、觀點以及一般反應，以特別訂定的文體及格式描寫而成」（註 14）。葛雷女士的社會性故事以十分獨特的模式書寫，你可以在她的網站（thegraycenter.org）上找到許多範例。網站上也有如何創作社會性故事的指導手冊，你可以依據規則，逐步寫出適合使用的社會性故事。

女兒的語言治療師可能會使用社會性故事模式，或其他較普遍的以故事為基礎的介入方法。治療師會提供短而明瞭、如素描般敘述著常見社會情況的指導式故事，內容包含如何理解社會線索，並輔以適當的例子說明合宜的社會行為。社會性故事的目的不在於改變你的女兒，而在對適宜行為做出示範及增強。假如你想在家中加入這方面的輔助，那麼，你可以在許多書店買到這類書籍，也可以自行撰寫符合情況的篇章來使用。比如說，「莎莉看醫生」這個故事，可以用來向女兒解釋一些與診間有關的常見社會情況，並引導她運用合宜的行為來應對。簡單來說，這些故事是以一種有趣且直白的方式來教導社會互動中的基本要項。同時，由於語言治療經常以小團體的形式進行，你的女兒也有機會練習她學到的技巧，同時培養出一些友誼。從幼兒園到高中，有自閉症的孩子都應該持續得到語言方面的指導。我的女兒在語言課裡學到許多有用的知識及技巧，而我經常也覺得語言課為她們的學校生活提供了最有效、也最實際的引導與幫助。

對於某些在學習任何語言時都遇到極大困難的孩子，手語也許會是個能夠得到成果的選項。在溝通上，許多自閉兒是以學習手語開始（卡洛琳因此學了許多手語字彙）。這個替代方式給了孩子表達意見的機會，而且，由於我們的孩子在辨識視覺線索上比處理口語線索容易，有時一個全無口語的孩子，的確能夠發展出豐富多樣的手語表達能力。這件事對我來說一直是個謎團，但我知道它絕對是真的。即使聽見女兒的聲音是我們所渴望的，但在這裡，你的目標是溝通，所以不妨詢問語言治療師學習手語的可能。有許多方法都能讓無口語的自閉族群得到溝通的媒介。

職能與物理治療 >>>

除了語言治療之外，你的女兒也可能可以接受物理及職能治療的課程，以輔助她改善粗大及精細動作的技巧。許多光譜中的孩子都有協調、平衡、肌耐力與肌張力的問題，而物理治療對這些項目都有幫助；職能治療則能夠幫助女兒的精細動作發展，比如用餐、梳洗，以及其他生活自理技巧。這兩種療育都涵蓋有感覺統合治療（sensory integration therapy），因此能夠處理孩子面對的感官知覺問題：對氣味、聲響及感覺輸入的逃避。感覺統合治療的目標是「辨識出個體的腦部在處理動作、撫觸、氣味、光影及聲音時，所受到的干擾阻隔情形，並幫助他們以較有產能的方式處理這些感官上的輸入」[註15]。感統治療認為，經由調控感官刺激的來源與程度，自閉兒能夠學習到如何應付對他們來說負擔太重的感覺超載。這類療育對我們的孩子幫助非常大，因為你我都曾親身體驗過，一旦孩子受到某種過度刺激，或嫌惡某些聲光氣味，她馬上能在你面前破碎崩塌，所有前一刻看似完整的平衡，逝水東流般消失在你指尖全無挽回的可能。在這類情況中，感統治療教導你與女兒如何在感覺超載的急流中站定，調節這些輸入，並辨認出漲潮的時機。

我記得卡洛琳小時候非常喜歡盪鞦韆，那擺盪的節奏總能安撫她，她會邊盪邊哼曲子，直到覺得平靜了才停止。當她有壓力時，她也很喜歡把自己擠進兩個緊靠著的大懶骨頭椅中間，肢體上大範圍的深壓總能穩定她的神經，讓她感受到安全與平靜。我兩個女兒也都喜歡別人按摩她們的手臂跟小腿。卡洛琳讀小學時，她的 IEP 裡明訂有感覺歇息（sensory breaks）時間，也就是說，在課程中特定的時間裡，她可以在小型跳床上跳一陣子，或去盪盪鞦韆，來釋放壓力。這些設計對她的幫助很大，讓她在學校裡能維持情緒平穩，專心於課業及學習。如果你把感覺輸入想成萬花筒般繽紛零碎，不斷閃過孩子原本就有著神經傳輸困難的腦部的刺激，那麼，你就會同意他們的確時不時需要一些很扎實舒服的按摩了！而且當然，假如他們的爸媽也能有個悠閒抒壓的芳香水療，就更臻完美了！

無麥奶（GFCF）飲食法

網路上另一個廣受討論的自閉症療育對策，是「無麥蛋白無酪蛋白」（gluten-free/casein-free, GFCF）的飲食法。無麥奶飲食法源自我們的孩子有其生理缺陷的理論，該理論認為，由於生理上的缺陷，使得有些自閉兒無法順利代謝掉麥麩（小麥、大麥、稞麥以及污染後燕麥裡的蛋白質）以及酪蛋白（牛奶裡的蛋白質）。根據這個理論，當這些蛋白質無法完全被身體代謝時，血液中殘留的縮氨酸（peptides，小分子蛋白質）會升高，並在身體裡引起類鴉片效用（opiate-like effect）的反應。支持這個理論的人相信，當自閉兒吃進這些食物後，他們對環境的反應會變得遲鈍漠然，如同受到鴉片影響一樣（呈吸毒狀態），於是造成了孤立與疏離。而根據這個說法，當你把這類食物從孩子的飲食中剔除之後，他／她就不會再受到縮氨酸的類鴉片影響，從而減少了自閉行為。過去幾十年來，陸續有許多這個範疇的研究，但是這個飲食法的效用卻從未得到控制完善的研究支持。最近，由道尼（Doheny）在 2010 年 5 月發表的研究結果顯示，「所謂的自閉症飲食，也就是排除麥蛋白與酪蛋白的飲食計畫，無法顯示出能夠改善有神經發展障礙孩童，也就是自閉症候群或 ASD 孩童的症狀」（註 16）。此外，之後的相關研究也顯示，有自閉症的孩童，其血液裡縮氨酸的含量並沒有過高（註 17）。

然而，儘管缺乏科學實證的支持，有些父母卻實際感受到無麥奶飲食法對孩子的行為的確產生正面的幫助。原因可能是有些自閉兒有著食物過敏的問題，從而影響了他們的行為表現，而無麥奶飲食法改善了這個情況。因此，如果想嘗試這個飲食法，你應該先與女兒的小兒科醫生討論食物過敏檢測的需要。麥蛋白跟酪蛋白明顯的是兩種較普遍的食物過敏源，假如你的女兒有很嚴重的失控行為，睡眠情形與健康狀態也都不太理想，我認為食物過敏絕對值得你花一些心力研究。對我來說，孩子因為不耐受某些食物，覺得非常不舒服，但又尚未有足夠的語言告訴你那種糟糕的感覺，於是表現出不適當的行為，這整個過程十分的合理。如果我的胃經常隱隱作痛的話，我一定會失去耐性而發脾氣吧，難道你不會嗎？舉例來說，假如你的女兒經常腸胃不適、腹痛、便祕，或者有濕疹的情形，那麼她很可能有食物過敏的問題，這些時候，無麥奶飲食法可能可以減輕她的不適，於是改善了女兒的行為。但是這並非治癒自閉症的方法，而是改善食物過敏的對策。我認識很多遵循這種飲食法的孩子，但我朋友的小孩裡，並沒有任何因為施行無麥奶飲食法而「從自閉症中痊癒」的例子。當實行這個飲食法時，你必須確定女兒仍然攝取到足夠的蛋白質與維他命。對大部分的孩子來說，牛奶與乳酪是飲食中蛋白質與鈣質的主要來源，少了牛奶與乳酪，遵循無麥奶飲食法的孩子可能面臨骨質密度較低的風險，因此，確定女兒得到足夠的、支持她健康成長的全部營養，非常重要（註18）。

我無法跟大家分享我對無麥奶飲食法的心得，因為我只在兩個女兒很小的時候嘗試過一段時間而已。雖然我的女兒都沒有任何食物過敏的現象，但我在閱讀了非常多的資料後還是決定試試看。然而我很快就發現，這個飲食法限制得有些過嚴，兩個孩子吃得非常少，讓人開始擔心起她們的健康。此外，就算沒有排除飲食中最一般的食物，我的女兒已經「夠不一樣了」，而這個飲食法成為另一道把她們與普通同儕隔開的柵欄，讓女兒更顯孤單。我也不想讓她們在終於受到邀請，可以參加生日同樂會的時候，連一小口蛋糕都沒辦法吃。其實我算是運氣很好的家長，雖然兩個小孩在嬰兒時期都有食道逆流的現象，但她們長大後都沒有什麼消化方面的問題，也不會受到經常性的腹瀉及便祕之苦，這方面她們簡直如太陽升起、天降甘霖一樣正常。在飲食上，我的運氣也不錯，女兒小時候肯吃的食物雖然種類不是那麼多，卻還在健康的範圍內，長大之後，這兩個人都很樂意嘗試大部分的食物，再怎麼沒見過的東西，也願意吃一次看看。卡洛琳非常喜歡吃水果，莉思熱愛不同種類的青菜，而且她們兩個都喜歡吃魚或雞肉等脂肪含量很低的蛋白質。因

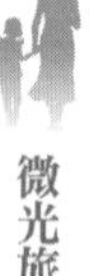

為這兩個孩子的健康狀況與飲食習慣都尚稱良好，我決定不再限制女兒的用餐選擇，而只是盡可能讓她們吃得營養均衡。

任何自閉症的療育方式，都應該具備增進女兒生活品質以及拓展她潛力的可能，因此，我將無麥奶飲食法視為一個能夠在孩子有食物過敏及腸胃問題時，改善其健康的工具。我不認為它是所有自閉兒必須遵守的飲食法，也不相信它是自閉症的解藥，然而，對於自己的孩子飽受腸胃不適之苦而選擇這個方法的父母，我當然能夠理解，也給予全然的支持。事實上，由於它施行上的困難，讓我非常欽佩願意做出這種改變，並持之以恆的父母。

腦電波生理回饋或神經回饋治療

另一個很吸引人、也十分安全的治療方法，是腦電波生理回饋治療（EEG biofeedback therapy），或稱神經回饋治療（neurofeedback therapy, NFT）。我和莉思都短暫嘗試過這種治療，我們很幸運的在一位專長是自閉症療育的精神科醫師診所中，進行了一陣子神經回饋治療。之後，由於該位醫師轉到某家大醫院任職，而我又無法在居住的小鎮附近找到有保險給付、經驗也夠豐富的執業醫師，於是停止了該項治療。以我自身的經驗，神經回饋對焦慮感來說，的確有著令人驚訝的效用，也能讓人平靜下來。簡單的說，醫師會監測你的腦波，並以非侵入性的操作腦電波儀的方式來影響腦波，使其平穩，這個治療方式既不可怕也不危險，而且它還被美國小兒青少年精神學會（American Academy of Child and Adolescent Psychiatry）認可為治療注意力不足過動症（ADHD）的方法之一。神經回饋與研究國際協會（International Society for Neurofeedback and Research）的網站上，將神經回饋治療定義為：

> 神經回饋治療（NFT）使用儀器來監測使用者每分每秒的生理功能……治療訓練期間，感應貼片貼在頭部皮膚表層，再連結到敏銳

的電子儀器及電腦軟體上，對腦部特殊活動加以偵測、擴大，並且記錄。所得到的結果會立即經過處理，再回饋給受訓者，而回饋訊息的改變與否，端看受訓者腦部活動是否屬於特定範圍內的反應。根據這個回饋的過程，受訓者可以經過不同的學習，及醫生的導引，來訓練腦部活動，於是帶來身體、情緒以及認知上正向的改變（註19）。

當我接受治療時，我一邊被監測，一邊在螢幕上看到一些很抽象的圖形，我那些焦慮急躁的腦波得到很少的回饋，而比較平穩寧靜的腦波則得到了回饋的「獎勵」，因此產生了正向的增強。在第一次治療後，我深深感受到好幾個小時真正的平靜。它當然不是治癒自閉症或 ADHD 的方法，而更像是一種不需藥物、但能舒緩自閉症者有時波瀾過度的腦部之治療方式，進而改善他們的行為，減輕他們的焦慮。如果這個介入方式夠普及，我想它會成為一個非常棒的 ADHD 及抗憂鬱藥物的替代選擇。但遺憾的是，如同許多其他療育方式一樣，你很難就近找到經驗豐富、治療費用也可負擔的執業醫師，而且當然，大多數的保險公司完全不會支付這類療育費用。你還必須注意長期效果問題，就我所閱讀的資料，你需要許多密集療程方能維持住長期的效用——另一個花費不貲的努力。為了幫助莉思改善她的口吃，我目前正在尋找其他神經回饋的醫師，而就像面對所有事情的態度，在你開始任何治療之前，先諮詢女兒的小兒科醫生。假如醫生並不清楚某個特別的療育方式，可以請他／她幫助你尋找資料，再考慮是否值得一試。

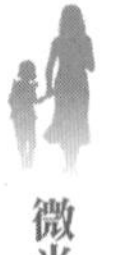

一般藥物 》》》

藥物的使用與否，絕對是個應該與小兒科醫生共同討論的議題。截至目前為止，並**沒有**藥物可以治癒自閉症，然而，有些處方藥物可能對影響自閉族群的其他症狀有所幫助。一般來說，會用在自閉症孩子身上的藥物有以下幾種：

- SSRIs（選擇性血清素再吸收抑制劑，selective serotonin reuptake inhibitors），比如百憂解（Prozac）與樂復得（Zoloft），當憂鬱及焦慮時可考慮服用。
- 抗精神症狀藥物，比如理思必妥（risperidone）或金普薩（Zyprexa），為減輕行為問題而開立的藥物。
- 抗癲癇藥物，比如雙丙戊酸鈉緩釋片（Depakote）。
- 注意力不足過動症（ADHD）用藥，比如思銳（Strattera）及利他能（Ritalin）。（註 20）

大多數這類藥物都有嚴重的、有時甚至是影響終生的副作用。卡洛琳四歲的時候，在學校很難專心，在家裡也有睡眠問題，為了改善這些行為，醫生開了理思必妥——一種經常用於改善自閉症行為的藥物——給她。但是，藥物不但對卡洛琳沒有任何幫助，反而導致了災難般的後果，卡洛琳幾乎立刻就因為藥物的副作用而出現帕金森氏症顫抖（Parkinsonian tremors）的症狀，即使不再服藥，這個副作用仍可能會持續終生。卡洛琳的醫生馬上停掉了理思必妥，讓人鬆一口氣的是顫抖症狀也隨即消失。然而，這件事讓我扎扎實實的學到了有關藥物風險寶貴的一課。

幾年前，在莉思進入發育期之後，她開始有嚴重的焦慮失控（anxiety attacks）的現象。為了減輕焦慮的情況，莉思的小兒科醫生開始讓她服用 SSRI 的某個藥品，但在莉思有了口吃症狀後，醫生便停止了該項藥物。目前我的兩個女兒都沒有使用任何藥品，而她們的表現也都還不錯，此刻我寧願藉由心理諮商的輔助來處理女兒生活中的問題，而非使用藥物。藥物當然可能有幫助，但同時也可能有著令人困擾的副作用。請你一定要記住，**目前沒有針對自閉症的藥物**。你要考慮的是特定的行為或情況是否真能因為用藥而改善，而且直到真正嘗試時，你才會知道它的益處與風險。這些決定的過程有時會讓人非常害怕，因此你一定要向醫生仔細詢問，充分討論，再做出詳細考量之後的選擇。

維他命與補充品 »»

我的女兒每天都有服用一些安全的健康補充品，而我認為，只有孩子的小兒科醫生可以建議應該補充的項目及分量，因此這段內容不是在推薦任何產品。然而，我的確會讓孩子服用一些我覺得安全有益的營養品。我的兩個女兒每天都補充綜合維他命及 Omega-3 咀嚼式魚油，為了降低焦慮，也同時服用鎂（magnesium）與維他命 B6 的綜合錠。她們每天還會補充維他命 B12 的舌下含片（sublingual B12 vitamins）；幾乎每一個自閉症專家都同意維他命 B12 對自閉兒的助益，但由於口服錠的方式很不容易被腸胃吸收，因此舌下含片是較合適的選擇。最近，為了幫助她們的消化及腸道健康，我開始讓兩個女兒服用嗜酸乳桿菌（acidophilus）。所有這些維他命及補充品都很容易買到，但你必須跟女兒的醫生討論適當劑量。過量攝取維他命可能會非常危險，所以一定要先諮詢過醫生，再開始服用。而在所有這些瓶瓶罐罐之外，我只確保女兒的飲食健康正常，定期有小兒科醫生及牙醫檢查她們的身體情況，在陽光下奔跑遊戲，於歡笑中成長茁壯，另外再加上很多、很多溫暖的擁抱。

輔導諮商 »»

就治療的範疇來說，最重要的事可能是為你、為你的配偶，甚至為你的女兒，找一位家庭諮商治療師，而且這非常之必要。你需要一個訴說的管道，某些時刻，你的女兒可能也希望跟誰聊聊她身為一個與環境格格不入、在社交上處處碰壁的局外人時，那複雜難解的感覺。讓人驚訝的是，即使非常重度的自閉症者也能從這類治療中受益。當我的女兒有機會與治療師詳談，抒發她們的情感時，我總是很訝異的看見這兩個孩子出乎我意料之外的口語表達能力。就我的經驗，心理諮商對我的幫助很大，身為特殊兒的父母，我們經常忽視或逃避自己內心的情緒，但是與我同路的父母們呀，你必要記得你也有人子的軟弱，你是人，需要在一個安全且無顧慮的環境裡盡情訴說你的憤怒、挫折、沮喪及恐懼，否則這些非常正常的情感將在不該發生的時候，如同充滿毒素的廢棄物般陰暗濕冷的爬滲出來，瀰漫你寶貴的人生。我遇過一些為著自己孩子的困難心碎不已、悲傷難止的父母，他們碎成片片的心卻在之後燃起充滿怨氣的火苗，終於成為直撲向配偶、家人、老師、醫生，任何可能成為支援者的憤怒之燄。有時，這股怒氣甚至直接掃向他們的孩子。對你跟女兒來說，怨懟與孤獨都不是好事，因此，一定要及早尋求諮商治療的幫助，並且不要間斷；穩固的情緒支持對同時有著父母及普通人身分的你來說，都是一件最好的事情。

汞、疫苗、替代療法

在我說明某些替代療法之前，必須先對這些治療方式的理論做些解釋。最近這幾年，許多媒體節目的焦點都放在自閉症與疫苗的關聯上，並爭相討論自閉症是否因疫苗或疫苗中所含的汞（mercury）所引起。人們一開始會懷疑疫苗為自閉症推手的理由，是因為過去這二十五年，自閉症案例開始大幅增加的起跑點，正好跟幼兒施打疫苗支數大幅增多的年份相符合。而在疫苗中，麻疹／腮腺炎／德國麻疹（measles/mumps/rubella, MMR）三合一疫苗的施打時間為嬰幼兒十二到十八個月齡之間，大約正好是父母及醫生開始意識到孩子的不同，並看見自閉症狀如曙光般顯露在行為表層之時。因此，到底是 MMR 引起自閉症，亦或這只是個不幸的巧合，一直是爭議的中心。但正如同許多醫師及科學家所持的立場，巧合並不代表成因：只因為兩件事同時發生，並不代表它們之間存在著因果關係。

整個理論起初的焦點，在硫柳汞（thimerosal）這個成分上，硫柳汞是一種經年廣為添加在疫苗中的含汞防腐劑，許多醫師與父母擔心疫苗中的汞會引起腦部神經損傷，並且導致自閉行為的出現。這個理論基本上認為自閉症是某種汞中毒，而許多小兒疫苗含有硫柳汞這個乙基汞（ethyl mercury）衍生物的事實，很自然的引起排山倒海般的爭議。之後，由於社會輿論及美國疾病管理局（CDC）的回應，從 2002 年起，除了少數幾支疫苗中微乎其微的添加使用之外，美國境內的小兒疫苗已經幾乎完全不含硫柳汞[註 21]。假如這個理論為真，那麼，在把硫柳汞從小兒疫苗中移除之後，我們應該看到自閉症人數開始下降，但事實上，根據美國食品藥物管理局（FDA）的統計，自閉症案例不但沒有減少，反而繼續攀升[註 22]。於是大多數專家開始同意疫苗中的汞並非引起自閉症的原因，許多（但非全部）汞中毒理論的支持者也很不情願的接受了這個結論[註 23]。而因為自閉症人口在疫苗內不再含汞後繼續爬升，尋覓原因的路途也繼續向前開展。

硫柳汞的理論失去立足點後不久，自閉社群裡的特定成員開始懷疑疫苗本身才是始作俑者，特別是麻疹／腮腺炎／德國麻疹三合一疫苗，於是某個植基於「自閉兒免疫系統異常」的理論開始成形。該理論假定自閉兒有著較弱的免疫系統，因此無法有效應付疫苗接種對身體造成的影響及壓力，而它對疫苗引起自閉症的解釋是：當幼兒的免疫系統無法適當的對疫苗做出反應時，孩子的腸道成為所有衍生殘餘物的掩埋場，之後，毒素改變了腸內的菌叢生態，蛋白質開始由腸道中漏失，並跟著血液傳輸至腦部，造成神經學上的連鎖反應，最終導致了自閉症這個結果。蘇姍・多明妮絲（Susan Dominus）在《紐約時報》中對這個理論的說明如下：「當這三支疫苗同時施打在幼兒體內時，可能會改變孩子的免疫系統，讓三合一疫苗裡的麻疹病毒潛伏於腸道中，之後，特殊的蛋白質會由腸道中逸出，到達腦部，並對腦部神經造成傷害。」[註 24] 對於那些確定自己孩子的自閉症狀是三合一疫苗注射完之後才開始發生的父母們來說，這個理論非常具有說服力，特別是如果他們的孩子同時也深受腸道問題所苦時。

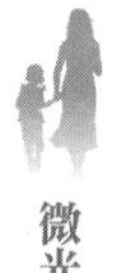

魏克菲爾德醫生與《刺胳針》的論戰 >>>

MMR 三合一疫苗與自閉症的這個議題在 1998 年初次登場，並在一份極受推崇的英國醫學雜誌《刺胳針》（*Lancet*）刊登了一篇由安得魯・魏克菲爾德（Andrew Wakefield）醫生主導的學術論文後，風暴般席捲了整個自閉國度。魏克菲爾德是一位英國腸胃科醫生，在當時，他的研究結果證明 MMR 三合一疫苗與自閉症之間的確有著關聯[註 25]。報告樣本包括十二個有自閉症的孩童，而研究人員認為他們的自閉症狀均肇因於 MMR 疫苗。魏克菲爾德宣稱，由於他的研究小組在這些孩子的腸道裡找到 MMR 病毒，可資佐證孩子的腸道問題與他們的自閉症可能有著因果關係。這個研究結果符合疫苗致病理論。也就是說，由於孩子的免疫系統無法負擔疫苗反應，疫苗中的病毒於是在腸道衍生，聚積毒素，影響腦部，最終導致孩子的自閉行為。雖然這個研究並沒有完全證實自閉症與疫苗之間的關係，但是它「確定了之前表現正常的某些孩子，其身體情況中腸道疾病與發展退化間的關係，而退化發生的時間點，又普遍與環境促發因素有著密切關聯」（頁 1）[註 26]。在這裡，環境促發因素指的是混合於 MMR 裡的疫苗株。魏克菲爾德的這個發現對之後造成極大的影響，接下來的好幾年，許多父母都根據他的研究來決定是否要為孩子施打疫苗。

然而，十二年後，當《刺胳針》在 2010 年正式將當初魏克菲爾德的研究報告撤銷時，自閉症與疫苗間有相關性的理論，遭到了連根拔起的撼動。對《刺胳針》來說，這次的註銷行動具有指標上的意義，因為在該雜誌的歷史裡，「過去這一百八十六年，只有『十或十五』個研究報告遭到撤銷」[註 27]。這次的撤銷原因是有人在魏克菲爾德的研究方法中發現極大的瑕疵，因此讓研究結果失去效力。更具摧毀力的是，其瑕疵並非實驗中難免的忽略或錯誤，根據薩拉赫（Salahi）2011 年發表於《英國醫藥期刊》（*British Journal of Medicine*）上的文章，魏克菲爾德的研究是「精心操控下的欺騙行為」[註 28]。《英國醫藥期刊》並認為，主持該研究的安得魯・魏克菲爾德醫生「企圖藉著仔細偽製後的實驗數據，捏造兩者間有相關性的假象」（註 29）。雪上加霜的還有，魏克菲爾德的醫師執照在 2010 年 5 月遭到吊銷，理由是「喪失倫理的行為，包括在無此需要的孩童身上進行侵入性的醫療程序」（註 30）。根據這些報告，魏克菲爾德為了蒐集數據，在幼童身上進行不必要的侵入式結腸鏡檢查。此外，英國綜合醫療理事會（General Medical Council）的報告也指出，當魏克菲爾德無視這些不適當的行為，發表質疑目前 MMR 疫苗的研究結果時，「他正在研發一支可能因為廢除 MMR 而獲利豐厚的新疫苗」（註 31）。魏克菲爾德隨即在他發給《洛杉磯時報》（*Los Angeles Times*）的電子郵件中否認了所有的不當行為，並且聲明「這些對我個人，及研究共事者的批評，都是莫須有且不公正的指控」（註 32）。該篇研究與隨之而來的註銷行為持續帶來滾雪球般的爭議，但仍然有許多家長相信魏克菲爾德的研究，無視於他的執照已因研究時的不當行為遭到吊銷；也仍然有群眾相信疫苗造成孩子的自閉症，無視於主流醫學團體已經做出「疫苗是安全的」這個結論。

問世上何事可相信？ >>>

要相信哪一種說法，對父母來說是個很困難的選擇，特別是疫苗施打本來就可能讓父母感到恐懼與不安。我仍然記得讓女兒預防接種那天，當看見附在說明裡的「疫苗副作用警告手冊」時，心底冰涼涼升起的艱難感。首先，讓你畏懼的是，的確有孩子因為接種疫苗而受到傷害。以上聲明來自於負責審核疫苗逆反應案件，並做出賠償決定的「美國疫苗傷害補償計畫」（National Vaccine Injury Compensation Program），這些案件通常嚴重到令人難以置信，孩子受到幾乎是摧毀般的傷害，須面對各種後續的障礙，包括腦部損傷、嚴重的智能失衡、腦性麻痺、重度癲癇，以及更多讓人難過的後果。雖然這些案件非常少，但任何不應該有的傷害對孩子來說都太多，我們必須要做更多研究，更多預防，確定疫苗能夠盡可能的安全，並且不會在保障大眾益處的前提下帶來任何風險。

其次，讓你安心的是，絕大多數接受預防接種的孩子都沒有什麼不良反應，一直以來的研究也顯示疫苗注射並不會增加自閉症的風險（註 33）。直至目前為止，起碼有十八個控制下的流行病學研究均已證明自閉症與疫苗之間並沒有關聯（註 34）。美國國家醫學研究院（American Institute of Medicine, IOM）於 2011 年 8 月發表了一份報告，在仔細審查過一千篇疫苗研究後，發現並**無**證據顯示這八支常用的兒童疫苗會造成任何自閉症跡象（註 35），這八支疫苗是：痲疹／腮腺炎／德國痲疹疫苗（MMR）、水痘疫苗（varicella）、流感疫苗（influenza）、A 型肝炎疫苗（hepatitis A）、B 型肝炎疫苗（hepatitis B）、人類乳突病毒疫苗（HPV）、白喉／破傷風／百日咳疫苗（diptheria/tetanus/acellular pertussis），以及流行性腦脊髓膜炎疫苗（meningococcal）（註 36）。美國國家醫學研究院（IOM）是「一個獨立的非營利組織，不屬於政府體系，為決策者及社會大眾提供沒有偏見、不帶立場，且具有權威性的建議」（註 37），因此，這份報告應該足供即使抱著最懷疑態度的父母參考。而在許多曾經發表聲明，強調疫苗與自閉症之間並無關聯的公共衛生組織中，還包括美國醫學協會（American Medical Association）、美國小兒科學會（American Academy of Pediatrics），以及美國國立衛生研究院（National Institutes of Health, NIH）。此外，每天為人施打疫苗並觀察其反應的小兒科醫生，也並不認為疫苗與自閉症間有任何相關。假如有人能看出疫苗與其逆反應之間的關係的話，應該就是小兒科醫生，而我信任小兒科醫生的操守，假如他們看到任何蛛絲馬跡的關聯性，一定會對疫苗安全非常警覺。但你可以看到，醫生仍然主張我們必須做預防接種來保護孩子，使他們不致受到某些嚴重疾病的侵襲。

當你認真研究自閉症與疫苗的假說時，它比較像是一個令人扼腕的巧合，而非原因與結果。一般來說，自閉症會在三歲前得到確診，差不多與必須定時施打疫苗的時間重疊，因此，女兒確診的時間很可能正好在疫苗接種日附近，但這並不代表疫苗造成了自閉症。另一件重要的事情是，MMR 三合一疫苗從 1971 年就納入美國幼兒疫苗接種表中定期施打，比自閉症案例開始大幅上揚的時間早了近二十年，由此推測，MMR 疫苗應該不是近期自閉人口比例增加的原因（註 38）。而在 MMR 從致病原因中被剔除之後，有些人開始懷疑疫苗數量才是真正原因。也就是說，因為疫苗注射的總量過高，使得容易受到自閉症影響的幼童，在其免疫系統承載過度壓力的情況下，造成自閉結果。然而，在仔細分析過之後，實際情況顯示，雖然預防接種表中疫苗的支數增加，但真正施打進幼童體內的抗原（antigen）反而比過去少。「抗原」是疫苗成分中引起免疫系統反應的部分，美國小兒科學會對其解釋如下：

> 雖然目前兒童必須注射的疫苗比從前多，但他們實際接受的抗原數目卻比以前來得少。早期一支天花疫苗就含有兩百個免疫球蛋白，如今十一支常規疫苗只有一百三十個免疫球蛋白。造成此現象的因素有兩點：第一，天花已經完全絕跡，因此該疫苗已無施打必要，其次，蛋白化學的進步，使得疫苗內的抗原數目減少（例如，以非細胞型態的百日咳疫苗取代全細胞疫苗）。（頁 126-7）（註 39）

根據這份報告，在過去這一百年裡，疫苗對孩子免疫系統所造成的整體壓力，其實漸漸在下降，因此，假如自閉症的原因是疫苗中所含抗原過多，導致免疫系統受到傷害的話，那麼，這一百年來，自閉症的人口比例應該減少，而非增加。另外，就免疫系統本身來說，科學家正在研究免疫系統在自閉症裡所扮演的角色，但目前尚未真正找到其影響方式。毫無疑問的，有些自閉兒的確有著健康問題，比如腸胃疾病或癲癇，然而，目前還沒有證據能夠證明是疫苗接種引起這些疾病。事實上，我們也看見許多健康情況十分良好的自閉兒。就如同自閉症的許多其他面向一樣，自閉兒也有各自不同的健康情況。

最後一件讓大家對「疫苗造成自閉症」這個假說存疑的事實是，自閉症似乎與遺傳高度相關。許多時候，家中會有其他同樣有著自閉情況的孩子（註40）。根據 2011 年的一篇研究報告，光譜中的孩子，其手足診斷為自閉症的機率，比一般人要高百分之二十（註41）。此外，還有許多有特殊兒的家庭，父母在較年長的孩子診斷為自閉症後，便拒絕讓年幼的手足接受疫苗施打，然而，即使從未接種過任何疫苗，這些孩子之後仍然確診為自閉兒。

至於疫苗裡的毒素及添加物問題，我們實際上已經居住在一個汙染非常嚴重的世界裡了。嬰兒所接觸的毒素來源主要是我們的食物、空氣、用水，而就疫苗本身的毒素而言，國際性的疫苗資訊網站 Immunize.org 指出，「假設一個嬰兒一直以全母乳方式哺餵到六個月大，此時，他已經攝入三百六十微克的甲基汞，這是所有疫苗中總汞含量的兩倍，單支流感疫苗汞含量的二十五倍」（頁 3）（註42）。我們每個人的身體裡，都有從環境吸收來的汞，包括母乳也不例外，而了解嬰兒由母體中攝入汞的總量，可以讓我們公允的看待疫苗內汞的含量。無疑的，疫苗應該盡可能的安全，盡可能的純淨，但我也了解，有時為了疫苗的效用，添加物確實有其存在的理由。

不過也無不及 >>>

儘管科學家已完成許多研究與討論，有些父母仍堅信是疫苗造成了孩子的自閉症，發誓他們的孩子在接種疫苗後，就開始了退化行為。雖然這個說法並不受到研究的支持，但我覺得應該認真看待每個為人父母者對自己孩子的感覺，我不會告訴其他父母他們對事情應該抱持的角度，不會假設我比他們更了解他們的孩子，我也希望其他父母不致以為他們才是真正明白我女兒的人。然而我想，在疫苗爭議中，我們必須牢記的是，當世上還沒有嬰幼兒預防接種這件事以前，那些受到疾病摧殘及早夭的孩子——特別是小兒麻痺跟百日咳的病程——此類記憶讓這些疾病重新開始流行的假設分外嚇人。如果某人選擇不讓自己的孩子接受預防注射，那麼，他們應該假定我們其他人都讓孩子施打疫苗，由此確保他們的孩子並不會暴露在致病病菌中；但這樣做的結果，不但讓孩子面對罹病的風險，也讓接觸他們的孩童面對同樣的威脅。有許多因為年齡限制還無法接種某些疫苗的嬰兒，也有因為癌症等疾病而完全不能接受疫苗施打的孩子，這些孩子，以及他們的家庭，需要我們同心協力來保障他們的健康。根據以上種種原因，對我而言，不讓孩子接種疫苗似乎是個不太安全的選擇。你當然應該對醫生表明你的顧慮與憂心，但你也必須記得，不讓孩子施打任何疫苗，可能造成比自閉症更糟的結果。

我的女兒與疫苗 >>>

我在兩個女兒都診斷為自閉症、嬰幼兒期疫苗也打完很久之後，才接觸到疫苗爭議這個範疇的文獻，此外，幾乎所有她們的主要疫苗，都在硫柳汞還是疫苗添加物時就已經施打了。然而，在每次接種後，我從未注意到女兒有任何暫時或長期的行為改變，我的女兒接種疫苗後的反應就跟她們沒有自閉症的表姊妹一樣。嬰兒時期，每次打完疫苗隔天，她們會比較昏昏然，很容易睡著，體溫有點高，但很快就回復正常，並沒有長期發燒、倦怠，或其他免疫系統受到影響的反應。事實上，除了小時候偶爾幾次的中耳炎和一般小兒疾病之外，她們兩個一直都很健康。而我當時忽略掉的早期自閉症狀，比如飲食消化與感官敏感問題，不論疫苗施打前後都存在。因此，我並沒有讓女兒停止接受預防注射，對我來說，第一要項永遠是女兒的健康，因此，為了防止重大疾病的發生，我決定讓她們繼續接種疫苗。

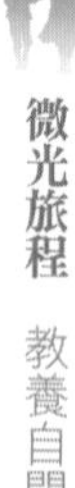

疫苗相關理論與「生醫」（biomedical）療法

以下的治療方式，主要是根據疫苗可能導致或加重自閉症的推論而來。主流醫生通常不會推薦這些療法，大多數保險計畫也不會負擔其支出，因此這些治療方式一般而言都非常昂貴。

螯合療法 》》》

因為疫苗中的汞（硫柳汞）可能為自閉症成因的汞中毒理論，使得去除體內的汞及其他重金屬的螯合療法（chelation）成為自閉症的治療方式之一。該理論在網路上廣為流傳，並未受到過去幾年發表的「汞與自閉症之間並無相關性」的報告所影響，而直到目前為止，還沒有任何的科學研究可以證明自閉兒體內有過多的汞及重金屬。螯合療法一般用來移除體內的鉛，而且必須在過量接觸後，越早使用，效果越好。當它用於自閉症治療時，螯合的作法是使用螯合藥劑，以靜脈注射、口服、塗抹於體表的方式，達到將汞及其他重金屬由身體中排除的目的。但是，螯合療法只能把重金屬移出體外，卻無法修復重金屬中毒後所造成的傷害，因此，我不確定它要如何治療汞中毒，或治癒理論上因為「多年前疫苗中的汞」所造成的自閉症。假如想嘗試該療法，你應該先要求小兒科醫生檢測女兒是否有重金屬中毒的可能，並諮詢醫生的建議。

然而，重要的是你必須了解它的風險，由於螯合也許會對肝臟造成傷害，並有引起腎衰竭的可能，因此它是一種「有潛在危險」的治療方法[註 43]，而就如同許多其他的自閉症療法一樣，支持螯合療效的案例實屬奇聞軼事。此外，有關螯合的危險以及它所造成傷害的故事，差不多跟報導螯合益處的故事一樣多。其中一個潛在的副作用是，螯合可能會喚起沉睡在體內軟組織裡的汞，將汞拉出組織，若這些汞在體內游移時進入腦部，則可能實際上**造成**神經損傷[註 44]。另一個可能風險是，假如孩子體內的含汞程度不夠高，不足以吸取螯合藥劑的話，某些螯合藥劑可能會轉而攻擊腦部，造成腦部損傷（頁 285）[註 45]。螯合療法也曾在醫生診所施行時造成一名孩童的死亡[註 46]。由於這種種的不確定，我不贊成任何可居家進行的螯合方法，僅僅是考慮進行螯合，你都必須會同醫院及醫生，仔細商討後再做決定。我從來沒有、也不打算讓女兒嘗試螯合治療，對我來說，它的邊際效用以及假定益處，無法說服我忽略它不可等閒視之的危險性。

IVIG（靜脈免疫球蛋白注射療法）

由於有些人認為自閉症成因是免疫系統受到疫苗的傷害或擾亂，因此，他們會建議以修復免疫系統為目標的治療方法，以減輕自閉症的行為表徵，靜脈免疫球蛋白注射療法（intravenous immunoglobulin therapy, IVIG）於是成為自閉症治療方法的選項之一。IVIG 是一種藉著直接將蛋白質注入血液裡來修復病人免疫系統的治療方式，這些蛋白質來自數以千計的血液捐贈者，因此它屬於有感染風險的治療方式，同時，在極少數的案例中，幼童會發生過敏性休克的反應（註 47）。IVIG 通常用在因疾病造成免疫系統功能極度減損的個案身上，比如患有後天免疫不全症（AIDS）的病人，而且這個治療方法必須在醫院裡由醫師監控進行，它並不是一般平常的醫療程序，所以幾乎一定會對孩子造成心理上的影響或傷害。將 IVIG 施用於有自閉症的人身上，是具有高度爭議性的作法，即使最熱心的擁護者也承認，並非所有人在治療結束後，情況都會改善，而對進步幅度的評估，也可能是非常主觀的。就如同許多其他替代療法一樣，IVIG 並無科學分析來佐證它對自閉症具有療效，因此，如果是為了治療自閉症，大多數的保險公司都不會支付其費用。我並不打算讓女兒嘗試 IVIG，因為同樣的，我不了解為何一個還只是推論有用、但無實驗證明的方法，值得讓我承擔相對來說十分龐大的風險。

高壓氧艙治療

另一個你也許會注意到的，運用在自閉兒身上的治療方法，是高壓氧艙治療法。這個療法植基於「自閉症的成因是腦部發炎」的理論，而腦部發炎的成因，又依據每個人閱讀資料的不同有各自相異的推論，不過其中許多理論都將其歸因於疫苗。這個療法的擁護者認為，腦部的發炎現象可經由增加血液裡的含氧量（也就是高氧型態，hyperoxia）來改善，從而改善自閉行為，某些父母也認為孩子的行為在治療後的確有了進步。然而，過多的純氧實際上可能是有毒的，如同自閉症專家詹姆斯・寇普蘭（James Coplan）醫師所解釋，「高氧型態會引起一種稱之為細胞凋萎（apoptosis）的細胞死亡程序……並可能導致腦部產生與阿茲海默症相關的改變。」（頁 286）（註 48）綜合它可能造成的損傷以及軼事般零星的改善效益，高壓氧療法可說是風險很高的考慮選項，在決定讓孩子接受該治療方式之前，務必參考醫生的建議，並對細節詳加研究。以我的經驗來說，我尚未讀過任何足以說服我讓女兒嘗試高壓氧療法的文獻報告。高壓氧艙通常使用特殊儀器，以單人方式施行，而我認為，這種奇特的方式對孩子造成的不良影響，可能正相當於它會產生的邊際效益。

更多維他命及營養補充品的添加 >>>

另一個幾乎所有生醫替代療法都會採用的方針，是在孩子的飲食中添加不同種類的維他命、礦物質，以及促進消化吸收的酵素。這些補充品包括高劑量的維他命 B12 與鎂，同時還有氨基酸、脂肪酸以及抗氧化劑穀胱甘肽（glutathione）等。許多替代療法的醫生還會建議使用甲狀腺劑（thyroid）藥物、抗黴菌類（antifungal）藥物，以及各種益生菌（probiotics）。我相信基礎維他命的功用，但你可以想像，要讓女兒服用上述這許多補充物會是非常困難、花費也十分高昂的作法，除此之外，還必須重複驗血來監測調控其分量。有些維他命在高劑量使用時且有藥物中毒的風險，而大多數的主流醫生並不認為這類治療方式有其必要性或實際功效。

「痊癒」是什麼？當我們「治療」孩子時，又應該抱著什麼希望？

「生命裡大部分的陰影，是因為我們站在擋住了自己陽光的地方。」

～愛默生（Ralph Waldo Emerson）

我想談談我對療育的看法，也就是對於「痊癒」、「治癒」，還有「以女兒原本的樣貌真正接受她」這些事情的想法。當某個自稱為「專家」的人在電視上宣稱，只要你為女兒安排所有這些未經證實、無比昂貴、保險也不會支付的治療，你就能完全「治癒」你的孩子時，我想我能夠了解你那漲潮般湧上心頭的無力感。當然，因為他／她是個非常富有的名人，能夠聘用從私人主廚到個人家教甚至支付刻著姓名縮寫的高壓氧治療艙費用，這些治療對他／她可謂囊中取物般的容易，但絕大多數的我們，都無法負擔這些開支。我也不確定我們應該依樣畫葫蘆的照做。每個父母都必須對療育安排做出自己的決定，而我的建議是盡你所能的閱讀資料，並且非常小心的過濾這些知識。我們的小孩並不是讓人嘗試每種治療方法，希望能將他捏成其他模樣的實驗對象。他們是聰明、敏感而且情感豐富的孩子。即使無法清脆悅耳的一字一句說給你聽，但他們認真的相信我們能夠保護著他、引導著他；世俗的言語遍布人間，而我們的第一要項，是確保孩子不會受到任何傷害。

對於來自父母的證詞，我相信他們的敘述都十分誠懇而不浮誇，然而，我也相信所有因希冀孩子進步而不辭辛勞，跋涉千里，只為讓孩子有些許改善的人，都渴望看見努力之後的果實——特別是決定讓自己的孩子嘗試那些嚴苛的治療方法，承擔可能有著風險的煎熬，並為此付出高額醫療費用的父母，更是如此。另外，自閉兒通常在緩慢蝸行一陣子之後，會出現跳躍式的成長與進步，我在自己的女兒及我的許多學生身

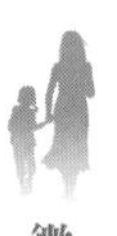

上，都見過類似的軌跡，因此，我們便不難了解父母們把孩子突然間長足的進步歸功於某種療法的原因。「自閉症之聲」這個組織對各種不同的「治癒自閉症」故事，做了以下睿智的解釋：

> 有越來越多的證據顯示，自閉族群中僅有很少一部分的孩子可以成長到不再符合任何診斷標準的程度。而對於某些不再符合自閉症診斷的孩子，究其根源的理論十分多樣；有些理論主張孩子其實一開始就受到誤診，有些理論相信孩子的情況是某種能夠隨著成長逐漸消失的自閉症亞型，也有理論認為一切都是成功療育的結果。此外，你也許會聽到有些孩子達到「最佳癒後結果」的情況，意謂著他們在智力測驗、語言、適應能力、學校安置以及人格中的表現，都屬於正常範圍，但在個性及診斷測驗上仍然有輕微的自閉症狀。
>
> 也有些不再符合自閉診斷的孩童，之後會受診為注意力不足過動症（ADHD）、焦慮症（Anxiety），或者亞斯伯格症。
>
> 我們還不知道有多少百分比的自閉兒能夠復原，也不清楚是什麼基因、何種生理或發展因素能夠用來預估哪些孩童可以復原。自閉症中的治癒個案一般都經過密集的早療，但我們並不清楚多少療育分量，或哪種介入方式可以得到最好的效果，也不確定個案治癒的原因是否能夠完全歸功於這些密集療育。目前，並沒有任何方法可以推估哪些孩子會達到最佳的癒後結果。
>
> 當沒有治癒方法，甚至也無法對小孩的未來做出明確的推估時，請不要怯於相信孩子與生俱來的無窮可能。幾乎所有的自閉兒都能從療育中得到益處，即使不能說是全部，但他們之中許多人，都可以得到明顯而有意義的進步（註49）。

「痊癒」是一個寬廣的用詞，代表的可以是隨著歲月過去，孩子自然而然的發展與成長，到經過早期療育而得到的進步，再到某個從起初就是過度診斷或誤診的孩子的改變，它並沒有唯一的定義。因此，當你看到「治癒」、「痊癒」這些用語時，請記得在自閉症的情形下，它們都是非常主觀的字眼。但這不是說你沒有足夠的理由對孩子的未來抱持希望。在生命的過程中，我們的孩子並非靜止不動的個體，當以愛澆灌、以信支撐時，他們就會漸漸成長、茁壯、進步。許多隨著自閉症而來的挑戰行為，也都能夠經由實證有效的療育方法加以改善，其中包括早期療育中的 ABA 方式、語言治療，以及經由融合方式提供的同儕模仿機會，而這只是可以使用的幾個介入方式罷了。你必須了解，直到今天為止，還沒有保證治癒自閉症的療法存在。然而，這個情況並不能阻絕人們宣傳某個「奇蹟式痊癒法」的行為，也不能停止其他自稱為「專家」的人，推銷一些聲稱某個特殊實驗療法能夠治癒自閉症的書籍，施加壓力在深愛孩子、願意為孩子付出所有的父母身上，並且讓父母們遵循他們的方法治療小孩。事實上，這些書籍中宣揚的觀念，經常缺乏穩固且夠分量的科學實證，並可能造成比益處更大的傷害。此外，你要切記，有許多人可以從孩子的自閉症獲得實質利益，我曾經見過不斷刻苦自己、追尋一個又一個「治癒保證」，但完全沒有得到什麼正向結果的家庭，他們花費了成千上萬的金錢，付出日以繼夜的精力，但只為孩子帶來壓力與風險，並造成父母心中雲霄飛車般高低起伏的希望與絕望。

有些人可以為了把自閉症驅出孩子體內而做出「任何努力」，彷彿附魔。我最近讀到最讓我驚愕的毀壞性事件之一，是在孩子出現性早熟的極端案例中，使用藥物為孩子「化學去勢」的報導。由於對一篇學術論文的錯誤解讀與不當使用，有些父母居然為孩子注射某種荷爾蒙藥物，試圖影響發育。該原始論文是由著名的自閉症研究專家賽門・拜倫科恩博士發表，探討睪固酮（testosterone）在自閉症中可能造成影響的研究。而在聽聞這個事件後，科恩博士表示，以這種方式在自閉兒身上使用藥物，「讓我充滿恐懼，不寒而慄」[註 50]。沒有任何臨床實驗顯示這個方法對自閉症具有療效，沒有醫藥上的核可允許該藥物使用在自閉兒身上，其對孩子健康上造成的風險未知，但可能造成不孕及骨質疏鬆症等後果[註 51]。你能想像一個讓孩子嘗試這種如高空彈跳式實驗療

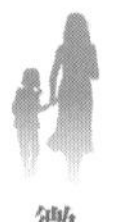

法的父母，有多失職嗎？

我不認為我的孩子是有缺陷、不夠好，或是有所毀損的，因此我也不願意拿她們的健康來冒險，而我認為，當我們不斷讓孩子嘗試實驗性醫療時，他們也會一直感覺到自己是「生著病的」。此外，在從事侵入性治療時，除了身體上的風險，我們還必須考慮它對孩子情緒所造成的影響。相信我，我曾經為卡洛琳也許永遠難以希冀的未來哭泣過無數次，也了解你願意為了小孩傾盡所能的渴望。我總是不斷的尋找、閱讀、探究，但我也一直在治療的收穫與損害、安全或危險，以及可能造成的傷痛中衡量。我所冒的風險必不是為著「可能有」的益處，而是因為「**已知道**」的益處，我不會為了矯正我的孩子，盲目的讓他們嘗試一些有風險的治療方式。

此外，假如這些事情讓社會大眾開始有「治癒方法」就在哪裡的錯覺，那麼，當我們的孩子沒有能力「痊癒」的時候，世界只會漠然的更加排斥他們。對於仍有著明顯自閉挑戰的族群，世人也更容易將「非我族類」的註記深深的烙印在他們身上。家有重度自閉兒的父母，將被視為「因為不夠努力，所以小孩無法治癒」的失敗者。如果我們開始傳誦只要父母付出夠多的金錢及辛勞，孩子的「痊癒」就指日可待的宣言，我們充其量只會將改善不夠多的小孩與父母，進一步放逐到社會邊陲罷了。

「天寶並沒有被治癒，她只是長成為一個豐富完整的人。」

～天寶・葛蘭汀的母親：悠思塔西雅・卡德勒

（Eustacia Cutler）

我非常喜歡上面這兩句話，因為它述說了身為父母的我們，在陪伴女兒走過療育路途時應該抱持的盼望：希望女兒以她所有，成為一個豐富完整、喜悅滿足、感受到愛的人。治療的初衷應該是幫助女兒活得更有品質，而非把她們當成實驗的對象，試圖將她們變成我們需要她們表現出來的樣子。假如你決定嘗試替代療法，你的目標應該是改善女兒的健康，不是讓她擺脫自閉症。她的本我，什麼對她是好的，才應是你心之所繫。世上的人各有不同程度的才能與困難，我們不應該把他們分為兩個族群：發展障礙的人跟「正常的人」，每個人都有自己的天賦，自己的缺陷。我所遇過最嚴重的「障礙」，是一顆冷酷不仁慈的心，批評、局限、排斥，以嚴苛輕視的言語論斷他人。不論自閉程度如何，我相信孩子都會知道我們是不是真正愛著、也無條件的接受他們，小孩身體裡的每一吋細胞，都能夠感覺到父母無法接受他時所產生的憤怒與焦慮。若你每次望向女兒時都只見到「障礙」這兩個字，你對女兒的觀感將成為她所需要克服的阻礙裡最嚴峻的那一個。是的，一定，你必須先對女兒付出純愛與接納，直到彼時，你方能真正幫助她豐富每一個等待填滿的美麗天賦。

關於原因、治療、接受，請你牢記在心

1. 大多數的研究均指出自閉症有著基因上的成因，並可能受到孕期環境因素的影響，然而，由於並無單一致病原因，因此也沒有單一治療方法。
2. 行為療法中的應用行為分析，以及發展關係療法中的地板時間，是兩個長期有著正向結果、可靠完善的治療方法。當選擇療育方式時，一開始最好挑選一個在幫助孩子發展上歷時長久、也有實證紀錄可查的介入方法。
3. 大多數主要的醫學組織都認為疫苗並不會導致自閉症，其中包括美國國立衛生研究院、美國小兒科學會以及美國醫學協會。直到今天，已經有十八個流行病學的對照研究，做出自閉症與疫苗間並無相關性的結論。
4. 在開始任何治療，特別是替代式或實驗性質的治療之前，務必諮詢

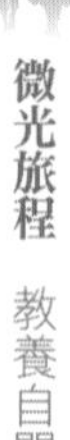

女兒的小兒科醫生。對於保證可以「治癒」小孩卻不被醫學機構認可、非常昂貴、保險不給付或可能影響女兒健康的治療方法，請抱持高度存疑的審慎態度。

5. 對女兒來說，獨一無二且最重要的療育，就是你不求回報的愛。不論你選擇何種治療方式，當女兒以原本真實的樣貌被接受、也被珍愛的時候，她就可以達到最大的進步。

原註

1. BBC News (2009). "Genes 'have Key Role in Autism.'" Online April 28, 2009. 可在以下網址找到：http://news.bbc.co.uk/2/hi/health/8020837.stm，檢索日期：2010 年 11 月 17 日。
2. Harmon, K. (2010). "Large-Scale Autism Study Reveals Disorder's Genetic Complexity." Online, *Scientific American*, June 10, 2010. 可在以下網址找到：www.scientificamerican.com/article.cfm?id=autism-genetic-complexity，檢索日期：2011 年 8 月 25 日。
3. Ghosh, P. (2010). "Study Identifies 'Many More' Autism Genes." Online, BBC News, June 10, 2010. 可在以下網址找到：www.bbc.co.uk/news/10275332，檢索日期：2011 年 6 月 3 日。
4. Roan, S. (2011). "Autism Linked to Hundreds of Genetic Mutations." Online, *Los Angeles Times*, June 9, 2011. 可在以下網址找到：http://articles.latimes.com/2011/jun/09/health/la-he-autism-20110609，檢索日期：2011 年 6 月 29 日。
5. Szatmari, P. (2011). "Is Autism, at Least in Part, a Disorder of Fetal Programming?" Online, *Archives of General Psychiatry*, July 5, 2011.可在以下網址找到：http://archpsyc.ama-assn.org/cgi/content/full/archgenpsychiatry.2011.99，檢索日期：2011 年 7 月 29 日。

6. Zarembo, A. (2011). “Autism Study Downplays Role of Genetics.” Online, *Los Angeles Times*, July 5, 2011. 可在以下網址找到：http://articles.latimes.com/2011/jul/05/health/la-he-autism-20110705，檢索日期：2011 年 7 月 29 日。
7. Johnson, C. K. (2011). “Fraternal Twins with Autism: Is risk in the womb?” Online, Yahoo! News, July 5, 2011. 可在以下網址找到：http://news.yahoo.com/fraternal-twins-autism-risk-womb-200138403.html，檢索日期：2011 年 8 月 24 日。
8. （出處同註 5）
9. Autism Speaks (2011a). “Floortime (DIR).” 可在以下網址找到：www.autismspeaks.org/what-autism/treatment/floortime-dir，檢索日期：2011 年 9 月 29 日。
10. RDIconnect (2011). “Restoring the Guided Participation Relationship.” 可在以下網址找到：www.rdiconnect.com/pages/Restoring-the-Guided-Participation-Relationship.aspx，檢索日期：2011 年 9 月 29 日。
11. Myers, S. M., & Johnson, C. P. (2007). “Management of children with autism spectrum disorders.” *Pediatrics, 120*, 5, 1162-82.
12. Autism Treatment Center of America (2011a). “What Makes the Son-Rise Program Different？” 可在以下網址找到：www.autismtreatmentcenter.org/contents/about_son-rise/what_is_the_son-rise_program.php，檢索日期：2011 年 10 月 3 日。
13. Autism Treatment Center of America (2011b). “History of the Son-Rise Program.” 可在以下網址找到：www.autismtreatmentcenter.org/contents/about_son-rise/history_of_the_son-rise_program.php，檢索日期：2011 年 10 月 3 日。
14. Gray, C. (2011). “What are Social Stories™? Online, The Gray Center for Social Learning, & Understanding. 可在以下網址找到：www.thegraycenter.org/social-stories/what-are-social-stories，檢索日期：

2011 年 9 月 29 日。
15. Autism Speaks (2011b). "Treatment for Biological and Medical Conditions Associated with Autism: Sensory Integration Therapy (SI)." 可在以下網址找到：www.autismspeaks.org/what-autism/treatment/treatment-biological-medical-conditions-associated-autism，檢索日期：2011 年 10 月 3 日。
16. Doheny, K. (2010). "Autism Diet' May Not Improve Symptoms: Study Casts Doubt on Effectiveness of Casein-Free and Gluten-Free Diets." Online, WebMD, May 19, 2010. 可在以下網址找到：www.webmd.com/brain/autism/news/20100519/autism-diet-not-improve-symptoms，檢索日期：2012 年 1 月 9 日。
17. Autism Science Foundation (2011). "Beware of Non-Evidence-Based Treatments." 可在以下網址找到：www.autismsciencefoundation.org/what-is-autism/autism-diagnosis/beware-non-evidence-based-treatments，檢索日期：2011 年 10 月 3 日。
18. Childs, D., Salahi, L., & Mazzeo, P. (2010). "A Gluten-Free, Casein-Free Diet No Remedy for Autism." Online, ABC News, May 19, 2010. 可在以下網址找到：http://abcnews.go.com/Health/Autism/gluten-free-casein-free-diet-remedy-autism-study/story?id=10690766，檢索日期：2011 年 8 月 10 日。
19. International Society for Neurofeedback, & Research (2011). "Definition of Neurofeedback." 可在以下網址找到：www.isnr.org/information/index.cfm#Def，檢索日期：2011 年 10 月 3 日。
20. National Institute of Mental Health (2011). "Treatment Options: Medications Used in Treatment." 可在以下網址找到：www.nimh.nih.gov/health/publications/autism/treatment-options.shtml，檢索日期：2011 年 10 月 3 日。
21. CDC (2011a). "Timeline: Thimerosal in Vaccines (1999-2008)." 可在以

下網址找到：www.cdc.gov/vaccinesafety/concerns/thimerosal/thimerosal_timeline.html，檢索日期：2011 年 10 月 3 日。

22. FDA (2011). "Thimerosal in Vaccines." 可在以下網址找到：www.fda.gov/BiologicsBloodVaccines/SafetyAvailability/VaccineSafety/ucm096228.htm，檢索日期：2011 年 10 月 3 日。
23. Schechter, R., & Grether, J. K. (2008). "Continuing increases in autism reported to California's developmental services system: Mercury in retrograde." *Archives of General Psychiatry, 65*, 1, 19-24.
24. Dominus, S. (2011). "The Crash and Burn of an Autism Guru." Online, *The New York Times Magazine*, April 20, 2011. 可在以下網址找到：www.nytimes.com/2011/04/24/magazine/mag-24Autism-t.html?pagewanted=all，檢索日期：2011 年 10 月 3 日。
25. Wakefield, A. J., Murch, S. H., Anthony, A., Linnell, J., *et al*. (1998). "Ileal-lymphoid-nodular hyperplasis, non-specific colitis, and pervasive developmental disorder in children." *Lancet 351*, 9103, 637-41.
26. （出處同註 25）
27. Denoon, D. J. (2010). "Study Linking Autism to Vaccine Retracted." Online, WebMD, February 2, 2010. 可在以下網址找到：http://children.webmd.com/vaccines/news/20100202/study-linking-autism-to-vaccine-retracted，檢索日期：2011 年 10 月 3 日。
28. Salahi, L. (2011). "Report Linking Vaccine to Autism 'Fraudulent' Says British Medical Journal." Online, ABC News, January 5, 2011. 可在以下網址找到：http://abcnews.go.com/Health/Autism/link-vaccine-autism-link-fraud-british-medical-journal/story?id=12547823，檢索日期：2011 年 2 月 15 日。
29. Knowles, D. (2011). "Dr. Andrew Wakefield Falsified Study Linking Vaccines to Autism, Journal Says." Online, AOL News, January 5, 2011. 可在以下網址找到：www.aolnews.com/2011/01/05/dr-andrew-

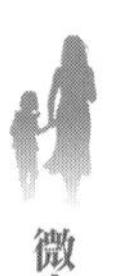

wakefield-falsified-study-linking-vaccines-to-autism，檢索日期：2011 年 8 月 11 日。

30. Burns, J. F. (2010). "British Medical Council Bars Doctor who Linked Vaccine with Autism." Online, *The New York Times*, May 24, 2010. 可在以下網址找到：www.nytimes.com/2010/05/25/health/policy/25autism.html，檢索日期：2011 年 8 月 11 日。
31. Maugh, T. H., II (2010). "Andrew Wakefield Responds to Article about Journal Retraction of Autism Study Report." Online, *Los Angeles Times*, February 3, 2010. 可在以下網址找到：http://latimesblogs.latimes.com/booster_shots/2010/02/andrew-wakefield-responds-to-article-about-journal-retraction.html，檢索日期：2011 年 8 月 11 日。
32. （出處同註 31）
33. CDC (2011b). "Autism Spectrum Disorders: Related Topics." 可在以下網址找到：www.cdc.gov/ncbddd/autism/topics.html，檢索日期：2011 年 10 月 3 日。
34. Rope, K. (2010). "The End of the Autism/Vaccine Debate?" Online, CNN, September 10, 2010. 可在以下網址找到：www.cnn.com/2010/HEALTH/09/07/p.autism.vaccine.debate/index.html，檢索日期：2011 年 6 月 21 日。
35. Stein, R. (2011). "Vaccines Generally Safe, National Academy of Sciences Says." Online, *The Washington Post*, August 25, 2011. 可在以下網址找到：www.washingtonpost.com/national/health-science/vaccines-are-generally-safe-national-academy-of-sciences-says/2011/08/25/gIQA7XAjdJ_story.html，檢索日期：2011 年 8 月 25 日。
36. Kotz, D. (2011). "Few Risks Associated with Vaccines, Specialists Conclude." Online, Boston.com Daily Dose, August 25, 2011. 可在以下網址找到：www.boston.com/Boston/dailydose/2011/08/few-risks-associated-with-vaccines-experts-conclude/3iaNwF4WLUi9W7Hf8eNIjI/index.html，檢索日期：2011 年 8 月 25 日。

37. IOM (2011). "About the IOM." 可在以下網址找到：www.iom.edu/About-IOM.aspx，檢索日期：2011 年 10 月 3 日。

38. Baker, J. P., & Clements, D. (2010). "Do Vaccines Explain the Surge in Autism?" Online, DukeHealth.org, May 17, 2010. 可在以下網址找到：www.dukehealth.org/health_library/advice_from_doctors/your_childs_health/do_vaccines_explain_the_surge_in_autism，檢索日期：2011 年 10 月 3 日。

39. Offit, P. A., Quarlas, J., Gerber, M. A., Hackett, C. J. *et al*. (2002). "Addressing parents' concerns: Do multiple vaccines overwhelm or weaken the infant's immune system." *Pedriatrics, 109*, 1, 124-9.

40. Rochman, B. (2011). "For Siblings of Autistic Kids, Risk is Far Higher than Thought." Online, *Time* Healthland, August 15, 2011. 可在以下網址找到：http://healthland.time.com/2011/08/15/autism-affects-far-more-siblings-than-suspected，檢索日期：2011 年 8 月 23 日。

41. Szabo, L. (2011). "Siblings of Autistic Children at a 20 Times Higher Risk." Online, USA Today, August 15, 2011. 可在以下網址找到：http://yourlife.usatoday.com/health/medical/autism/story/2011/08/Siblings-of-autistic-children-at-a-20-times-higher-risk/49963574/1，檢索日期：2011 年 8 月 23 日。

42. Brown, A. (2011). "Clear Answers and Smart Advice about your Baby's Shots." Online, Immunization Action Coalition. 可在以下網址找到：www.immunize.org/catg.d/p2068.pdf，檢索日期：2011 年 6 月 6 日。

43. Hoecker, J. L. (2010). "Is Chelation Therapy an Effective Autism Treatment?" Online, Mayo Clinic, December 9, 2010. 可在以下網址找到：www.mayoclinic.com/health/autism-treatment/AN01488，檢索日期：2011 年 8 月 19 日。

44. Stratton, K., Gable, A., & McCormick, M. (2004). "Immunization Safety Review: Vaccines and Autism. Online," The National Academies Press.

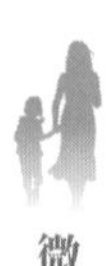

可在以下網址找到：www.nap.edu/openbook.php?record_id=10997&page=21，檢索日期：2011 年 8 月 19 日。

45. Coplan, J. (2010). *Making Sense of Autistic Spectrum Disorders: Create the Brightest Future for Your Child with the Best Possible Options.* New York, NY: Bantam Books.
46. Kane, K. (2006). “Death of 5-year-old Boy Linked to Controversial Chelation Therapy.” Online, *Pittsburgh Post-Gazette*, January 6, 2006. 可在以下網址找到：www.post-gazette.com/pg/06006/633541-85.stm，檢索日期：2011 年 8 月 7 日。
47. Tsouderos, T., & Callahan, P. (2009). “Autism Treatment: Science hijacked to support alternative therapies.” Online, *The Baltimore Sun*, November 23, 2009. 可在以下網址找到：www.baltimoresun.com/health/chi-autism-science-nov23,0,3526417.story，檢索日期：2011 年 8 月 19 日。
48. （出處同註 45）
49. Autism Speaks (2011c). “Treatment for Biological and Medical Conditions Associated with Autism: Is there a cure? Is recovery possible?”. 可在以下網址找到：www.autismspeaks.org/what-autism/treatment/treatment/treatment-biological-medical-conditions-associated-autism，檢索日期：2011 年 10 月 3 日。
50. （出處同註 47）
51. （出處同註 47）

第八章 遍布全球的網路世界

»»

「要是事情不讓人這麼迷糊的話就好了。」《愛麗絲夢遊奇境》

～路易思・卡羅爾（Lewis Carroll）

在女兒確診為光譜裡的孩子之後，你首先會做的幾件事情之一，無疑就是一頭栽進電腦，潛進遍布全球的網路世界（全球資訊網，World Wide Web）中泅泳，起碼我就這麼做了。對於你所有的問題，那裡都有遠較你所需更多的假設性「答案」，等待你發掘。然而，網路上的自閉症世界也是個非常複雜且令人困惑的地方，首先，理所當然的，有許多由政府組織、醫療院所以及其他醫學機構所設立的網站；然後有各個非營利組織、各種活躍團體以及不同療育中心所提供的網址；還有由父母、治療師、自閉症成人架設的數以千計的部落格，分享他們的證詞、看法以及建議；最後，你也會看到各式各樣的推銷網頁，主事者就如同《綠野仙蹤》裡龍捲風盤天而起之前的神奇教授（Professor Marvel）一樣，吆喝叫賣著他們的「痊癒」靈藥與偏方。在浩瀚網海裡你連自己能想些什麼都摸不著頭緒，一開始可能只打算查幾個症狀，看看能不能找到些有關基本療育的警世箴言。然後在你還沒注意到的時候，三小時過去了，而你還在網頁中流連徘徊，從一個連結到另一個連結，直到你非常疲倦的看到部落格上某個人闡述自閉症跟外星人在 51 區的活動有關。然後說時遲那時快，你某個小孩像《瘋狂高爾夫》（*Caddyshack*）那部電影裡的地鼠一樣冒出頭來，於是任何一丁點你希望能溫暖睡個好覺的七彩夢幻也泡泡般的破滅飄散。結果你到底學了什麼新知呢？差不多就是世界上有許多瘋狂的人對你的女兒有著不少瘋狂的意見罷了。

我將非常誠實的告訴你過去十年我對網路中自閉症及自閉社群的研究經驗，也會坦白說明我對這些網站的看法。目的並非說服你相信任何特定的理論，而是希望藉著解釋各個不同的立場與觀念，節省你一些時間。我鼓勵你以謹慎的態度游進未知的大海，並且牢記，在沒有確定成因及治癒良方的情形下，所有事情的真偽，可能會非常難以捉摸。

自閉社群裡通常有著涇渭分明的立場，所有你閱讀的資料文章的背後，都有與自閉症相關的理論做基礎：它是什麼、它的起因、怎麼治療最恰當。而最主要的立場有二，一派認為自閉症的成因源自於基因差異，也許再加上孕期情況，應該以發展關係、行為以及教育等傳統療法進行介入療育，以得到最佳成效；另一方則相信自閉症實為某種生理疾病，可能起因於疫苗施打，應該以生醫療法來改善。而不幸的是，這兩種態度之間，幾乎沒有什麼中間地帶的存在。

主流醫學的網頁

首先，網路上有主流醫學網站與政府支助的網站，這些網頁提供許多有關自閉症的詳細資料，以及它可能影響到的範疇，這些網站對父母來說都非常容易閱讀，資料也十分完整。通常它們只認可那些經過科學方法研究、測試，並通過嚴格要求審核的療育方式，女兒的小兒科醫生最可能推薦你閱覽這類網站。

杜克大學健康網站（***Duke Health***）

www.dukehealth.org/health_library/advice_from_doctors/your_childs_health/autism

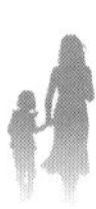

這是由杜克大學醫學院所支援的網站，其中有一個專屬於自閉症論述的分頁，非常容易查詢及使用，幾乎也對所有常見的自閉症成因，及自閉症治療方式的問題提供答案，並且以十分易懂的方式解釋有關自閉症的實驗及研究。附設在該網站下的，還有杜克大學非常受到重視的自閉症計畫，他們不單只是提供資訊，也對實際協助自閉症者的工作十分投入。

梅約臨床醫學研究中心（*Mayo Clinic*）

www.mayoclinic.com/health/autism/DS00348

此機構是世界上最有聲望的醫學研究中心之一，它廣受推崇的網站提供許多非常值得信賴的資訊，以及與自閉症有關的科學實證論文之連結，是你開始學習自閉症相關的知識，及了解可靠治療方法的絕佳網頁。

美國疾病管理防治局（*Centers for Disease Control and Prevention*）

www.cdc.gov/media/subtopic/asdResources.htm

此為美國境內由政府資助的主要醫學網站，不只登載了自閉症的詳實訊息，也提供許多正在進行的自閉症成因與治療方式的研究連結，是一個能夠學習到許多自閉症相關知識的優良網站。

神經失調及腦中風國家研究中心（*National Institute of Neurological Disorders and Stroke*）

www.ninds.nih.gov/disorders/autism/autism.htm

此網站隸屬於美國國家健康研究院（National Institutes of Health, NIH），它從神經學的角度提供對自閉症的見解，並有許多癲癇及可能基因傾向的資訊，也提醒父母應該對各種療育方式抱著謹慎的態度。由於資料庫中有許多說明腦部及神經系統對自閉症所造成影響的特別文章，因此我很喜歡這個網站。認識自閉症的腦部特性，讓我更了解女兒某些實際上源自於感官經驗及認知差異的行為。

波士頓兒童醫院（*Children's Hospital Boston*）>>>

www.childrenshospital.org

這是一所與哈佛醫學院有合作關係的醫院，很自然的，它的網頁也非常有名，是一個提供可靠訊息的網站。對自閉症這個議題，該網站建立的資料庫範圍極廣，有最新的研究及治療文章，還登載了許多非常有趣的相關論文及網址連結。即使不住在波士頓，你也能從網頁中感覺到一個優良的治療中心（或計畫）所應該具備的輪廓。

美國國立醫學圖書館（*PubMed*）>>>

www.ncbi.nlm.nih.gov/pubmed

這是由美國國立醫學圖書館及美國國家健康研究院（NIH）共同維護的資料庫平台，其中有超過兩千萬筆來自美國連線醫學文獻與檢索（MEDLINE）、生命科學期刊以及電子書籍的引文。無疑的，它是一個尋找自閉症研究與論文的好地方，然而並非所有摘錄的研究都有相同的可信度，其中的論文品質也有些良莠不齊。你應該尋找的是那些審閱過、引用過，及其結果曾受到不只一位專業人員複製過的研究。換言之，結果的分量決定了想法的可信度。同時，應搜尋那些在其領域中知識及經驗都很豐富的學者所帶領的研究。我曾在網站裡讀過一些該領域中可謂新手的研究人員所發表的、十分天馬行空的「研究」論文，因此不要認為它所登錄文章的分量或信度都相同。但是，當然，PubMed 擁有醫學研究範圍中最詳盡完整的資料。

除了上述幾個網站外，網路世界裡還有許多由政府機關及醫學中心支援的網頁，我所列出的只是一些我覺得十分易於使用、資料也非常豐富的網站。

自閉症團體、組織與協會

在過濾了醫學網站後，你也許會想看看各種不同的自閉症組織及協會的網頁；通常你可以在其中找到許多地方性的資源，大多數網站都盡可能客觀的提供各種自閉症成因及治療的資訊。我十分推崇這些持平並尊重雙方看法的組織，但這種態度有時也會讓希望得到明確答案的父母覺得困惑。

自閉症之聲（*Autism Speaks*）

www.autismspeaks.org

在美國為自閉症喉舌的團體裡，自閉症之聲是其中最大的組織。它提供地區及國際間關於療育、後續研究以及創新研究等方面詳實可靠的資訊，對現今每一種療育方法都做了非常仔細的說明，也條列許多論文的連結。網站中張貼有許多由國際及地方舉辦的慈善活動，以及各地服務與資源的網址連結。它認同醫學界支持的「疫苗並非自閉成因」的理念，因此我想自閉症之聲的立場是比較保守的；然而，它也很能夠同理父母對某些特別孩童是否應接受預防接種的疑惑與擔憂，並持續不斷的推動疫苗安全的學術研究。我每個禮拜都會多次造訪它的網頁，持續注意與自閉症有關的新知。

全美自閉症協會（*Autism Society of America*）

www.autism-society.org

最早的自閉症組織，由專長於自閉症診療及研究的伯納・瑞藍（Bernard Rimland）醫生於 1965 年成立。該網站的資訊及建議非常豐富，並有各地分會的連結網址，因此你可以親身參與協會的活動。我發現自閉症協會非常無私的試圖提供所有觀點，包括基因研究以及導致自閉症的環境成因。該網站對於飲食介入法解說得十分清楚完整。對我來說，調整飲食是一個幫助小孩改善身體狀況的安全方法，對其他症狀也可能有益處。但相對的，這個網站也提供螯合療法及靜脈免疫球蛋白注射療法（IVIG）的資訊，而這兩種方法都是尚未證明對自閉症具確實療效、在施行時也有相當風險的替代療法。在此要特別說明的是，瑞藍醫生接著建立了第一個自閉症生醫組織，也就是自閉症研究學會（Autism Research Institute, ARI），因此在自閉症協會網站的生醫部分裡有許多 ARI 的文章連結。總括來說，該協會試著傳達每個人對自閉症的觀點及思慮。

英國國家自閉症總會（*The National Autistic Society, [UK]*）

www.autism.org.uk

這是英國相當於全美自閉症協會的組織，它對英國的自閉症者及其家庭所能得到的服務有非常完整的解說，該網站討論的治療通常都是實證有效的療育方式。此外，它對 MMR 疫苗與自閉症這個議題的立場十分清楚，也就是目前並無研究證明兩者間有任何相關。然而，該協會了解父母的憂心，並持續推動對自閉症成因研究的需要。其網站的主要目的，在幫助父母熟悉目前可行的療育方式，並提供取得及施行的途徑。

英國自閉症教育基金會（*Autism Education Trust, AET*）

www.autismeducationtrust.org.uk

這個網站對居住在英國的人幫助非常大，由英國政府體制中的幼童教育家庭部門（Department for Children, Schools, and Families）出資，於 2007 年成立。網站中對英國境內自閉症兒童的各種服務及取得管道，都做了詳盡明白的解釋。AET 提供公立與私人兩方面支援系統的資訊，也告訴父母如何為小孩及自己尋求幫助及獲得完善服務的方法，是一個絕佳的資源網站。

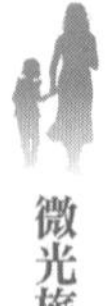

立場比較謹慎的網頁

有些網站的態度十分謹慎，認為在推薦任何治療方法給父母之前，該方法都必須通過嚴謹的科學實證程序。顯而易見的，這些網站的立場與醫學機構的觀念較為一致，由於我認為在幫助孩子的同時，我們也必須確定孩子不會受到傷害，因此我比較信賴這幾個網站的內容。它們都強調自閉症者應該享有能夠發展天賦的一切機會與幫助，但並不相信我們能夠脫胎換骨的把自閉症者改變成另一個人。這與我看待女兒的態度相同，所以在此前提下，我能夠很自在的接受這些網站的觀念。

自閉症療育科學協會（*Association for Science in Autism Treatment, ASAT*）

www.asatonline.org

這個網站提供「自閉症起因及療育的嚴謹研究資訊」給需要幫助的家庭，其主頁的聲明如下：

> 如你所知，網路上有許多與自閉療育相關的網站，而 ASAT 在許多方面都是獨一無二的。我們沒有任何經營章程，不提倡任何特別療法，也不販售任何商品。
>
> 我們的使命是分享與自閉症相關，確實的、科學的、嚴謹的研究資訊及療育知識，因為我們相信，這是自閉症個人及其家庭唯一應得的待遇。

我決定節錄整段文章，而非摘要或轉述，因為它清楚說明了我對自閉症療育的感覺，那就是我只想要孩子嘗試經過嚴謹而反覆的科學檢驗、實證有效且安全的治療方法。該網站的內容包括自閉症範疇中許多常見的疑問，並摘錄許多廣受推崇的研究來佐證它的回答。ASAT 網站的書寫基調寧靜平穩，充滿希望，跟你在某些網站中感受到的狂熱憤懣，手足無措，完全不一樣。在研究過標準的醫學網頁後，我會建議父母造訪這裡，尋找你需要的忠告與指引。

自閉症研究（*Research Autism*）

www.researchautism.net/pages/welcome/home.ikml

自閉症研究是一個令人印象深刻的英國網站，職志於「研究並調查自閉症的介入方法」，並以改善自閉症者的生活品質為使命。此網站對每一個可能的療育方法提供了許多資料，甚至依據控管優良的研究，為各種方法的效用及安全做出不同的評價。該網站會是你非常棒的參考依據。在開始任何治療前，你都應該到這裡搜尋相關的論述及統計，他們等於已經為你調查並評比過各種研究了，這是我極為推薦的網站。

《自閉文摘》雜誌（*Autism Digest Magazine*）

www.autismdigest.com

《自閉文摘》是一份有網路版及紙本版的雜誌，主要刊載一些自閉症者及其家庭日常生活中的挑戰，同時也登載有自閉症研究及療育的文章，撰稿者包括非常有名的自閉症人士天寶・葛蘭汀，以及「自閉症與女孩」這個議題的研究專家之一——東尼・艾伍德（Tony Attwood）。我之所以將這本雜誌歸類於立場謹慎的網站，是因為它所持的角度十分正面且有根據，它認可實證後的治療方式，而非試驗性質的療法。最重要的，該雜誌非常尊重及同理有自閉症的人，它的願景聲明裡有一段話：「對於有自閉症候群的人，我們相信他／她的能力，而不是他／她的失能。」

這本雜誌的內容遍及所有的治療選項，但也提醒父母注意那些好到幾乎不可能為真的治療方法，忠告世人在嘗試任何療育前，都必須先搜尋資料，教育自己。它的文章讀來可以安慰人心，給人希望，對於光譜孩子的父母每天必須面對的重大挑戰，也有非常多寶貴的建議。

注意：《自閉文摘》與《自閉科學文摘》（*Autism Science Digest*）是兩本不同的刊物，《自閉科學文摘》是自閉生醫網站 AutismOne 所發行的生醫雜誌。

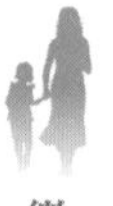

《自閉光譜季刊》（*Autism Spectrum Quarterly*）>>>

www.asquarterly.com

這是一本非常棒、有網路版及紙本版的雜誌，其中討論了許多光譜孩子父母所關心的實際的議題，並提出許多良方與策略。該雜誌有亮麗的夢幻顧問群，包括賽門・拜倫科恩（傑出的劍橋大學自閉症研究學者）、東尼・艾伍德（「自閉症與女孩」的研究專家）、卡蘿・葛雷（社會性故事創立者），以及天寶・葛蘭汀（自閉症傑出人士），是一本滿載著可信賴、有助益、並充滿鼓勵資訊的一流雜誌。

自閉症科學基金會（*Autism Science Foundation*）>>>

www.autismsciencefoundation.org/aboutasf.html

這個網站致力於推動自閉症起因及治療的科學研究，它的前提是，當能夠提供證明（而非理論）時，有自閉症的人就可以經由科學，得到最適宜的幫助。

該組織的使命是「藉著提供經費以及其他幫助，給那些投入、輔助、發表、推廣自閉症研究的科學家與組織，來支持自閉症的研究」。

如果你尋找的是自閉症起因的答案，那麼這個網站也是最先開始討論此議題的起點之一。

天寶・葛蘭汀個人網站（*TempleGrandin.com*）>>>

www.templegrandin.com

這是天寶・葛蘭汀自己的網頁。正如我之前提過，而你可能也已經知道，天寶大概是目前世界上最有名的自閉症人士，很成功、很有才華，而且十分活躍。她的網站有許多洋溢著知識性與啟發力的素材，還有她的影片連結、演講行程以及專業成就。天寶會定時回答訪客在網上留下的提問，因此你可透過網路向她提出問題，也許會得到她本人的回答。每次造訪這裡時，我總能透過天寶的眼睛，找到些曙光般、嶄新不俗的看待自閉症的方式。她的確是為自閉族群拓展世界的大使。對我來說，她母親為她取了「天寶」這個名字，是一件有如神喻的事 [譯註]，因為她的網站正是我每次需要呼吸到希望時，讓我流連難捨的地方。

神經多樣化網站（**Neurodiversity.com**）>>>

www.neurodiversity.com/main.html

由自閉兒的母親凱瑟琳・賽德（Kathleen Seidel）創立的網站，她藉著設立網站來彰顯那些腦部運作不同的人的天賦，也以此為網站命名。「神經多樣化網站」提供豐富的資訊及許多鼓動心靈的文章，這些文章的作者都能看見特殊孩子與生俱來的美好。賽德的文筆優美，她希望社會不僅僅只是接受我們的孩子，也發自內心的重視與悅納他們，並以此為夢想，熱情動人的為孩子發聲。當閱讀她的網站時，我總能找到一些新的、值得花時間細讀的想法，就像賽德女士的這段話：「研究指出，最少有二十個基因可以引起自閉症的萌發，自閉種子安靜綿延的嵌在人性架構的底層……自閉症是人的一部分，如同它也是夢想的能力。」

我非常喜歡她對自閉症的看法，正如同天寶・葛蘭汀所言：「不是不如人，而是不相同。」

費城兒童醫院疫苗教育中心（***The Vaccine Education Center of the Children's Hospital of Philadelphia***）>>>

www.chop.edu/service/vaccine-education-center/home.html

因為許多自閉兒的父母都受到疫苗故事的震懾，對預防接種非常害怕，我決定將這個網站列入本章。為孩子施打疫苗與否，是你的決定，我並不能告訴你該怎麼做，但這個網站對疫苗爭議的來龍去脈解釋得十分詳盡，並摘錄許多不認同自閉症與疫苗有關的研究，它幫助我了解其中的道理，也解除我的許多恐懼。

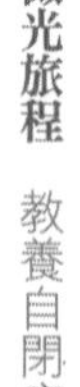

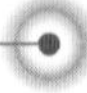

譯註：天寶（Temple）原指寺廟或神殿。

生醫及其他網頁

一般來說，這些網站相信自閉症主要肇因於疫苗接種對身體帶來的傷害，因此，治療方式首在改善因為這些傷害而來的生理影響。大多數的生醫網站都將自閉症視為一種疾病，其中有些更將自閉症的成人及兒童形容為「受損的」及「破壞過的」，通常，這類網站會建議你尋求生醫醫療網絡中 DAN 醫生的協助。DAN 是「現在戰勝自閉症」（Defeat Autism Now）的縮寫，由一群推廣包括螯合、IVIG 等生醫療法的非主流醫生所組成，老實說，我通常不會在這些網頁上尋找答案或啟發。

自閉症研究中心（*Autism Research Institute, ARI*）

www.autism.com

最早的自閉症生醫網站，也是生醫範疇中許多其他更激進的分支網頁的觸媒。假如你選擇生醫治療的途徑，那麼你可以在這裡找到非常多的資訊。網站中各種維他命的解說對我非常有幫助，但 ARI 鼓勵父母延遲或減少疫苗接種。該網站認為自閉症是一種需要生醫治療的疾病，然而，在生醫網站中，ARI 對治療介入的態度十分謹慎，也鼓勵父母尋找執業醫師的協助。假如你對生醫治療有興趣，這裡應該是你發掘資料的最佳所在。

此外，DAN（現在戰勝自閉症）這個組織也就是自閉症研究中心（ARI），如果你在網上尋找的話，它會引導你回到同一個頁面。

治療自閉症（*Treating Autism*）

www.treatingautism.co.uk

這是一個名實相符的英國網站，坊間無法從名稱中一窺堂奧的美國組織多不勝數，因此這個英國網站讓人覺得分外清新。你可以在這裡找到所有提供給父母的生醫療法，也有父母們敘述哪些療法對孩子有效的證詞。然而，由於其中的個案同時嘗試了好幾種療法，這些證詞通常都讓人更疑惑，而非更有信心，但你當然可以自行探究它的內容。

美國自閉症協會（*National Autism Association, NAA*）

www.nationalautismassociation.org

不必理會這個美國組織的名稱，它並**沒有**提供給你有關於自閉症的完整觀點。該網站的內容主要是自閉症的生醫療育，並包含一些與自閉症有關的有用資訊，然而，大部分的篇幅都在推廣各種生醫療法。該組織的顧問群包括了魏克菲爾德醫生，他是受到《刺胳針》期刊除名的 MMR 疫苗研究的醫生。提供生醫療法的資訊當然沒有問題，但對一個自詡為替所有受到自閉症影響的個人及家庭發言的組織來說，支持魏克菲爾德似乎是個不怎麼聰明的決定。此外，美國自閉症協會也在網頁上販售生醫產品，而我對販賣商品的組織一向非常小心。NAA 在網頁中還提供了全美疫苗資訊中心（National Vaccine Information Center）的連結，該機構為美國境內質疑疫苗安全最激烈的組織，這個動作清楚表明了該協會對自閉與疫苗所抱持的立場。

全球自閉症協進網站（*Global Autism Collaboration*）

www.autism.org

這是自閉症研究中心史帝芬・艾德森（Stephen M. Edelson）博士的網站，提供許多其他自閉症組織的連結，但連結網中似乎只包含有支持以生醫療法治療自閉症的組織。

世代救援（*Generation Rescue*）

www.generationrescue.org

與演藝界名人珍妮・麥卡錫（Jenny McCarthy）關係密切的網站。對我來說，這是一個對自閉症的態度十分負面的網站。該網站宣稱，假如依照其規程來治療，你就可以「治癒」孩子。該網站並認為疫苗是引起自閉症的原因，替代療法能夠讓孩子擺脫自閉症的掌控而「痊癒」。

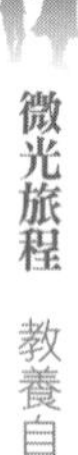

若你擇此路而行，世代救援組織會在你居住的城鎮附近找一位「救援天使」（Rescue Angel），幫助你了解規程中所有的生醫內容。你可以在網頁中購買它推薦的補充品、珍妮・麥卡錫的書，還有她名下的嬰兒無毒寢具、各類窗簾以及嬰兒床旋轉吊飾。世代救援販售的產品包羅萬象。

自閉症全景（*AutismOne*）

www.autismone.org

與世代救援類似的網站，宣揚同樣的理念，並販售類似商品。

全美疫苗資訊中心（*National Vaccine Information Center*）

www.nvic.org

雖然乍看之下很像某個政府機關，但實際上它是一個自稱為疫苗守門犬的獨立組織，網頁箴言寫著：「你的健康，你的家人，你的選擇。」網頁裡大部分的篇幅都在討論及質疑疫苗的安全性。雖然該組織的確提供協助給小孩因疫苗受到損傷的家庭，但它主要的信念似乎不贊成將疫苗視為大眾健康的必要條件。對我來說，這是很難了解的立場，特別是在疫苗已為人類帶來許多益處之後。

《自閉症檔案》（*The Autism File*）

www.autismfile.com

這是一本網路雜誌，也有紙本版可以取得，內容幾乎包括所有與自閉症相關的生醫資訊，魏克菲爾德醫生是主要撰稿人之一，而我並未訂閱該雜誌。

治癒自閉症絮語（*Talk About Curing Autism*）

www.tacanow.org

自閉生醫網站，網站商品與「自閉症全景」及「世代救援」雷同，它也推薦螯合療法與其他替代療法。

「一切都是陰謀」的網頁

我無意推廣這些網站，所以並不會分別將其列出，但你在搜尋資訊時務必要小心它們的存在。為本書蒐集資料時，我找到許多以各種光怪陸離的理由作為自閉症成因的網站，鉅細靡遺的從超音波到毒雨到看太多電視到太愛乾淨。此外，還有一些以陰謀論解釋所有事情的網站，其間所闡述的理由從製藥公司隱瞞導致自閉症的藥物、醫生藉著施打疫苗為孩童注射毒素，到政府藉著促發自閉症來控制人口，琳瑯滿目。我發現這些陰謀論一丁點可信度都沒有，之中最讓我難過的，是對那些因為關心孩子而建議預防接種的醫生們毫無根據的誤解與誹謗。我認為小兒科醫生屬於最謙虛、最富同理心的醫師裡的一群人，他們的工作時間很長，經常有小毛頭在身旁哭叫，被嬰兒吐得滿身，要安撫焦急的父母，還得想法子哄著小孩配合檢查，我無法相信這些醫生會故意傷害我們的孩子。

如果你造訪這些網站，在評論前務必三思，假如你忍不住發言了，也不要使用真名，因為其中有些網站對於持不同意見的人，甚至墮落到以人身攻擊與人格批評來騷擾的程度。對某些內容，以及某些針對我及我的發言所做的回應與蜚短流長，我是非常震驚而沮喪的。當發現這些完全不是真正的討論，只是一些憤世嫉俗者對某個虛構的冷血機器丟擲石塊、發洩怒吼後，我就再也不瀏覽這些網頁了。

繼續前行

別被憤怒之網纏繞

「人類最後的自由，就是選擇自己面對世界的態度。」

～維克托・法蘭科（Victor Frankl）

我能給你最重要的建議之一，就是不要花太多時間在網路上尋找答案。為了寫這本書，我在網站中耗費了鉅額的時間，閱讀成千上萬筆讓我透不過氣又困惑的資料。當你讀著某人的意見及理論，以及一個又一個接連而來反對之前意見的意見，彷彿一場沒有結果、沒有贏家的網球比賽時，是很容易讓你迷惑，讓你寶貴的時間煙霧般消逝在空氣中的。更有許多憤怒與責難，冰雪般永不改變的凝結在未知之地，那霜凍的氣息可以改變你，改變你看待孩子的角度。當然，路途中必有艱苦，但若只關心那些困頓與痛苦，我認為這會是一段由我們自己親手將未來妝點成無望深淵的旅程。這些人只看到孩子的限制，沒有看見孩子的可能。如果你耗費時間在網路上閱讀這些只有負面想法，以「沒有靈魂」、「受到毀損」等字眼描述小孩，不斷告訴你養育一個自閉兒有多困難的言論，那麼你的世界也將黯淡，淹沒在消極陰暗的漩渦中無力抽身，試問你又如何能讓自己或女兒克服生命裡任何一件小事？怨懟的人在彼此身上得到養分，而你的同情轉眼將讓你成為其中同悲共憤的一份子。

謹記，網路乃公眾聊天室

此外，當人們在網路上公開談論我們的孩子時，不只形塑了**我們**看待自閉症的態度，也影響了**世界**看待自閉症的態度。當父母以心碎或噩夢來描述養育自閉兒的感覺時，他們也輕看了所有的自閉症者。若我們自己都將孩子看成不符合父母期盼的陰影，我們又如何能冀望社會大眾視他們為沒有殘缺的完整人？這也是在看到父母以「受損的」、「被毀壞的」這些語詞來稱呼小孩時，我會那麼難受的原因。當父母視孩子為一個受到損壞的個體時，世人要如何關心這些孩童的療育與學習？世界又為什麼要投注金錢與時間在父母眼中如此空洞無希望的孩子身上？身為父母，我相信我的工作是愛護與接納女兒，以有她為喜樂，於是方能讓世人循路而來，以女兒的樣貌接受她，並珍視她在世上無可取代的位置。

小心面對網站及它的應許 >>>

在閱讀一些奇奇怪怪的網站時，自閉兒父母必須時時提醒自己不要輕信其中言論，特別是那些宣稱能夠「治癒」自閉症的網頁。現實中悲哀的事情是，有些人藉著我們孩子的自閉症攫取了大量的金錢。我知道當你看見孩子掙扎於其他小孩不費吹灰之力就能精熟的日常生活技能時，那心碎淒涼的感覺，父母可以為了幫助孩子付出一切努力。但如果你錯信了不對的人，那同樣的癡心與絕望也可能非常危險。所有這些號稱能讓孩子「痊癒」的方法，背後都沒有實證嚴謹的研究，只有一些撥弄你心弦、牽動你願望、占據你腦海、掏空你銀行帳戶的動人故事而已。

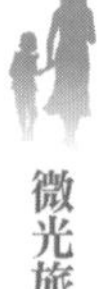

相信你真正認識的人 >>>

控制自己上網的時間，只閱覽某些認真撰寫事實與實證，或能夠讓你看到希望、會心一笑、感到平靜安慰的網頁，花時間跟那些在網路或現實生活中鼓舞你、給你希望的人相處。假如一直昂首樂觀向前，你就能安然度過考驗，你的女兒當然也可以。我知道這聽起來實在太老掉牙了，但就如同其他每件事一樣，你可以選擇面對自閉症的態度，而我們的態度左右了孩子很大一部分的現實生活。與其信賴某個網路上的醫師，不如在住家附近找一個好醫生，加入一個正向的父母支持團體。把信心放在友善真誠、你也認識的人身上，而不是電子世界裡某個不知其名、只見精神不見實體、教皇般的人物。女兒的醫生、治療師還有老師，是你最佳的療育、資訊以及支持的來源，那些真正熟識她跟你的人，才是幫助女兒的適當人選。我希望你永遠都可以在孩子身上看到她的能力，並讓信心與樂觀引領著你的滑鼠與意念，因為你的女兒已經完整，不論網路裡的流言喃喃地說了些什麼。

關於網路，請你牢記在心

1. 在著手為女兒搜尋特定的治療方式之前，先讓自己對自閉症有基本的概念與了解，並從常設的全國性網站開始蒐集資料。
2. 自閉症社群對「疫苗是否造成自閉症」的看法有極大的分歧，許多網站相信疫苗造成自閉症，但這個說法至今都沒有得到科學的證明。在採納某個網站的建議之前，確定你知道該網站的立場，以及自己的信念。
3. 提防充斥著販賣營養品及宣傳治療方法等廣告的網站。令人難過的事情是，許多人利用自閉兒父母渴求幫助的急切，從中攫取利益，許多治癒的保證如水中撈月，到頭來只耗盡你大筆的金錢。在相信或開始任何治療前，切記諮詢你的小兒科醫生。
4. 小心狂熱份子。有些人在憤怒、陰謀論以及責難中欣欣向榮，避開這些人，他們既不會給你希望，也不會給你幫助。
5. 網路是搜尋資料的好地方，但沒有任何事能夠取代那些在你身邊、你真正認識也信賴的人。因此，當為女兒的療育做出重要決定時，把握住那些愛著她，以及為她的健康快樂投入精力的人：你的家人、你的朋友、女兒的醫師及治療師。

第九章
鐫刻著里程的石碑

「耐心與耐力，可以克服任何事。」
～愛默生（Ralph Waldo Emerson）

啊，那些諄諄說著你可愛的女兒何時該會什麼的嬰兒手冊與幼兒指南呀！當女兒年幼時，它們是我生活中禍患的根源。女兒嬰兒時期成長得還不錯，但整個幼兒階段，我們沒有如期達到任何一個幼兒該有的能力指標，即使在我知道她們屬於自閉光譜裡的孩子之前，發展表上的印記也來得非常慢。我的兩個女兒都到快十四個月大的時候才會走路，牙牙學語期也比一般小孩晚，而且一直到四、五歲才開始自己上洗手間。我能給你最好的建議是把書扔掉不要再讀了！相信我，你的女兒終將達成許多發展指標，但並非依著你的時間表，當然也不會照著那些討厭的育兒書上的時間表。那麼就優雅一鞠躬，退出左鄰右舍間「你家小孩什麼時候戒尿布」的競賽吧，並慶幸自己從那些小氣瑣碎，但眾多媽媽好像都非常熱中的「互比小孩活動」裡永遠的畢業了。

一旦擁抱新生活之後，我其實發現它某種程度上的自由。不用再跟巷弄裡其他主婦在街上寒暄閒聊，談著她們孩子的聰穎靈敏，同時對方的小孩騎著腳踏車從身邊呼嘯而過，而我的小孩在一旁慢悠悠的踩著大三輪。取而代之的，我找到許多與我情況相似的母親，我們也彼此陪伴，互相支持。重要的是你必須牢記，女兒一定會持續的成長與進步，比如我的女兒，她們現在比以前容易太多，比小時候懂事、和氣、講道理，而且一年比一年更好。對每個人來說，學習都是終生的過程，所以請聽我說：女兒會成長，也會熟習許多能力，但不一定是在你盼望的時候，或是那些擾人的書本裡宣稱會發生的時候。

里程碑之一：睡眠

那撲朔迷離的甜夢 >>>

白天耗費大人許多額外精神的孩子，晚上居然還不安穩入眠，未免太不公平。然而，怨嘆呀，許多我們的孩子都如此。我一直很寶愛睡眠時光，我母親說從醫院把我抱回家的第一晚，本人就睡過夜了。因此新手媽媽時期嚴重的睡眠不足讓我非常痛苦，而且完全沒想到整夜好眠居然驚鴻般一去不復返。我的女兒——特別是莉思，從出生那一天開始，睡眠時間就非常紊亂。嬰兒時期，莉思每次睡著的時間都不超過一或兩小時，而這通常是白天。數不清的白晝黑夜，我抱著莉思在房子裡走來走去，輕輕唱歌給她聽，有時累到只想得起一些老影集的主題曲隨口亂哼。光是現在，想起我當時穿著睡衣雙眼迷濛、繞室三匝，呢喃著《天才家庭》（*Family Ties*）的主題曲〈真實人生〉（The Facts of Life），就讓我疲憊不堪。放著莉思讓她哭也不是辦法，即使我可以忍受（而你八成也看得出來我不能），莉思小時候是個非常神經質的嬰兒，若是不管她，這孩子一哭起來可以尖叫啜泣個好幾天。

到了卡洛琳，她的睡眠情況就更難懂了。卡洛琳在嬰兒時期睡得非常安穩，一步入幼兒階段，她簡直連一天都沒有好好睡過。有好多好多年，我像個神智恍惚的僵屍，在嬰兒床、小搖籃還有幼童欄杆床之間徘徊，徒勞的試著讓每個人安睡，就像是煎熬著度過某個冷酷無情、永無止盡的兄弟會入會儀式一樣。在許久的嘗試、錯誤、修正後，我找到幾個讓我難以捉摸的小修行僧入睡的祕密之鑰，如今她們兩個都可以整夜

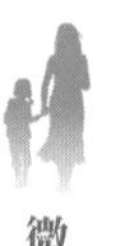

安眠，而我簡直沒辦法更開心了。不被打斷的甜睡宛若天賜甘露，所以別灰心：諸事皆有成就之日，只是有時慢臨許久，彷彿神不垂聽。以一個耗盡力氣夜遊者的經驗，我對你有如下的建議。

睡眠時間的建議 >>>

首先，孩子無法靜下來的很大一部分原因，來自他白天受到過度刺激的神經系統。我發現對我的孩子來說，本體覺上平穩的深壓力很有幫助。在睡前讓小孩爬進兩個懶骨頭椅之間深深擠壓她，按摩她們的雙腳，藉著能撫平神經火花的舒緩按摩讓她們穩定下來，對女兒非常有用。當然，一天下來大人也許已經非常疲倦，但稍許睡前的額外努力，就可能換來某些晚上的一夜黑甜。

其次，我們的孩子通常對聲響及其他感官知覺上的刺激非常敏銳，而「白色背景噪音」惠我良多。我的女兒是即使只聽到微風拂過樹葉的沙沙聲都無法入睡的孩子，但她們在低沉細微的聲之白霧中卻睡得很好。還記得數年前，非常神經的，我在明媚五月國殤日長週末歡樂的烤肉聚會裡懇求鄰居及其賓客只能竊竊私語，好讓莉思像嬰兒般熟睡，而當時才晚上七點。他們一定覺得此人是天下無敵的懶媽吧！最後，我終於買了一個發出輕嗚、彷彿微弱雨聲的背景噪音機，剛好可以蓋過那些會讓女兒警醒的聲響。如今她們兩個的房間裡都裝著風扇，聲音維持得很小，對她們的睡眠品質非常有幫助。那種平穩一致、重複、不間斷的嗡嗡聲似乎能讓女兒寧靜下來，而且我總會禱告千萬不要停電，否則卡洛琳就會像玩具盒裡的小丑一樣，神采奕奕的蹦出來。

第三，有些小孩需要重一點的毯子來讓自己覺得安全穩固，比如卡洛琳，即使房間裡很暖，卡洛琳睡覺時也要蓋著有些重量的絨毯。因此我盡量保持房間的涼爽，讓她可以裹在毯子裡安睡，我通常會把絨毯密密圍著她的身體並壓緊，彷彿蠶繭。之前我從未想過，但這也許是她每天早晨如蝴蝶般甦醒，愉快的在房裡輕盈飛舞的原因。

第四，房間裡必須合理的黑暗，我為此特別裝了遮光簾，從房間裡看起來十分粉紅，但外層為金屬材質，可以擋住清晨五點初升的明亮陽光。保持房間陰暗會帶來兩個結果，首先，當孩子該上床時，臥室裡有慵懶寧靜的感覺，其次，由於不用像農夫一樣黎明即起，她們也能夠睡得久一些。不過，假如房間暗得很宜睡眠，你可能就得準備一盞小夜燈，但這無妨，夜燈的光很微弱、很安心，現在有些夜燈也做得非常精緻。我的一個朋友為他女兒買了一盞高科技的夜燈，看起來就像一尾優游水中的魚，還會發出溫柔的海潮聲，讓人非常平靜，喚起沉沉睡意。

第五，你必須要有一套有用且完整的就寢常規。當女兒還小的時候，我們有一張就寢規程表，她們很喜歡看著那張表，一樣一樣做完例行事項，而這也給了她們時間調整心情，體會到「白天已經結束，就寢時間就要來臨」的事實。先換睡衣，然後是一杯水或花草茶、刷牙、按摩雙腳、床邊禱告、蓋被子、關燈。記得不要將常規訂得太複雜，因為一旦建立規則，要改就難如登天了。

第六，鼓勵小孩找到某個親愛的「它」，最好是柔軟的絨毛動物或填充玩偶，可以讓你的女兒在夜裡覺得有個小跟班陪著她。我知道有些自閉兒不像其他小孩一樣，那麼容易愛上某個安撫玩具，但如果大人持續努力，女兒終究會找到她的小同伴。你現在大概覺得本書作者想必有什麼多重人格障礙了，不過，一定要常常讓女兒親愛的小同伴跟她說說話，保證在旁守候讓她整夜不孤單。每次，《小熊維尼》裡的皮傑小豬和《恐龍巴尼》裡的嗶傑龍（BJ），都比我更有辦法讓女兒安穩的進入夢鄉。

最後，女兒的房間必須整齊有序，好讓她睡著。有自閉症的孩子需要齊整的房間裡安定可掌握的感覺，不會有太多紛雜的小東西擾亂她，把她從睡眠之地吸引過來。我的女兒都有可以抱著睡覺的填充玩具，但每天她們也要把房間收拾整齊，代表日光與遊戲都已結束，夜晚及睡眠就要開始。然而，不要在就寢前讓她們整理房間，這樣的安排會提醒女兒她擁有的玩具及嗜好。把整理時間提前，在晚餐後或洗澡前讓她們收拾乾淨，於是當夜裡孩子走進臥室時，房間裡已然隱隱有著哈欠般夢的氛圍。

假如試過許多方法後，你的女兒仍然有睡眠問題，可以詢問小兒科醫生是否能讓孩子服用褪黑激素（melatonin），一種能夠誘發睡眠的自然補充物。此外，鎂劑也能有效幫助我的女兒在就寢前放鬆；我找到一種粉末狀可以溶在果汁中的產品，很容易使用。鎂對身體有平靜的功效，但在嘗試前務必諮詢兒科醫生。還有，不要忘記一杯放鬆身心的洋甘菊茶。我的女兒只喝一種叫作「安睡」（*Sleepytime*）的產品，因為盒子上印了一隻穿著睡袍的可愛熊寶寶，別笑，為了珍貴的睡眠，我可是什麼都肯做的。你最後一個辦法是跟小兒科醫生商量是否應該尋求睡眠治療師的幫助，或讓孩子服用處方藥物。告訴醫師你的疲倦，因為在親職工作裡，睡眠不是奢侈品，它是必需品。

里程碑之二：如廁學習

夜壺裡的困局：水珠落或不落 >>>

讓孩子順利使用洗手間，大概是你最艱難的挑戰及最開心的成果之一。我還記得當時非常討厭那句老話：「沒有小孩會包著尿布上幼稚園。」因為卡洛琳就是。大多數光譜裡的孩子都較晚才能夠戒除尿布，自行上廁所，但他們能學會的。我喜歡很有名望的小兒科醫師巴索頓（Brazelton）博士說的話，他用「如廁學習」，而不是如廁訓練，來形容這個過程。我認為這個用語上的細微不同，指出了其中的重要差別：這是女兒為了自己所習得的技能，而不是你訓練她做到的行為（頁193）[註1]。假如把它想成是一件能夠為孩子帶來益處的事，那麼，你就會比較有決心幫助她達成目標。在這裡，對大多數其他孩子有用的方法對女兒也會有功效，但額外的必要條件是：我們對完成工作所要付出的耐心，以及信心。

如廁完全計畫 >>>

首先，確定女兒的身心都成熟到可以開始如廁學習。她能控制身體了嗎？她知道想上廁所時的感覺嗎？當孩子察覺到自己想要解手時，大部分的小孩會躲到某個半遮蔽的隱私處完成該行為，比如他們的臥室或某張椅子背後。假如女兒已經準備好，那麼，就像所有其他事情一樣，你必須有組織、有系統的開始你的循循善誘。

我衷心推薦你準備一張如廁紀錄表，本人知道跟每件事情配對的表格，那就是在辦公文具店都可以買到的普通表。我們的孩子一般對視覺提示的反應比較好，因此你可以貼一張馬桶圖片在廁所門上，並使用上述表格來標出過程中的每個步驟。如果女兒的學校使用圖片交換溝通系統（PECS），為了一致性，你也可以使用該套系統。表格上還應該有週間標示，並準備貼紙，只要她花時間坐在馬桶上，你就可以獎勵她。假如女兒樂意，讓她陪著你一同準備這些圖卡與表格，畢竟這些都是她的學習程序。莉思的紀錄表上滿是小熊維尼的貼紙，卡洛琳喜歡的則是草莓小甜心（Strawberry Shortcake）的香水貼，而因為是放在洗手間裡的紙板，可愛的香水貼既賞心悅目又實用。

確定浴室裡的安全與舒適。特別的感官事件會對我們的孩子造成阻礙，因此在開始如廁學習之前要考慮周詳。很長一段時間，卡洛琳非常厭惡浴室裡循環風扇的聲音，為了讓她不必擔心有人把風扇打開，我在開關上貼了一塊安全膠帶，直到那一刻，她才肯走進浴室。她也很怕——而且直到現在仍然很怕——浴室的燈不亮，我現在總會在家裡準備一些多餘的燈泡。你可以暫時把一些玩具放在浴室，如果是個娃娃或絨毛動物的話，就由它們來向女兒描述浴室真是個不錯的地方。但也不要放太多玩具在那裡，否則浴室就變成另一個遊戲間了，而你當然不希望大號跟玩耍屬於同一項目中的行為。

可以由讓女兒到浴室裡去上大小號開始，即使她仍然必須像之前一樣包著尿布完成，也不要緊。然後，把排泄物從尿布倒到馬桶裡，讓女兒看見，之後沖掉，簡單告訴她這是穢物該去的地方。試著輕鬆的做這些工作，就像在做一件很愉快的事情。告訴女兒，爸爸媽媽（如果有的話，再加上哥哥姊姊）也都是這樣。不要把時間拖得太久，事情一結束就可以離開浴室了。

假如你的女兒不喜歡一般的坐式馬桶，可以使用學習式幼兒馬桶，但是記得把它放在浴室裡使用。如果可能的話，我會鼓勵你讓她直接使用加了襯座的大人浴廁，避免使用學習式小馬桶，否則你只是製造了當她終於必須換到一般衛浴設備時，另一個多餘的轉換過程罷了，而你我都知道「換個方式」這件小事對她們有多困難。我們的孩子通常比較晚才開始如廁學習，幼兒馬桶應該也已經不那麼合適了。如果女兒不肯把衣褲褪下，讓她先穿著齊整的坐在馬桶上，哼些歌曲，給她微笑，讓她安心。

固定帶小孩去熟悉一下洗手間，試著上上廁所，在此你不必奢想「艾娜奶奶來我家度個週末就把所有小孩都訓練好了」那老故事成真的可能。因為這整個過程會比你預期的長很多很多。我們的孩子可是無人能及的以習慣為癖的生物，而尿布是從出生就開始陪著她們的小跟班，必須花時間慢慢適應這個改變才行。切記保持住正向、輕鬆、但堅決的態度。

賄賂之必要！

為了讓女兒學習如廁，我使用了非常多實際的鼓勵。在此指的不是微笑跟糖果，而是更花錢的獎品，但長遠來看還是比紙尿布便宜。我們的孩子喜歡獎勵與正向增強，比如遊樂園門票什麼的，只在馬桶上坐一坐，可以拿到小獎品，真的有了成果，就有大獎勵。我把獎品用圖片標好吊在浴簾桿上，所以她們努力時只要一抬頭，就可以看見琳瑯滿目的誘惑。相信我，賄賂真的有用。

在學習如廁時，經常給孩子補充水分也是個好主意。舉凡冰淇淋、棒棒冰、水果冰，最後都會變成水，所以隨便她們吃個夠吧！在密集訓練期，你們最好不要經常外出，讓小孩學著在家裡上洗手間是一回事，公共廁所則是迥然不同的另一場球賽。

一旦小孩學會上小號，你就得面對下一件大事了。我兩個女兒都比較樂意在馬桶上處理小號遠勝於大號，即使是對兩件事都非常不情願的卡洛琳。假如你發現女兒憋著不上廁所而開始便祕，可以詢問小兒科醫生能否讓女兒服用番瀉葉緩瀉劑（senna laxative）。番瀉葉是一種和緩但有效的天然植物緩瀉劑，有些品牌還有兒童喜歡的口味，比如富萊客奇（Fletcher's）幼兒緩瀉劑裡的麥根沙士口味。這種植物對我兩個女兒無異是神的恩典，因為這讓她們在自然生理需要開始呼喚時，完全沒辦法忍住不去廁所。

杜克大學曾製作過一支很棒的兒童錄影帶，叫作《讓我們上個廁所吧！》（*It's Potty Time*）。我所謂的「很棒」，指的是你女兒喜歡，但你可能會神經衰弱的意思。非常容易朗朗上口的曲調（我想我到現在都還記得怎麼唱〈噓噓時我會用我的小馬桶〉這首歌），我兩個女兒也都很喜歡看，而且我陪著她們欣賞了一遍一遍又一遍。它讓使用浴廁這件事看起來既正常又不可怕，你可以在杜克大學的網站，或是 ebay 拍賣網站找到它的蹤影。

莉思還很喜歡她的小馬桶娃娃，這個娃娃會坐在自己的粉紅色塑膠馬桶上，在浴室裡陪著小主人，有時還會感同身受的發出淅瀝瀝的水聲，是另一個讓浴室不那麼清冷的辦法。

在戒除尿布的過程裡會有意外事件嗎？當然，而且你得示範給女兒看，當不小心把衣服尿濕或弄髒時要怎麼辦。不要把它當成一件大事一樣露出驚慌的樣子，只要清理乾淨繼續過日子就好。然而，若是孩子會捏揉塗抹她的糞便，那又是另外一回事了，我的女兒沒有這麼做過，許多自閉兒當然也不會。但對於會這樣做的孩子，該行為多半起因於某種感覺欲求上強烈的需要，你也許可以用黏土做轉移；另一個可能解釋是對壓力的反應或攫取注目的需求。不論是哪一個，都應同女兒的小兒科

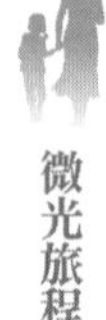

醫生仔細坦誠的談一談，不必覺得困窘，有些普通孩子也這麼做過。醫生可能已經聽過這種事了，說不定也能給你一些很好的建議。你要在這個行為成為某個固定活動之前，盡速剷除它。

對於夜尿，我的忠告是不要擔心。卡洛琳五歲時學會自己上廁所，但因為她夜裡睡得太沉，所以一直到九歲，都穿著學習尿布睡覺。夜尿跟意志力沒有什麼關係，而是與身體發育夠不夠成熟有關，但不尿床的那一天總會來臨。當你意識到女兒的尿布在大多數的早晨都仍然乾燥，可以讓她在睡前及醒來時趕快去上廁所，開始進行戒除夜間尿布這項工作。一旦她不必在白天使用尿布，晚上的乾爽也將隨之而來。

當女兒能夠控制身體各部位的功能後，你必須下定決心幫助她學會使用浴廁與做好個人清潔。維持住你的愉悅、冷靜、堅決與耐心，並在女兒成功的那一天，快樂的為她慶祝。

莉思被動的排斥

為了讓你知道我們的尿布之路有多崎嶇，在此容我分享一下女兒戒尿布的過程。如同許多光譜小孩一樣，我的女兒是個對改變不甚熱心的「傳統主義者」，我指的「傳統」當然就是尿布囉！她們對這件事的基本態度似乎是：「這很適合我，所以我不要改，馬麻幫我換尿布就好了呀！」在拒絕改變上，莉思採取了哲學家的冷靜態度，當我提到洗手間的時候，她會望過我的額頭，以一種超然的態度說：「我不要。」周遭親友紛紛告訴我莉思早該戒尿布了，而我經常在馬桶與尿布間徘徊。最後，當莉思四歲的時候，在我知道她生理上已經準備好，但永遠也不可能自己樂意的去廁所時，我把戒尿布這件事訂成我們兩人共同的目標，並且很認真的做了一張如廁紀錄表，把小禮物放在透明塑膠袋裡掛在浴簾桿上，有點像是廁所福袋那樣，然後定時陪伴她帶著同一本書造訪浴室，在莉思安靜冥想那自然的呼喚時，一遍遍讀著《小小貓》（*The Little Kitten*）的故事。

有些日子我覺得我差不多就要開始尖叫了，但本人勉力維持住陽光般的微笑堅忍不拔的撐著，而且很想把那些對我描述他家小孩只要一粒 M&M 巧克力就會被自然召喚到馬桶上的「益友們」給掐昏。許多個星期，我唸故事給莉思聽，讓她吃一枝又一枝的水果冰棒，以小禮物賄賂她，用漂亮的紫色馬桶貼紙裝飾紀錄表，然後，在**好幾個月**的浴室母女親密時光後，在我覺得我就要撐不下去的時候，莉思終於第一次尿在馬桶裡了。我看得出來這對她來說是個非常奇異的經歷，整件事情發生時，她都有點愕然，狐疑的盯著我看。因為怕她改變主意，我壓抑住興奮的心情假作冷靜狀，但我幾乎可以看到她腦海裡系統切換的過程——一面衡量著新習慣，思索的齒輪一面卡卡的移向另一條軌道。之後好幾個月，莉思都忍著不在馬桶上解決另一件大事，直到番瀉葉還有蘋果汁改變了她堅定的意志。慢慢的，隨著時間過去，使用洗手間終於成為新的生活習慣。啊！感謝讚美主！如今，她仍然不喜歡公共廁所，但也能非常謹慎的勉強用一下，而我只是維持之前的態度繼續努力著。

卡洛琳與廁所的事

卡洛琳是我真正的挑戰。莉思只是安靜謹慎的抗拒使用浴廁，但卡洛琳壓根不喜歡這個念頭到深惡痛絕的地步。即使我只讓她站在廁所附近，這孩子都嚇個半死。我花了好幾個月連哄帶騙禮物散盡，才終於讓她坐上馬桶，但這位小朋友完全無意使用它。對卡洛琳來說，那只是一張設計錯誤的椅子罷了。她會小心翼翼的坐在馬桶邊緣，避開那個她稱之為「洞」的區域，然後看她喜歡的產品目錄大全。有時在她仔細觀賞席爾思（Sears）產品型錄時，我以為她需要些隱私，於是溜去清理洗碗機裡的碗盤。然而好幾次，在我一離開後，卡洛琳就開始製造「雪花」自娛，也就是把衛生紙撕成碎片到處撒，若是要講到速度，這了不起的小孩幾分鐘內就能把整捲衛生紙給撕光。好幾

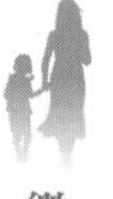

次，當我回來時，只看見埋在史考特（Scott）[譯註] 冰風暴中雪白的整間浴室還有本人的愛女。

所有的人都說不必擔心，沒有小孩是穿著尿布上幼稚園的。呃，卡洛琳就穿了，而且是印著迪士尼公主圖案的學習尿布。神奇的是她在學校也不尿，從早上八點半坐上校車，到下午三點半校車送到家為止，從頭到尾都憋著。一進家門，這小孩立刻火速衝到自己房間，長江大河般尿滿整個尿布。在學校裡，老師會很有耐心的定時帶卡洛琳去洗手間。一開始她堅拒踏入靠近馬桶的地方，但最後終於勉強同意沾著馬桶邊緣坐一下，然後飛快的逃走。有一天早晨起床時，她的尿布是乾的，距離上一次，也就是前晚八點換乾淨尿布的時候已經很久了，而且因為某種神祕的原因，當天早上她在上校車前也沒有小解。我在校車離開後立刻打電話給學校，請老師在卡洛琳到校時督促她去洗手間。結果你猜怎麼著，固執小姐居然整天都沒有上廁所，你能想像她那鋼鐵般的意志力嗎？喲，瞧我在跟誰說話，你當然了解，如果意志那麼容易就動搖的話哪還算是我們的孩子。

一等卡洛琳到家，我立刻把她的尿布脫掉讓她坐上馬桶，那時她差不多已經忍了十九個小時了！然後她就在那兒繼續憋著，坐在馬桶上，忍掉了另一個小時！在當時，我們已經如廁學習好幾個月，禮物、紀錄表、水果冰、無盡的歌曲與獎勵，我完全沒有任何辦法了，只能無望的懇求她拜託就尿一下吧，而卡洛琳開始嗚咽啜泣。就在我準備放棄、再幫她穿上學習尿布時，她尿了。啊！天籟！這小孩一臉驚訝，帶著鬆了好大一口氣的表情，好像她對上廁所這件事什麼難言的恐懼突然消失了一般。從那一天起，彷彿身體裡的某個開關悄悄打開，她開始自在的使用浴廁了。卡洛琳當時快六歲，幼稚園正讀了一半，她偶爾會因為睡得太沉而尿床，所以之後又穿著學習褲睡到差不多九歲，但現在她已經完全不需要尿布了，自己使用洗手間，自己清理。有時小小的奇蹟的確會帶來最豐盈動人的驚喜。

譯註：美國衛生紙品牌。

里程碑之三：吃進健康

食物，那令人愉快的食物：基礎營養 ›››

人們一般不會把進食當成什麼了不起的里程碑，但是如果對象是你我的女兒，那麼，讓她們吃得營養又健康、種類也夠多，絕對是個挑戰。首先，你必須要跟女兒的醫生討論食物過敏的問題。在弄清楚如何應付這些事情後，又可能要處理女兒只願意吃特定食物的問題。我兩個女兒在吃東西上都不太容易應付，早在嬰幼兒時期，她們對特定口感及味道的食物就開始有很明顯的好惡。女兒小時候，我經常努力數日，試著引誘她們嚐一口新食物，但得到的只有無動於衷的拒絕。幼兒階段的小孩原本對食物的喜好就比較固定，我們的孩子成熟得又比較慢，她們揀擇食物的日子經常比一般孩子要來得久。

應付挑食者的第一步，是從「何乃必要營養素」的角度思考，蛋白質、碳水化合物、纖維質、鈣質，凡此等等，然後以此為基礎開始努力。我在女兒年幼時都是這樣計畫出她們每天該吃什麼。只要照顧到基本的營養，我的小孩應該起碼能夠維持住健康。假如你擔心女兒挑剔的飲食習慣無法讓她得到足夠的營養，不妨諮詢醫生的意見，也可以查閱梅約臨床醫學研究中心的網頁，該網頁提供了很棒的、不同年齡孩童所需的營養成分表：www.mayoclinic.com/health/nutrition-for-kids/NU00606。

你可以在梅約中心的網站估算出卡路里及養分的應攝取量，然後用這些當作底線，為孩子計畫飲食。此外，美國小兒科醫師學會（American Academy of Pediatricians）出版的《小兒科》（*Pediatrics*）雜誌在 2010 年 4 月做的報導可能也會讓你安心。他們的研究發現，雖然飲食習慣不正常，但自閉症候群裡的孩子「當十八個月以及七歲時，在體重、身高還有身體質量指數（BMI）上都與平均值沒有差別，七歲時的血紅素濃度也與正常值無異」（頁 337）[註 2]。這篇報導對我有強心劑的作用，因為我煩惱女兒可能缺這個維他命少那個營養素已經好幾年了。

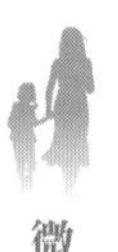

顯而易見的，每天為女兒補充一顆綜合維他命是個不錯的辦法。如今坊間已有很多容易服用的產品，還有不同形狀及口味、咀嚼式及軟糖式，從迪士尼公主到巴斯光年的兒童維他命任你選擇。如果你的女兒討厭牛奶、乳酪，或對該類食物過敏，那麼在醫囑下可以為她補充咀嚼式鈣片。然而，可能的話還是應該盡量讓女兒由食物中攝取營養，並且記得，維他命不能取代蛋白質或熱量。即使這些產品可以補充一些飲食上不足的部分，但它們無法取代幼兒對卡路里及水分的基本需求。有些自閉兒甚至排斥喝東西。在飲食上最重要的事情之一是，確定女兒每天都得到足夠的水分，如果她不願意喝，你可以給她冰棒來避免脫水情況發生。另一個選擇是能夠提供維他命、卡路里及蛋白質的沖泡式奶昔營養飲品。

嘗試新食物……
或是除了雞塊與薯條之外所有的食物

當介紹新食物給孩子時，最好一次一小步、不帶壓力的開始。你可以讓女兒摸摸食物，聞一聞，嚐一嚐，但不必真正吃下它。假如女兒不喜歡新食物沾染到某個她愛的吃食，不妨將它們分開置盤。考慮女兒原本就愛吃的食物口感，依此找到類似且有營養的吃食。若是她喜歡鹹脆餅，考慮生的小紅蘿蔔；如果熱狗是主菜，火雞香腸可能也會達陣。對我的女兒來說，食物的溫度不容輕忽。卡洛琳討厭冷的食物，她連原本就應該冷吃的火雞肉三明治，都要加熱到室溫方肯享用。我兩個女兒在晚餐中都要用微波爐再熱一熱食物，有時還要熱好幾次。觸覺敏銳嗎？可能是。但通常如果食物維持溫熱的話，她們就可以把盤中飧一掃而空。

對接受新食物有幫助的策略之一，是同儕壓力。假如你的女兒有些樂於遍嚐美食的手足、表親乃至朋友，他們也許可以讓女兒試一試新菜。相較於我的勸誘，我發現女兒更樂於配合她們表哥表姊的熱情推薦。通常節日團圓及家族聚餐等場合，都是讓這些小幫手試著讓女兒多吃一兩種食物的好時機。輕鬆愉快的介紹，讓嘗試不同食物這件事看起來像是個有趣的體驗。

時時提醒自己，如果女兒不喜歡某個食物的樣子、口感、味道，那麼，即使是在有獎勵的情況下強逼著孩子吃進該食物，也不是個好主意。嬰兒時期，我兩個女兒都有食道逆流的問題，並一直保持著讓不喜歡的食物倒湧出來的才能。許多光譜孩子都有很敏感的嘔吐反射反應，假如你逼他吃，災難就發生了，有時甚至波及整個桌面。沒有什麼比看見你的小孩像貓咪卡了毛球一樣在餐桌旁反胃還更讓人沒有食慾了。她們一定會推拒的食物之一就是你的大人式晚餐，你當然可以讓女兒感覺到它們有多美味，但不必讓她們嘗試你的食物。有時我們只需耐心等待，並且持續鼓勵，來改變她的飲食習慣。那就這麼做吧！仍舊經常給女兒不同的食物，也許有一天她會讓你驚訝的真正喜歡上其中幾樣。

分享的不只是食物 >>>

我想我們之中許多人對溫馨的家庭晚餐都有著某些憧憬——家人一邊分享著白天的所見所聞，一邊品嚐著營養又美味的食物。但晚餐也能成為讓人腸胃糾結的食物戰場。請你牢記，餐桌上共度的美好時光跟到底吃了什麼的重要性並不一定相等，即使只有十分鐘，也要學著如何享受用餐時的快樂。假如女兒開始期待跟家人一起吃飯的時光，她可能也會更輕鬆、更願意嘗試新食物，而你我都知道放鬆心情對消化吸收十分重要。在建立健康的飲食習慣上，以開朗的態度進食更是其中的主要部分。為了改變我們家的晚餐型態，我體會到我必須放更多心力在家人相聚的品質上，而不是每個人吃與不吃的食物。在開始改變後，隨著時間過去，我們家的餐桌也比從前快樂許多，隨之而來的小收穫是女兒現在幾乎都能把晚餐吃光，也更願意嘗試新的食物了。所以試著在晚上坐下來跟孩子一起悠閒愉快的吃頓飯吧！你將驚訝的發現，輕鬆的用餐氣

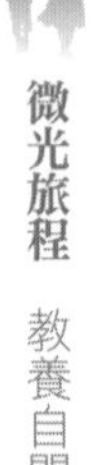

氛，讓每個人都有了更好的胃口。

用餐禮儀的重要 ⟫⟫

不管吃什麼，每一餐都要耳提面命的教導些餐桌禮儀。我曾遇過許多有著不同發展挑戰，而他們的父母將禮貌這件事擺在必須克服事項清單最底端的孩子。某種程度上我能夠體諒這些父母，但這個決定對孩子來說實在是一種傷害。禮儀其實是我們的小孩可以了解的事，因為它通常都遵循著固定的規則及模式，而當想要成為廣大世界的一份子時，「禮貌的習得」對他們的幫助非常大。天寶・葛蘭汀在《我看世界的方法跟你不一樣》（*The Way I See It*）一書中，花了整章的篇幅討論不當行為與自閉症挑戰之間的分別。天寶對這件事情的看法非常有趣，她認為光譜中的孩子更需要學習社會規則中行禮如儀的這一部分，而他們也完全能夠學會這些規矩。所以請別忘記，在操心女兒飲食的時候，一起用餐也是教導社會技巧及禮節的絕佳機會。

營養或是藥品 ⟫⟫

最後，我知道自閉族群中有許多人對營養補充品的介入法很有興趣。如我之前所述，我並沒有讓女兒嘗試太多，因此無法詳述我個人的意見，但我的確認識許多有著食物過敏孩子的父母，這個問題當然也影響了孩子可以放心享用的食物種類。我還認識許多為了降低孩子的自閉行為而嘗試各種飲食法的父母，儘管孩子沒有什麼生理問題，他們仍然決定姑且一試。我鼓勵你將進食看成一件對女兒來說健康愉快的事情，除非真的看到重大的改變及幫助，否則我不會為了改變孩子的行為而不讓她吃我們飲食文化中的主要食物，我也並沒有在嚴格控制飲食的孩子身上看見太大改變。我們的孩子已經在許多方面都不太一樣，生命裡也已經有了不少限制，對我來說，要他們在飲食上還得遵守一些古怪的規定，似乎太過頭了。我認識一些把食物視為藥石的父母，結果剝奪了孩子飲食的所有樂趣，他們的孩子不能吃任何一點糖或鹽或巧克力或冰淇淋。面對食物就像面對所有事情一樣，以基本常識來做取捨。假如該食物會讓女兒消化不良，把它剔除，但給女兒一些選擇餐點的自由，讓她悠然享受一些生活中簡單的滿足與喜悅，比如一片香噴噴的義大利臘腸披薩，或是炎炎夏日中冰涼醇美的蛋捲冰淇淋。

飲食應該是一種健康的愉悅 >>>

對女兒來說，選擇飲食的基本原則應該是她喜歡吃、也夠營養的食物。每一個為人父母者都應努力為孩子培養健康的飲食習慣，所以不要過分關心女兒的吃食。絕對不要讓吃喝成為意志力的抗衡或是懲罰的方式，否則女兒會把食物當成控制環境的工具。在我的女兒身上，我發現隨著時間過去、隨著她們的成長，以及來自大人溫和持續的鼓勵，她們開心的接受了更多種的食物。我們家現在的晚餐時光很輕鬆，女兒們如今已不再將晚餐視為角力的可怕場合，而把它當成一個分享生活與笑聲的時間期待著，當然也讓家裡每個人都愛上了這段時光。

里程碑之四：適當的穿著、合宜的打扮

別落入流行的噩夢 >>>

對許多我們的孩子來說，由於感官知覺的特性以及習慣的偏好，讓他們的穿著顯得不太適當，因此某種程度上，合宜的裝扮也成為里程碑之一。莉思嬰兒時期，因為衣物內緣的商標讓她非常不舒服，我必須把她所有衣服上的標籤都剪掉。我還認識一些完全沒辦法穿牛仔褲跟高領衫、只肯穿某些衣料的孩子。此外，還有連衣服都無法忍受的天體主義奉行者。我服務過的某家幼兒園裡有個小男孩，每次上完洗手間都光溜溜的跑回教室，完全無法忍受衣服貼在身上的感覺。雖然這對光譜裡的

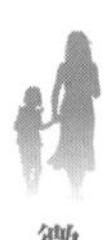

孩子來說並不是什麼不尋常的感官問題，但大部分場合都不允許人們一絲不掛的晃來晃去，而且，很明顯的，隨著小孩越來越大，以她出生時的打扮精光赤條的到處亂逛，只會越來越不被接受。你必須找到讓衣服留在她身上的辦法。還有那些每天只肯穿某一件衣服的孩子，會讓你上窮碧落下黃泉的在店裡翻找，務必有好幾件相同樣式的服裝可以替換，或每天洗僅有的那一件，然後拚命弄乾好讓她有乾淨衣服可穿。對於這些和衣著有關的窘境，以下是幾個解決方案。

穿衣服並不是一個選項

首先，關於你的小小裸奔者，我建議你以溫和的態度堅守底線，一步都不要退讓。卡洛琳從嬰兒期開始就愛上了「天然」的感覺，幼兒時期只要一有機會，她就把衣服脫光，裹著毯子晃盪，或在家裡到處奔來奔去。莉思稱此為「脫光光」。當她還小的時候，有時會加入妹妹，兩個人在家裡到處跑，瘋瘋癲癲的又笑又喊：「脫光光囉！」而且當然，我在旁邊簡直快瘋掉。等卡洛琳長大一點，她在出門前會穿整齊，但一等我們踏入家門，就又是「脫光光」時間，不論我如何威脅利誘好言相勸，把她的衣服一次次穿好，一轉身這小孩就又脫光了。我了解這些感官啦衣服啦布料啦的事情，但實際情況是，我們居住在一個期待大家衣能蔽體的社會（儘管我猜有些我的高中學生大概不太知道這個規矩），而對女孩來說，慢慢讓她們了解衣著適中的意義，似乎更加的重要。

對於卡洛琳的這個行為，我決定採取 ABA 介入方法，拉著她的手一起把衣服穿好，並且告訴她：「衣服要這樣穿在身上。」她很固執，但在這件事情上我比她更固執，如果她把衣服脫掉，我就幫著她再把衣服穿好。有一段時間卡洛琳在家只穿內衣褲，外罩一件長衫，但這總比裸著好。雖然長衫很容易脫掉，但也很方便我幫她穿回去。有些時候，她還因為把衣服脫光而失去一些玩電腦、看卡通的時間。然而，當了解我對這件事沒有任何一丁點讓步的意思時，她配合了，最後也終於了解應該把衣服穿好。這是一件你應該在它成為習慣之前，就要及早處理的事情。你當然不希望女兒十六歲的時候還一絲不掛的在家裡走來走去，或在家族烤肉會的時候只戴著一頂棒球帽就出現了——這個場景貨真價實的發生在我朋友十四歲的兒子身上。若是獎勵沒有用，你還可以適當使用負增強來改變孩子的行為。即使女兒沒有口語，也能以圖片交換溝通系統（PECS）讓她了解穿衣的必要，以及不這麼做的後果。

新的一天，老的衣衫 >>>

衣服材質與樣式的選擇是另一個議題，我們女兒的傾向是找到某件舒適的衣服，就一往情深的不再改變，每天穿著它，而這也是你應該及早開始處理的事情。選擇純棉的軟質衣衫與極簡的裝飾打扮，通常會帶來最好的結果。即使你一開始只能買式樣相同、顏色相異的衣服，也是為將來的改變及彈性鑿了一條小縫。讓女兒藉著挑選衣服來練習揀擇和表現自己，但確定她也嘗試了不同的樣式及顏色。由於你希望女兒長大時的衣著可以讓她不至於太過不同，最好不要任由她執意挑選某種特別樣式的服裝。五歲時看起來可愛的衣服，到十五歲就不一定還可愛了。

我今年的學生裡，有個孩子就必須面對這種情況。長久以來他都只穿某一類型衣服，到了高中，這個堅持過久的習慣終於成為日常生活裡很大的問題。他是一個很聰明、口語能力很好的自閉症男孩，但不幸的是也非常固執，非常堅持己見。從幼年開始，他就只穿明黃色的衣服，完全拒絕把其他顏色的勞什子套在身上，而且他還是個塊頭滿高大的孩子。你能想像每天穿個熱騰騰亮黃色的衣服走進走出有多奇特嗎？顯得他「鶴立雞群」——在此我指的並非是好的意思。黃恤衫還只是他固執冰山的一角。我無法克制自己不去想「若在小時候介入的話，這行為會比較容易處理」這回事，但如今這已經成為他安全感的來源，也是自我認同的一部分，要他改變幾乎是不可能了。等離開學校後，除非找到一個以明黃色當成制服顏色的公司，否則他也不會有地方可以工作。這很讓人氣餒，因為他是個聰明、懂得一些非常有用的工作技術、極有可能在職場得到某個職位的大男孩。因此，當你覺得女兒每天穿著同一件衣服並沒什麼大不了的時候，你可能要考慮在她還小、還容易的時候，盡早改變這個習慣。相信我，我知道這很困難，但到最後，讓女兒以明朗的微笑與迷人的個性被大家認識，而不是以一成不變的衣著令人難忘，無疑會是個更好的結果。

卡洛琳與粉紅吊帶裙：一個警世的故事

表面上看似無傷的瞬間，結果成為某個固執習慣的開始，其實還滿滑稽的。卡洛琳還是個小女孩的時候，很喜歡在百貨公司裡邊逛邊看每家店面的展示窗。有一次，正好是她六歲那一年的聖誕節前夕，當我們又在百貨公司裡梭巡時，卡洛琳拖著我的手，走進一家迪士尼玩具用品店——她的愛店之一，通常她會求我幫她買點玩具，於是我很不情願的在米老鼠閃亮笑臉的拱門下跟著她走進店裡。結果那次卡洛琳挑了一件粉紅燈芯絨，印著《貓兒歷險記》（*Aristocats*）圖案的背心裙。由於她從來沒有對衣服感興趣過，整個幼年期又都很排斥著裝，我立刻答應她的要求買了那條裙子，滿心安慰，因為女兒選了一件衣服而雀躍。呃，許願的時候你可得當心呀！接下來的好幾個月，卡洛琳每天都一定要穿著印了小白貓瑪莉亞的連身裙去上學，我每晚要把裙子洗好烘乾讓她第二天穿，而且等她回家時還要處理跟以前完全相反的問題，就是把裙子從她扭來扭去的身上剝下來。可堪告慰的是服裝終於開始對卡洛琳有吸引力了，但她只鍾愛那麼一件。

隔年 2 月，我已經快受不了那件小貓裙了，它也起毛脫絨開始破爛了，而且因為我放任她穿太久，卡洛琳開始以粉紅背心裙名聞全校。於是我決定尋求她語言老師的幫助。我們做了一式兩份的著衣表，分別在家裡及學校使用，一開始粉紅連身裙一週只出現三天，然後兩天，然後一天，依此類推。萬事起頭難，卡洛琳起初在必須穿著其他衣服上學的那幾天總是悲傷難抑的一路哭上校車，但我知道語言老師會在學校等著她，鼓勵她，告訴卡洛琳照著設計好的表單選擇衣物這件事讓老師以她為榮。隨著時間過去，卡洛琳逐漸調整，也慢慢開始嘗試其他衣服，為了獎勵她，我帶她去平價連鎖商店選購許多她很著迷的漂亮衣飾：誇張的羽毛圍巾、公主的寶石皇冠、芭蕾的紗紗蓬裙，種種洋溢著粉紅明彩閃亮亮的女生小物。允許卡洛琳選擇一些新衣服似乎幫助她接受要開始跟連身裙道別的這個事實，有好一陣子，她看起來就像某些打扮過度的選美小皇后。然而，隨著漸漸萌芽的審美觀，她開始有了自己獨特的穿衣風格，連身裙從來沒有真正消失過，但最終它也不再有吸引力。當卡洛琳好一陣子不再要求穿那件背心裙之後，有一天我就偷偷把它給扔了。再來的好幾年，卡洛琳都只穿洋裝跟緊身褲，還有瑪麗珍絆帶鞋（Mary Jane shoes），而且她也終於接受了牛仔褲跟運動衫。

我可以驕傲的說，卡洛琳如今在所有場合都打扮得尚稱合宜，這需要時間與決心，卡洛琳也對衣裝打扮慢慢有了感覺。孩子的成熟度對此當然有幫助，但有時只有當你決定再也不忍耐、開始認真改變時，情況才會好轉。你只要備好信用卡，認命的買些羽毛圍巾與皇冠就可以了！

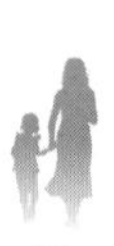

里程碑之五：度過小孩崩塌之時

碎成片片的她

自閉兒父母所要面對的最大挑戰之一，就是小孩的崩潰失控（meltdowns）。而當破碎、崩塌、像隻兇悍的貓族動物般在眼前尖叫狂鬧的是你身邊的小女孩時，情況甚至更加困難。某種程度上，人們比較能夠容忍男孩在挫折之後，以肢體的激烈行為來反映他的情緒，而即使男孩的失控是很令人難受的，人們卻比較能包容這類反應。男孩的失控，似乎並不會帶來當失控主角是女孩時，旁人相同等級的注目與反應。當一個甜美可愛的小女孩開始臉頰漲紅，生氣尖叫，拉扯自己的頭髮，用她的人造亮皮小靴狂踢你時，人們的態度（相比於面對男孩失控）似乎更具批判性。這當然很不公平，然而，由於沒有人會從孩子經常失控的行為裡得到任何益處，及早在女兒的生命中找到紓解處理這些火山的方式，非常重要。

卡洛琳最嚴重的失控

我清楚記得卡洛琳有生以來最嚴重的一次失控，那是她四歲、姊姊莉思六歲的時候。當天莉思要參加一個在保齡球館舉行的小孩生日會，而且那是第一次莉思答應自己待在那裡玩，結束後再由另一個媽媽、也是我的某位好友送她回家。對莉思來說，這是非常大的進步。我帶著卡洛琳送莉思去舉辦地點，把女兒託給朋友，然後心中滿懷著為莉思終於邁前一大步的喜悅，帶著卡洛琳離開，而幾乎是立刻，這孩子就開始哭了，她想留下來跟其他小孩一起玩。但若是留下來的話豈不是破壞了姊姊的獨立養成計畫，於是我很堅定的把卡洛琳帶上車，讓她坐上安全座椅，離開保齡球館。回家途中，她哭得越來越厲害，而且很快的就像風暴般全面失控，從嗚咽啜泣一路飆到五線警笛齊鳴的程度。行至半途，卡洛琳居然扭來扭去從安全座椅裡掙出來了，爬上駕駛座旁的乘客位置，在我們奔馳過十字路口時試圖用她的小手把方向盤倒轉，好開回保齡球館。四歲小孩困獸猶鬥的力氣可真驚人。卡洛琳當時完全無法說理，有著銅牆鐵壁般的意志力，最後，在快到家的小路上，我終於可以把車停在路邊，穩穩的抱著她，讓她繼續哭完。一等我們到家，卡洛琳立刻筋疲力盡的倒在床上昏睡過去，而我在之後許久，都還有驚魂未定的感覺。

在這整個過程中，我做了許多錯誤的判斷。首先，我在送莉思去保齡球館時不應該帶著卡洛琳，即使要多花一些力氣，我還是應該安排某個人照顧她。我應該預估到卡洛琳的反應。當她在球館裡因為想留下來而開始不高興時，我應該肯定的告訴她何時會再帶她回來打保齡球。當她在車上開始哭的時候，我應該停在路旁立刻介入，而不是在她越哭越慘時還抱著僥倖的念頭，忖度著我可以等回到家再處理。此外，在她醒來之後，我應該很清楚的告訴她，當別人在開車時絕對不可以爬出汽車安全座椅，並且一定要讓她知道再這麼做的話會有什麼後果。而我做得正確的事情是在保齡球館裡並沒有對她讓步，因為卡洛琳當時只是在生氣哭鬧，而你不能以某個回應來獎勵隨意哭鬧的行為。在這次事件後，我比較能夠預先行動，避免崩潰情形的再度發生，如今卡洛琳幾乎再也沒有那樣嚴重的失控過了。

崩潰失控，抑或生氣哭鬧

分辨孩子崩潰與發脾氣之間的差別是很重要的。當小孩因為想要得到某個無法擁有的東西而發脾氣時，這是生氣哭鬧（temper tantrum），一種純粹的掌控行為，每個孩子都會藉此試探他呼風喚雨的本領。如果面對的是這種發脾氣或哭鬧，那麼你應該使用隔離禁止（time-outs）或失去權益的作法來處理該行為，並堅持立場不可讓步。發展上的挑戰不應該是不當行為的藉口。我看過許多由於父母一再任憑他們得其所欲，因此到了高中，還以發脾氣胡鬧為手段的孩子。而我也了解處理時的困難，特別是這些孩子有時完全不能以道理曉諭，又非常固執，但是，趁孩子年幼時導正這個行為，要比應付高壯如成年人的青少年容易多了。

崩潰失控（meltdown）所代表的就是字面上的意思：你的女兒在充滿淚水、挫折、沮喪甚至憤怒的漩渦中，完全失去了控制自己的能力，潰散融塌了。通常這是神經系統過度負載下的自然反應。崩潰發生時，女兒並不能控制自己的行為，她也許在感官知覺上經驗到壓倒性的輸入：光影、聲音、氣味等。當自閉症者的腦部無法了解並處理環境中過量的資訊時，可能會帶來短時間失控爆發的行為反應。如果女兒似乎連一丁點穩住自己的能力都消失了，對你的話語或行為後果也不反應或無聽聞，那麼就是你見證她崩潰失控的時候。

讓情況複雜的是，有時生氣哭鬧會轉化為崩潰失控，假如你不能很快的處理發脾氣胡鬧的反應，女兒可能會一路飆到極為激動，演變成她完全沒辦法穩定下來的地步。而一旦崩潰階段開始，不論引發的原因是什麼，你的首要目標是確保女兒安全，並且幫助她盡快冷靜下來。這是必須使用所有你能夠做的、有關感官知覺介入方法的時機。以下是一些實際應用步驟。

處理失控的十個小建議 >>>

1. 當崩潰發生在家裡時，如果可能的話，把女兒帶到她的房間，或某個安靜的地方，把燈光調暗，也許給她某個喜愛的玩具穩定她。我特別為女兒房間的窗戶裝了較遮光的簾子，而且整年都讓吊扇慢慢轉著，房間裡總有著舒緩安靜的氛圍。因此當卡洛琳失控時，我可以把她帶到房間裡讓她冷靜下來，吊扇發出的白色背景噪音會阻隔一些過度干擾的感覺輸入。
2. 假如你們在公共場合或人馬雜沓處，試著把她帶到某個安靜（可能的話遠離眾人視線）的地方，若是無法移到其他地方，就坐在女兒身邊，抱著她讓她穩定下來。然而，切不可緊箍著女兒限制她的行動，否則她也許會更加失控。在抱著她幾分鐘後，試著把她帶開，別人可能會盯著你們看，或議論批評著情況，但那不是你的問題。如果維持著你冷靜的態度，人們會了解你只是在試著撫平某個困難的情緒關卡而已。卡洛琳有幾次在百貨公司裡失控的經驗，我能做的就是直接在店裡坐在她身邊抱著她，直到這孩子穩定到可以走回車上為止。
3. 如果女兒讓你抱著她，那麼，施一點點力，穩定且溫和的抱住她，讓她平靜，讓她在驚濤駭浪中找到安身的錨。著名的自閉症專家史丹利・葛林斯班醫師建議用隨節奏微微搖晃的動作，讓失控的孩子重拾冷靜（頁 363）[註3]，就像你撫慰嬰兒時會用的方法。這個方式會讓女兒覺得穩固及安定，於是可以讓她狂奔的腦部漸漸和緩下來。

4. 有時女兒可能必須要用哭泣的方式來穩定她的神經系統。有些研究指出，哭泣實際上能讓腦部產生腦內啡（endorphins），因此可以讓人們冷靜放鬆。我的女兒在宣洩般的大哭後，似乎總是比較冷靜。
5. 你也可以用低聲哼歌或輕聲說話的方式穩定女兒，不必解釋什麼，只要重複使用一些讓人安心的詞句。我通常會說：「媽媽在，沒關係。」每當我這麼說的時候，卡洛琳就知道她是安全的，現在，偶爾她甚至還會在我抱著她時複述這兩句話給自己聽。
6. 不必試圖在女兒失控時對她講道理，當她沮喪崩潰時，並不能夠聽懂多少你告訴她的事情。每次我嘗試在卡洛琳失控中責罰她的行為，都只會讓她更沮喪，情況更混亂而已。她無法聽進我的話，但聽得出我聲音裡的緊繃與嚴厲，於是碎裂融塌得更徹底。不必當場以道理曉諭女兒，等到失控平息後，再試著對她說明前因後果、來龍去脈，因為那時，你和女兒都能夠比較專心的解釋與聆聽。
7. 假如擔心女兒會傷害到自己，在她附近放置許多枕頭與毯子，維持環境柔軟安全，使她不會因為過度激動而撞傷。如果你怕她從床鋪或沙發上摔下來，一開始就把床鋪放在地板上（有地毯更好），即使她踢打掙扎也不會受傷。我發現對卡洛琳來說，最好的對策是懶骨頭椅。我們家有兩個很大的懶骨頭椅，卡洛琳喜歡緊緊擠進中間，得到一些感覺輸入。小時候，當她失控時，我會把這兩個椅子放在她旁邊，讓她搥擊踢打，這種釋放挫折的方式很安全，通常她也很快就累了。
8. 盡你所能維持冷靜，雖然女兒無法聽進你說的道理，但她可以感受到你的情緒。不要把崩潰視為針對你而起的行為，我知道很難，但請記住這並非你、也不是女兒的錯，與你對她的教養也沒有關係，是女兒過度負荷的神經系統在扮演主要的角色。

9. 一旦崩潰行為結束，女兒平息了，從一團顫抖狂亂的情緒中恢復平穩了，你可以跟她細談引起失控的觸發物或特別事件。如果激化女兒行為的是一個她無法掌控的觸媒，可以一起商量些再次發生時平衡感覺輸入的對策，或是避開觸媒的方法。假如整件事的起因是無法稱心如意的生氣哭鬧，那麼你必須處理該原發行為。雖然崩潰不是她的錯，一開始發脾氣的行為卻是女兒能夠控制的，因此，你應該堅定清楚的面對這個意圖操控他人的行為。即使貼心的女兒在失控結束時看起來是那麼的挫敗無助，但絕不能對她之所以會發脾氣的企圖讓步。對於因為哭鬧而引起的全面崩潰，你應該了解它，幫助女兒應付它，而不是獎勵它，否則只會鼓勵這類行為一再發生。

10. 最後，對自己及女兒，你應該有個了然於胸的計畫。比如說，當崩潰行為在家裡、在學校、在公共場合發生時，你們應該去哪裡，以及應該做什麼。此外，某些特定事項應一再的被強化，例如，當她混亂時不可以從你或其他保護她的大人身邊跑開。把能夠幫助她冷靜下來的方法條列成單，提供給老師及照護者，他們也需要某個恰當的計畫，而女兒應該了解這些作法，這樣她才能夠成為解決問題的一部分，並且開始學習內化及掌握自己的情緒。你的最終目標，是讓女兒學到她可以運用某些方式，讓自己平穩下來。

策略性計畫：辨識及掌控觸發物 >>>

女兒很小的時候，應付崩潰最好的辦法，就是避開引爆它們的觸媒。假如她開始發脾氣，立刻試著把女兒的注意力導引到其他事情上；當女兒剛開始卡在某件事情上的時候，如果你以平靜輕鬆的態度來調整她的注意力的話，通常都能夠避免生氣哭鬧行為的發生。然而，不要因為害怕崩潰，而對哭鬧讓步，否則你只是增強了不好的行為，讓女兒以此控制你罷了。不論有沒有自閉症，所有的小孩都會學到以發脾氣來操控父母的反應。我了解失控行為可能很嚇人，但讓女兒以不適當的行為來控制大人，只會讓情況隨著時間的過去，變得越來越糟。而處理青少年或成年人的失控，要比面對小孩的崩潰困難多了，這也是你必須及早設下清楚規範的原因。若是女兒了解任意哭鬧只會讓她失去某些權益，而非得到什麼好處，她就會學到要減少發脾氣的行為，而你也不必面對因生氣哭鬧而起的失控崩潰。

另一個避免失控的辦法，是維持對女兒合理而不過度的期待。我在女兒年幼的時候，總是很謹慎的計畫每一件事：考慮活動時間的長短、必須離開時的難易，以及任何所到之處對感官知覺影響的強弱。此外，疲倦、飢餓、困惑，也會導致失控行為發生。我從來不願讓女兒陷入某個會受到他人無謂注目與議論的情況。某些時候我疏忽了，一次在鄉鎮園遊會上發生的驚魂事件至今仍然歷歷在目。事件緣起於某個骯髒的洗手間，因為敝人在下我的緣故，我兩個女兒都很不喜歡泥灰與汙穢，反正那一回我們到最後得跋涉很長一段距離狂奔回車上就是了，成為園遊會眾目睽睽下難忘的一幕。然而，一般來說，只要把活動程度控制在可以應付的範圍內，通常我都有辦法處理偶發的失控。你很簡單的只是不能期望女兒如同一個年齡相仿的普通女孩般，應付相同的事情罷了，她的腦部並不以同樣的方式運作，所以不要滿懷熱情的說：「我們應該像別人一樣全家一起去六旗樂園（Six Flags amusement park）玩。」你無疑的是為自己與女兒安排了一場災難之旅。當然，也不要屈從於親戚的壓力，因為他們並不了解。你不必為了取悅別人，讓女兒應付某個她還不能面對的情況。

不幸的是，有些觸發物是無法避免的，對於這些情況，你應該使用暴露療法（exposure therapy），這是一種控制某些引起崩潰的觸媒來進行治療的方式。你可以尋求小兒科醫生或心理醫師的協助，孩子應該也會隨著時間過去，學習到忍耐觸發物及調節反應的方法。即使看似絕無可能，也不要失去信心。應付與克服的技巧需要時間來培養與學習，但它對女兒的自信與獨立極為重要，隨著長大成熟，她應該要更能覺察到

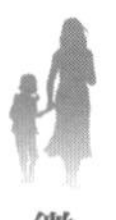

這些讓自己失控的觸媒，以及應付的方法，於是可以穩住自己的情緒，不再有那麼容易被人們以及環境擺布的感覺。每當想起那天卡洛琳在車裡的樣子，我就會驚訝於她如今竟能如此的知禮懂事。當然，她仍然很不喜歡某些事物，但她現在能用字句表達意見，並且合宜的離開那些場所，就像我們其他人一樣。若是偶爾因為什麼討厭的事情尖叫，比如電視節目裡的大象什麼的，因為知道這些行為是不適當的，她之後也都會向旁人表達歉意。在幫助女兒學習如何應付觸發物上，你不必孤單，學校能夠幫助你使用不同的方法，讓女兒習慣特定的激發來源，因此這些觸媒逐漸也就不會引起嚴重的崩潰反應。假如你無法避開激發來源，那麼，學校的配合處理就非常重要。

警鈴作響時，需要整個村莊的支援

卡洛琳讀幼稚園的時候，每次聽見火災警報器響，她就嚇得半死，像個小瘋子一樣尖叫，盲鼠逃難般慌張的想衝到學校外面。有一次她真的逃掉了，隻身一人埋頭狂奔了好遠，學校的體育老師追著她跑了半哩之遙，才把這孩子抓住。她的行為不僅造成讓其他小孩憂懼的混亂場景，無疑也非常危險。卡洛琳熱忱又有耐心的特教老師於是寫了一篇有關火災警報器的社會性故事，為卡洛琳舉行了一趟「校內教學」，很有那麼一回事的帶她去參觀警報器，煞費苦心的讓校長在旁邊導覽。從那一天開始，每當警報器響起前，老師會預先告知卡洛琳，好讓她有心理準備。在那一年，她漸漸越來越能忍受警報器的聲音，最後，終於跟其他小孩一起安靜而不慌張的從緊急出口走出校舍。這是一個只有在家長投入心力、學校也配合施行整個詳細考慮過的計畫後，才會發生的結果，而卡洛琳當然是整個學習過程裡的一份子。你必要盡你所能，及早發現幫助女兒應付失控的方法。

處理失控時的咒語：平穩、冷靜、一致 >>>

所以，雖然崩潰失控很讓人生氣、讓人難堪、讓人疲憊，請記得女兒也在尋找某個能夠幫助她在混亂中處理自己感覺與情緒的指引。就生氣哭鬧的行為而言，你要盡你最大的努力，在孩子尚年幼、問題行為最容易被導正的時期，及早修補這個部分，並讓學校成為盟友的角色。基於許多原因，你應使用學校資源作為削減失控及哭鬧行為的輔助。第一，這會讓你的日子比較輕鬆，並讓家庭與學校間在行為處理上有一致性與連續性。其次，每一個表現出失控行為的孩子，不論原因為何，只要她的行為具有足夠的干擾性，都可能成為同儕疏遠的對象，也都會影響到學業的發展。也許原本一直到高中畢業前，女兒都可以在普通班裡就讀，但她可能會因為行為因素而失去這個機會，或者抹煞了參與時所得的價值。最後，終其一生，我們的女兒都會經驗到那些足以引發她失控崩潰的生理不適，以及導致她生氣哭鬧的情緒挫折。學著如何以合宜的反應來處理這些感覺，是女兒不可或缺的人生技能。好消息是，只要你幫助她學到如何穩定自己，給她足以應付難忍的刺激來源的工具，並對她的行為報以冷靜、一致、堅定的態度，女兒最終也會把失控拋在腦後，繼續成長向前。

個人里程碑：馴服卡洛琳那狂野的髮絲

這看起來似乎是個很好笑的里程碑，但我想你應該能夠了解的。卡洛琳最大的關卡之一是讓我幫她梳頭髮，她有一頭很奔放、彎彎曲曲、自然捲的頭髮，而且從嬰兒時期開始，就很討厭別人摸她的頭。每次洗完澡後她的頭髮會打結，因為這孩子夜裡是整個人鑽進毯子裡睡，一覺起來頭髮糾結得更厲害。我買了各種順髮露、髮梳、電視購物台的好用小物，但卡洛琳的頭髮狂野依舊。某個時候開始還變成渾然天成的雷鬼頭，滿頭都是捲成一小團一小團的髮球，我得趁她睡著時偷偷把那些扭成一堆的毛球給剪掉。事實上，我以前都在女兒睡夢

中幫她們修剪頭髮跟指甲，因為假如不是熟睡的時候，這兩個人就拉著嗓子拚命尖叫，讓我擔心哪個鄰居會打家暴中心的電話通報虐童案件。但總而言之，就像她的穿衣事件一樣，卡洛琳頭髮的救贖最終來自閃閃發光的梳妝台。

她快九歲的時候，我決定帶她去髮廊剪頭髮，就在那奇蹟的一刻，卡洛琳居然讓髮型師把她的頭髮拉直吹乾整理好了。你真應該看看她照著鏡子端詳自己，像個名模般讓髮絲前後甩動，一邊說「卡洛琳好漂亮」的樣子。當時她還不太了解代名詞「我」的意義，而在那之後，梳理頭髮這件事，就一百八十度的轉變了。每天沐浴完後，她會半詢問、半命令的跟我說：「媽咪，妳會幫我把頭髮吹直吧？」而且她如今以美麗為名，忍受梳子的每一刷每一扯。我必須說，頂著亮麗髮絲的卡洛琳看起來是滿得體的，《窈窕淑女》（*My Fair Lady*）裡的希金斯教授（Professor Henry Higgins）一定會以她的轉變為榮。當然，我無疑的又為自己多找了一件事來忙，媽咪髮廊如今每晚營業，吹乾拉直卡洛琳的頭髮，之後還加上莉思，每個人都享有無微不至的特別服務。上個月，我們認養了史骨特，一隻毛茸茸、喜歡在泥裡打滾的白色小狗，所以我現在還得把狗毛給吹乾。本人目前正認真的考慮是否應該去剃個光頭，這樣可以少一件要打理的事。卡洛琳現在對三千髮絲的態度的確是個值得記錄的成果，假如這孩子四歲時，你告訴我她長大後會每晚吹整秀髮，我一定會回答你那簡直是滑天下之大稽的傻話。

更多奇蹟般的里程碑

當為了達成目標而努力時，你必須記住的最重要的事，就是絕不要拿她跟別的孩子互比，只跟女兒之前的能力相較，那麼你必定可以看見她的進步。自閉症並非羞恥，不是缺陷，只是生命的不同樣貌。當女兒表現得像個野小孩，做些奇怪或匪夷所思的事情時，我知道那很令人難堪。你乃一普通人，有時這些事的確可以擊敗你。但就讓它去吧，切莫在意。另外，當其他孩子在父母有時不太成功的教養下，依然健康茁壯的成長時，我也知道那難受的感覺。然而，以一個高中老師的身分，請你相信我，每個孩子都有孺慕父母以及衝撞父母的時候，孩子總會測試我們的底線，提醒父母他們的生命並不是為了我們的希望、夢想及想法而存在。所以把你羞愧的感覺丟掉吧，你已盡力，女兒也是。

在書寫這一章時，我深深驚嘆於女兒已經跋涉過的路途，也能微笑眺望當時高低起伏的顛簸過程。然而，回想當時，在費盡心力讓女兒安睡、吃喝以及盥洗自理時，我著實也覺得幾乎要失去理智，如此簡單的目標對我們來說，竟如探身輕觸天上星辰一般無望。你我的女兒有無盡的堅持力，她的固執有時可以擊潰你，而當這種時刻來臨時，深吸一口氣，把壓力的重擔放下，知道自己總會再試一次，就已足夠。最後，當你有足夠的信念堅持下去，女兒也終於準備好，該發生的事情就會發生。在克服了睡眠與如廁里程碑之後那幾年，莉思跟卡洛琳又學會了許多我之前不確定她們能夠學會的事情。小學四年級時，卡洛琳終於知道怎麼使用「我」這個代名詞。一直以來她總是用「你很累」來表示自己需要休息，但不知怎的，四年級時她突然就懂了。十二歲那年的夏天，卡洛琳學會不用輔助輪騎腳踏車，她現在可以騎著單車在社區裡悠然滑行，讓她非常、非常驕傲。另一方面，莉思也有些晚臨的里程碑，她很遲才打開心扉結交朋友，但如今終於也有了幾個好友，在許多方面都像個很平常的青少年。許多我以為她們永遠不能了解的事情，她們漸漸都懂了，這兩個孩子諸事慢學，但還是會了，也仍在學習著。所以把你的育兒大全扔掉，陪女兒再試一次吧！只因為美麗的事情沒有在書中預告的時候發生，不代表它就邈無影蹤，永遠不會來臨。

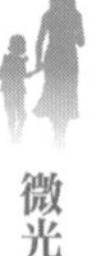

關於里程碑，請你牢記在心

1. 在邁向里程碑的途中，你能夠幫助女兒的最重要的事，就是你的耐心與堅持。
2. 我們的女兒通常屬於視覺學習的孩子，那麼就養成製作紀錄表的習慣吧！假如她們能夠看見它，通常也就可以適應它。
3. 在日常生活裡，你有時油然而生的挫敗、沮喪、疲憊、焦躁、暴怒，都是非常正常的。休息一下，暫時放棄，待日後重新披掛上陣，再次嘗試。
4. 切勿拿女兒與她的同儕相比，那只會讓你覺得挫折。只要細數她到如今所有的進步，讓你心充滿，知道她可以繼續向前。
5. 我向你保證，某些現在看似絕無可能的事，與時俱進，都會成真。所以請一如往常，擦亮你的信心，繼續你的努力。

原註

1. Brazelton, T. B., & Sparrow, J. D. (2006). *Touchpoints Birth to Three: Your Child's Emotional and Behavioral Development* (2nd ed.). Cambridge, MA: Da Capo Press.
2. Emond, A., Emmett, P., Steer, C., & Golding, J. (2010). "Feeding symptoms, dietary patterns and growth in young children with autism spectrum disorders." *Pediatrics, 126*, 2, e337-42. 可在以下網址找到：http://pediatrics.aappublications.org/content/126/2/e337.abstract，檢索日期：2011 年 6 月 17 日。
3. Greenspan, S. I., & Wieder, S. (2006). *Engaging Autism: Using the Floortime Approach to Help Children Relate, Communicate, and Think.* Cambridge, MA: Da Capo Lifelong Books.

第十章
自閉症的事實與迷思

「父母的聲音宛若上帝的話語，
父母是神指派給小孩的天堂代理人。」
～莎士比亞（William Shakespeare）

身為自閉兒父母，你我必須面對最具挑戰的幾件事，就是社會大眾對我們的孩子普遍具有的負面印象。電視電影在對自閉族群的描寫上是稍微進步了那麼一點，但那自閉症者對人際關係與情感交流冷漠無感的舊日印象，比如「史帕克」（Spock）或「雨人」（Rainman）的模樣，仍然根深柢固的盤踞在許多人心中。我有時甚至會在學校聽到「你自閉噢」這種隨意拋擲、當看到某個普通小孩拙於社交或比較慢了解某事時，用來取笑他的語言。「自閉」這個詞彙已成為當學生要描述某人怪異或愚鈍時，隨口而出的用語，普遍的像另一個「ㄓ」開頭的難聽字眼一樣。即使在校園外，我也經常遇見許多相信自閉症會讓孩子變得比較無感情、比較不懂愛、比較沒有人性的父母，而這很簡單的全都不為真。我想在本章談談這三個普遍的迷思，希望以比較有組織的方法說明一些你早已知道的事。我們的女兒心中有愛、喜歡與人親近，對周遭世界也十分善感，有時她們只是無法那麼容易讓你看見完整的她罷了。

事實一：有自閉症的孩子能夠覺知到身邊的人與發生的事

世人所做的最令人討厭的幾件事之一，就是在自閉兒旁邊彷彿孩子完全聽不懂人話一樣大肆談論個不停。我曾遇過許多人，在卡洛琳就站在我身邊時，問我一些有關她的、大多數時候都很負面的問題，或者他們會對本人想必非常坎坷的人生致上惋惜同情之意，而我現在都直截了當的跟這些人說：「卡洛琳聽得見。」然後面無表情的看著他們。語言的接收與表達（你聽得懂與你說得出的）之間有非常大的不同。研究顯示，我們的孩子了解的經常比他們能表達的多，所以，即使女兒還不能清楚的對你訴說她的感覺，也不代表她聽不懂你的話。卡洛琳很晚才有口說語言，而直到最近，她才勉強能夠表達一些簡單問答之外的想法，然而，她有時會談起很早以前、幼年幾乎沒有語言時，一些有關於聖誕節或暑假的回憶。如今十二歲的卡洛琳，已經有足夠的語言來敘述一些對四、五歲時所發生的事情的想法，讓我了解到在我完全不知道她能的時候，這個小孩其實對環境都有覺察，清楚感受到周圍的事物，也在腦海中編織著恆久的記憶。想起這件事有時會讓我心頭一驚，因為在彼時，我幾乎都當她是個失聰的孩子般在過日子。然而，由於我總是對孩子抱著希望，因此我祈禱自己在卡洛琳面前也一直以這個態度談到她。但是，當發現我甜蜜的小女兒，從開始到現在，即使無法以明亮的眼睛直視我，無法以解語的微笑回應我，但她一直都完整的在那裡，這個幡然醒悟的經驗，仍然像當頭棒喝般讓我反省。

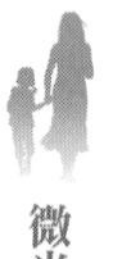

自閉兒這種靜默中聽聞世界的最佳實證，也許是天寶・葛蘭汀在《星星的孩子：一個畜牧科學博士的自閉症告白》一書中所刻劃的情況。天寶是目前十分有名、成就非常高的自閉症者之一，她在《星星的孩子》這本書裡敘述了自己的早年時光，以及母親孜孜不倦幫助她學會與人溝通的故事。對我來說這是一本驚奇之書，因為天寶鉅細靡遺、歷歷在目的記得生命裡每一件事，即使是沒有口語的時候，而她直到四歲才開口說話(註1)。書中描寫了每一件行為背後的原因，自我刺激如何穩定她，為什麼特定質地、布料以及聲音對她有如酷刑。天寶的書為我上了清楚的一課：即使沒有語言，我們的孩子仍然是一個對自己的生活有感情、有覺知、有著獨特記憶的完整人，而他們也因為這些我們並不總能知道的生活經驗與人際關係，成為有著自己模樣的獨立個體。

這本書也美麗的揭示了面對來自母親的奉獻及愛護時，天寶那寂靜無聲的回應。當母親懷疑自己所做的一切是否有任何一丁點觸碰到女兒內心的時候，她了解母親是為她奮鬥，而不是與她作對。對所有曾疑惑過孩子是否知道身邊諸般事物的我們來說，天寶是一個美麗的聲音。她如同譯者，告訴我們孩子在著，孩子知道，即使他們沒有天寶的智識，仍然可以聽見我們的語言；即使他們不了解我們的語言，仍然能夠感覺到我們的音調。自閉兒能夠靈敏地感知到身邊的世界，只是不太能夠完整表達出對世界的想法，而當以眾人應得、真心誠懇的愛與尊重對待他們時，孩子就會如花盛開。正如同天寶的母親與學校心理醫師分享的：

> 當天寶感覺到來自他人的愛與讚賞時，她的衝動行為會減少，她聲音裡忐忑的焦慮會消失，而她也可以控制自己了……她想要某個可信任的人在身邊……在所有的治療裡，對天寶最重要的似乎是愛（頁 133）（註2）。

天寶母親的話，以及我們從這對母女身上學到的功課，是如此簡單、深刻、富有力量。

這種隱藏覺知的另一些讓人驚奇的證詞，來自一些無法言語、但學會以文書處理與人溝通的孩童身上。其中某個非常撼動人心的故事，來自凱黎・佛萊謝門（Carly Fleishmann），一個直到十歲，在外人眼中還靜默無言的十六歲美國女孩。凱黎的母親回憶：

> 凱黎十歲時，有一天她在跟治療師用字母板電子輔具練習拼她會的字。那天她很煩躁不安，不太想練習，就自己打了「不」這個字，然後

又繼續打了更多她覺得身體不適的句子，那是她第一次主動拼出有自己想法的話。差不多又過了六個月，凱黎的句子就開始豐富了（註3）。

彼時凱黎不只診斷為自閉症，而且被視為功能很低的孩子，將來必須進入安養機構接受照護，但現在她有一個自己的部落格，其中有許多出自她筆下的美麗文章，從政治到男孩，包羅萬象。我知道凱黎的故事非常特別，並不是每個自閉兒都會有像她一樣的進展。但這的確告訴世人，我們的孩子有時會以超過我們想像的程度，感知到她生命中親愛的人，環境裡閃過的事。

記得莉思還在襁褓中的時候，我讀了拜瑞・巴索頓（T. Berry Brazelton）醫師的育兒著作《接觸點》（*Touchpoints*）裡，有關社會參照的部分。其中描述了嬰兒早在九個月大時，就能夠由父母的非口語線索中察覺到周遭環境的社會參照行為，更重要的，嬰兒還能夠感受到父母對他們的回饋是正向抑或負向。巴索頓醫師告訴父母，嬰兒「使用由雙親那裡接收到的線索，來參照父母認可或不贊同的事情」（頁 125）（註4）。因此，他建議父母，即使小孩尚未發展出語言表達及語言接收，都要當心你對小孩說的，以及在小孩身邊談到與他／她有關的話。以父母的立場，我認為，由於絕不可能確切的知道孩子會在什麼時候聽懂多少語言，我們應該早從嬰兒時期開始，就假設孩子在聽，也懂得談話中有關他的內容。而因為自閉兒聽懂多少更無人可知，所以人們更應該這樣對待他們。即使孩子習得語言的軌跡很長，也許耗盡終生，但他們在聆聽，我們的話語能夠成為孩子自我價值與未來展望的預言。

去年，我和某位學生家長聊天，這名學生是個很聰明甜美的自閉症女孩，但她在同儕關係上有著非常大的困難，那時她就站在她母親身邊。這位直白的媽開口就說：「我女兒不會交朋友，她就是不知道怎麼應付，我操心這件事好幾年了，現在已經一點辦法都沒有了。」當時我真想抓著她好好搖一搖，她可憐的女兒垂著頭盯著自己的腳，既羞愧又挫敗，這孩子聽著這些也許已經在她耳邊重複好幾百遍的話到底多少年了？這些批評的言語到底對她已經困難的交友之路又有多少幫助？與她母親的評價相反的是，這個女孩了解的事情其實很多，包括自己的母親認為她並沒有能力結交朋友這件事。是的，我對女孩的媽媽可能太過苛求，因為我很確定這位母親已竭盡全力。但在這裡，底線是她當時並沒有把女兒視為如同其他孩子般，一個完整在那裡的個體。有哪個青少女的媽能在女兒面前這樣描述她，然後還有命在的？

最近，我跟卡洛琳的某個老師有件類似但比較好笑的事，一位溫暖和善的男老師，很熱誠，有企圖心，但還不太了解卡洛琳。有一天我去學校接女兒的時候遇見這位老師，寒暄之際，他非常坦誠直率的，當著卡洛琳的面跟我聊起了她的優勢以及待補強的地方。然後在必須跟卡洛琳說話時，老師會正面注視著她，特意把音量放大，有點像美國人在對不諳英語的人講話時，十分本能但其實無效的方式。我最後不得不打斷他，跟他解釋我女兒並沒有重聽的毛病，而且也聽得懂所有談話內容中與她有關的事。與此同時，卡洛琳正很疑惑的從眼角打量著他，老師這才恍然大悟，了解了卡洛琳的情況。有時小提醒的確可以是大功臣。

卡洛琳很幸運的一直遇見非常好的老師，但當她不被老師接納時我總能察覺得到，因為她會變得沉默、凋萎、更加退縮到自己的世界裡。小學一年級，很長一段日子，她的班級都由一個可怕的代課老師擔任導師，而且這個老師總是認為卡洛琳表現得很糟，整天因為不同的事處罰她。當時卡洛琳的功能性語言少得不得了，卻每天回家後對自己反覆的說：「卡洛琳，不行。卡洛琳，不乖。」她完全可以感受到老師的排斥，而且也完全沒有學會那位女士教的任何東西。事實上，我打賭你和女兒也有相同的體驗：真正接受她、愛著她的老師，會比那些不那麼盡力、也不太有耐心或信心的老師，讓女兒得到更長足的進步。如果這不是對外界的察覺，那什麼才是呢？我也確定你們的親戚裡一定有不了解女兒的人，所得到的結果是孩子會製造一些混亂，或反而退縮沉默。是的，她沒有話語，但感覺得到身邊發生的事。

我很喜歡在薄暮時分出門散步，某天散步時我突然想通了一件事。

黃昏時，我們社區裡會有野兔從巢穴中探出身來，在修剪整齊、綠油油的人工草坪上嚙食草葉。兔子是很有趣而安靜的動物，除了跑得飛快之外，完全沒有防禦的能力，最拿手的就是悄然無聲、敏捷快速的動作，同時保持著對環境高度的警覺。即使進食，也神經質的抽動著身軀，總是戒慎恐懼的注意著危險的來源，而且牠們從來不正眼看你，只用周邊視覺來窺視注意你。這些野兔讓我想起卡洛琳，當然她並不總是安靜的，但同樣有察覺到危險與安全的能力，同樣會用眼角餘光注意他人，即使看似出神，對在場的人物也具有高度的覺察能力。我們的小孩很像野兔——安靜，但總是知道誰是安全的，誰又是危險的，誰接受他，誰愛他，也知道什麼時候可以放下防備，輕鬆的只做自己。

即使無法順利表達，但我由衷相信我們的孩子非常清楚周遭的一切，所以請帶著希望與信心談著你的孩子，並確定孩子身邊的人都這麼做。這個信念也是讓我在知道父母把自閉兒說成受損或病苦時，會那麼不自在的原因。我們要讓孩子聽見信心與愛的話語，相信他們能夠感受到詞句裡樂觀的力量。在女兒開始用字句表達自己後，我發現即使在當時看似不解人言，但她們其實聽到了、也記得所有我談到她們的話。因此，在不確定的時候，就假設她們聽得懂，也告訴別人照你這樣做吧！我們的女兒以不同的身姿踏入世界，但無疑的，她們存在著。

事實二：有自閉症的孩子對人的情感非常深

大部分有智識的人都知道，自閉兒深愛他們的家人與密友，但我依舊時常聽見人們以「缺乏情感」或「與人沒有依附感」來形容有自閉症的孩子。誠然，自閉兒可能不太擅長以字句來表達情感，但是，身為父母的你和我，當然知道孩子愛著我們。假如你自己的經驗還不足以證明的話，你可以告訴人們許多有關自閉兒與雙親間情感的研究。在一份2004 年對十六個自閉兒情感研究的複審報告中，作者的結論是：「儘管自閉兒在交互式社會互動上有所不足，但絕大多數的研究均證明這些

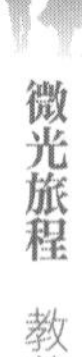

孩子具有依附親近者的情感。」（頁 1123）[註5] 另一個在 2010 年發表的、很有意思的美國研究指出，雖然自閉兒在情感的建立上有較大的困難，但在特定條件具備時，他們也能夠表現得相當好[註6]。而其中最重要的條件，是父母相信孩子具有依附情感的確定程度，以及父母本身建立情感的能力。那些與子女關係最緊密、感覺也最親近的父母，為情感的發生鋪設了一條比較安定牢靠的溫柔路。親職依附情感的能力對每個孩子都很重要，但對自閉兒來說，父母對孩子的情感與信心，更能夠預測親密感的發生[註7]。

請聽我說，我知道你不需要任何多餘的壓力或內疚。即使以泰瑞莎修女的耐心及堅毅付出無盡努力，你仍然可能面對著一個發展上有著巨大挑戰，以至於有時很難察覺到她對你有什麼依附感的孩子。我記得以前，特別是女兒年幼時，好多次我都覺得她們完全沒有注意到母親的存在。然而，這個研究的好消息是，它讓我們知道，你我能夠以父母的立場，對親子關係帶來正向的深刻影響。如果我們相信依附與親密的可能，我們就可以幫助這些情感發生。就如同自閉症裡的許多事情，我們的信心與展望能夠帶來不同的結果。假若你將你的自閉症女兒視為情感缺損的孩子，不相信她有與你相依的能力，那麼就會對女兒發展這些感情的能力帶來負面的影響；但若你總是鼓勵著正向的情感，以不設限的心去體會她表達愛意的方式，那麼不啻為情感的萌發修築了一條助它前進的安全小徑。請再聽我說，想法，是能夠創造真實的。

我想，這種認為我們孩子缺乏情緒上依附親密感的看法，可能源自某些孩子對擁抱及情感有著接受及表達的困難。但真實情況是，肢體上感情的互相授受並非是情緒認知方面的問題，而是感官知覺上的問題。我要再以天寶為例，天寶不喜歡與生命中親愛的人有肢體上的接觸，因此母親無法擁抱她，這一定是很令人心碎的；然而，天寶深深的愛著母親，山高海深的依戀她。天寶在每一場演講裡，都會告訴大家，是母親的愛與信讓她成長茁壯。事實上，某次訪談中，當被要求對字彙進行自由聯想時，天寶以「母親」作為「愛」這個字的答案[註8]。你萬不可將由於感官因素而無法擁抱的這個行為錯識為缺乏感情，因為它不是。而我們也可能找到其他表達情感的方式。比如說，有些孩子喜歡靠墊給予身體的深壓覺，或觸覺刷（sensory brushes）施於皮膚上的感覺，你也可以哼歌給孩子聽，或玩一些表達感情與愛意的遊戲。此外，我十分確定有些事只有你能對女兒做：她絕不肯讓其他閒雜人在夜裡哄她入睡，或千百個乳酪三明治裡她獨鍾你手製的那一個，這些看似瑣碎的工作，其實也都是女兒對你悄然無聲的愛。在讓她滿足安穩上，你的存在無人能及。你是聲音、是保護、是照拂、是紛亂困惑世界中波濤裡的救生索，而即使——即使長久以往，甚至永遠，你無邊的愛都不會得到女兒太多回應，也不要讓「我並非她生命中摯愛」的這個想法逸過腦海，因為你的確是。

在結束第一段婚姻後，我在卡洛琳就讀的特殊教育幼兒園任教了一年，擔任四歲班的老師。其中有些孩子受自閉症影響的程度很嚴重，沒有口語，對人際互動似乎也沒有興趣。但在特定的歌曲與遊戲中，我能看見在每個小小身軀裡隱隱閃爍的不同個性，還有他們的微笑，雖然輕淺、稍縱即逝，但卻是那麼的動人、驚喜、值得一切。學期結束那天，孩子為父母獻唱詩歌，舉行畢業典禮，並與家長一起參加畢業野餐。而我發誓，每個小孩都期待自己父母的到來。當他們抵達時，你可以看到孩子望見爸爸媽媽的那一瞬間，整個人煥發出的喜悅光芒，有些露出羞澀甜美的笑容，有些喜不自勝的拍起手來，有些興高采烈的飛奔到親愛家人的身邊。

典禮結束後，我陪著一位很和善的母親聊天，她的兒子四歲，非常可愛，而且當時還沒有開口說話。我聽她訴說著從孩子襁褓中就開始、一路上看不到盡頭的憂懼與疲累。雖然會爬了、會走了、長大了，但孩子卻完全沒有語言，仍然包著尿布，而且很難帶：前一分鐘看似愉悅，下一秒鐘馬上開始狂哭大鬧。事實上，幾乎在所有的情況中，嬰兒期的長短都與人們能夠耐受它多久有關，這種單方全然犧牲奉獻的關係天生就應該只持續一段短暫的時間。但縱使如此，對特殊兒的父母而言，這

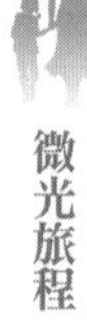

段時期何時終止，完全無法預測。有時我們只是需要某個人知道這件事，就已足夠。在聆聽了她的故事後，我誠懇的對她說，我認為她是個了不起的母親，專心慈愛的面對著非常艱鉅的工作；還向她描述當這個小男孩瞥見媽媽越過草坪走向自己時，容光煥發的小臉上綻放出的微笑。告訴她不論這孩子有多難帶，看起來有多麼的置一切若罔聞，我也能感覺到她的努力並非徒勞。然後她安靜的笑起來，輕聲的說：「嗯，我知道，我愛他，他也愛我。」這件事已經過去七年了，我衷心祈禱她能夠聽見孩子一些悅耳的話語，但即使不能，他們也仍舊知道彼此間的感情。愛戀並不總需以人們的口來述說。

事實三：有自閉症的孩子能夠同理他人

人之所以為人的重要美德之一，就是同理心——一種辨認出他人的苦痛與傷害，以設身處地的情感回應的能力。在我的英文課裡，這是在導讀文學作品，以及討論如何彰顯人性光輝時，最常提到的部分之一。研究顯示，同理心必須在父母或重要模範對象的實際示範下，才能夠讓孩子以具意義的方式習得並內化。身為一個每天面對百餘名普通孩子的老師，我可以告訴你，每個孩子對同理的感知能力都不一樣，有些更相差何止千里。而在這些經驗中，我學到的是，同理心與聰明或教育程度無關，但與了解及感受能力有關。當父母把這個能力置於諸事之上，鼓勵孩子在看見表面時也思考著內在，教導他們扶助同儕跟取得領先一樣重要，同理的感知就會發生。你必須讓孩子意識到別人的感覺，教導孩子重視他人的價值，而且這個道理對所有孩子都為真，並非只對光譜裡的孩子才如此。我教過的普通生裡，有些孩子非常聰明，但因從來沒有被人要求過，或看人示範過，他們替人著想的能力卻少得可憐。我也遇過讀寫都有困難的孩子，在見到人們有需要時，心如滿潮，河水般溫柔的湧向那呼喚它的地方，因為「關切他人」的這個課題，已經在教導下成為他們心跳的一部分。

以心理學的角度來說，同理心的產生有兩個程序：我們必須先辨認出他人的感情，然後再對那些感情產生感同身受的情緒反應。而事實是我們的孩子在第一個部分有著很大的困難。他們對表情的辨識不是那麼精準，通常也無法靈敏的將語言處理到能夠了解其中情感的程度。在連結與反應上，也有時間的延宕。但是我相信，若你讓我們的孩子覺察到這些現象，那麼他們當然有同理他人的能力，因為他們鮮活的心充滿著感情。一篇在 2009 年發表，有關同理心的精彩文章認為，自閉症者的確有感知同理的能力，雖然可能缺乏自動辨識出他人情感與意念的認知力，但當真正感受到他人的情況時，自閉症者的感覺可能比一般人更為強烈（註 9）。對於有自閉症的人而言，同理心某種意義上就如同所有其他事情一樣，是一種極為緊湊密集的感知經驗。

同理心教導的主要部分，似乎是幫助自閉兒在日常生活中辨識出他人的情感與經歷，一旦察覺到別人的情緒感覺，同理心也會隨之而來。這個過程與一般小孩並沒有什麼兩樣。人類並非從呱呱墜地開始就有同理心，嬰兒存活的必要條件是他們以己為中心，努力滿足自我需求的行為。之後在幼兒期，對他人的覺察才會產生，但同理心還要再醞釀一陣子之後才會萌芽，而且只有在他人的示範與鼓勵下方能生根茁壯。由於我們的孩子邁向成熟的腳步較為蹣跚緩慢，因此，比起大多數父母，我們也許要花更長時間面對孩子只注意到自己的時期，也要持續付出精力，將孩子的關注力引導到他人的感情上。然而，教導女兒同理心是可能的，但假如想要她真正具備這個能力，你們必須一同努力，才能歡欣收割。

在自傳《星星的孩子》中，天寶這樣描述教導光譜孩子仁慈心與同理心的方式：「以具體的方式教導你的孩子愛與仁慈，並在示範中使用非常特定的例子，比如說，你可以用『帶著花束去安養院探望老人』來當作仁慈的例子。」（頁 163）（註 10）天寶具洞察力的建議指出兩個重要的事實：光譜中的孩子可以學到感同身受與為人著想，但如果你希望他們將其真正內化為自己的價值觀，並與日常生活的行為相結合的話，你

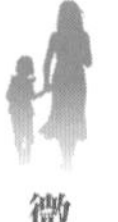

必須以非常具體而他們也能了解的方式教導才行。在幫助孩子與生命中親愛的人及物產生連結上，這件事絕對值得你付出努力，讓它成真。

關於教導自閉兒同理心，我所讀過最有意思的文章之一更將我們許多人都已經在做的事情納入教學技巧，也就是與洋娃娃及絨毛玩偶進行想像扮演遊戲。藉由玩偶及娃娃，研究者引領孩子經歷各種社會中發生的小故事，並在適當情況中誘導孩子的同理反應。該篇文章描述某個2009 年教導自閉兒同理心的研究，並總結道：「在扮演遊戲的情境下，自閉兒早自四歲，就能夠示範出與社會性相關的同理技巧……這些技巧也能在非訓練的情境中類化使用在與真實他人的互動上」（頁30）（註 11）。這篇文章讓我安心，因為這恰好是我教導女兒同理他人的方式。本書先前的篇章曾多次提到女兒跟我都很喜歡玩偶，我也在遊戲中以娃娃向女兒模擬害怕與開心的感覺、心中受到傷害的意涵，還有悲傷難過的反應。我總覺得，這個方式比不斷的警示她們必須想到別人的感覺要好得多，同時因為很有趣，她們反而會很專心的思索其中的內容。卡洛琳跟我現在還會讓玩偶們彼此聊聊學校的日子，偶爾在這些娃娃犯錯時，她還會警告它們要「乖一點」。該研究顯示，同理心不只能夠教導給我們的孩子，也是父母可以將觀念融入遊戲中，在玩耍時與孩子一同體會的事。

教導卡洛琳同理心

我不是什麼奇蹟創造者，教導卡洛琳同理他人是一段非常緩慢而漫長的路，我也經常懷疑自己到底有沒有任何進展。對卡洛琳來說，辨識他人的情感有時就像是逆流泅泳一般費力困難。有許多許多年，卡洛琳彷彿是生活中托缽獨行的漫遊者，在她想做的時間做著她要做的事，只要決定，她就罔顧眾人的想法獨鍾所愛，有時還會在他人哭泣或受傷時銀鈴般笑出聲來。一直到現在，在不適當的時間笑起來這件事，仍然偶爾會發生，我也不確定這個行為是否是她緊張下的反應，而有些時候，她這些任意而為的莫名舉動仍然讓我淚水紛落。聽起來熟悉吧？不過，依然，我還是會讓她在莉思哭泣時看著姊姊，並且告訴她：「莉思很悲傷。」假如在電視上看到適合的場景，我們就一起練習辨識情緒，還讓娃娃忠告她要友善，要經常為人著想。我也特別請語言老師幫助卡洛琳覺察到他人的感情。此外，對兩個女兒，即使不確定這兩個人了解多少，我都一釘一鎚的把好行為牢牢的印在她們腦海裡，也總是堅持著日常生活中表達禮貌的用語及態度。我不認為自閉症是粗魯、自私與惡劣的藉口，但有好長一段時間，我其實不甚確定這種作法對卡洛琳有沒有用。

從十到十二歲的這兩年，卡洛琳在情緒的連結與覺察上有了很大的進步。注意到這離「三歲黃金期前若未發生，窗戶就將永遠關閉」的幼兒發展神話有多遠嗎？我們的孩子永遠不會停止學習的腳步，所以你也絕對不要放棄牽引的嘗試。美麗的情感從微小的地方開始。如果姊姊哭了，卡洛琳會跑去拿面紙，假如我頭疼，她會認真的揉著我的太陽穴，有時按得太用力以至於痛上加痛，但在這裡，發光的是她的心。如果聽見貓咪叫，卡洛琳會說：「茱麗葉傷心了。」縱使貓兒通常差不多都只是在討吃的而已。啊，女兒漸漸萌芽的同理心！我不確定這一切是從何時開始，是否跟她步入青春期有關，抑或她終於能夠把之前的絲絲縷縷補綴起來，但在努力了第一步「意識到他人感情」這麼久之後，她終於穩穩的踏出了同理的第二步，感人所感了，而我深深的以她及她善良的心為榮。

這一年 2 月，在與阿茲海默症奮戰了十多年之後，我的父親過世了。我很蒙福的有一個好爸爸，溫暖、慈愛、充滿感情，然而，由於疾病的摧殘，他漸漸變得急躁、易怒、讓人害怕，因此女兒從來沒有看過我腦海中父親舊日真正的模樣。在守靈跟葬禮時，我很擔心卡洛琳的行為，她就像許多光譜孩子一樣，有時在不適當的時候會笑起來。當我領她上前，對父親道別祈禱時，她果然輕鬆的笑了起來，跟我說：「外公睡著了，他累了。」我覺得她可能模糊的懂了一點。喪禮之後幾天，有一次她安靜的挨近我身邊，問道：「媽咪，外公死掉

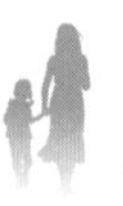

了，妳傷心嗎？」當我回答「傷心」的時候，彷彿溫柔的雨開始落下，卡洛琳擁抱了我，開始按摩我的頭，就像是見到我頭痛時想讓我舒適一些那樣，而且一點笑意都沒有。我無法向你描述那個擁抱對我的撫慰有多大。那麼之後她仍然在不該嘻笑的時候笑出聲來嗎？當然！但她也友愛體恤著家人與朋友嗎？更是無疑！

有時，我們的孩子不太知道如何表達出他們的感覺，而在這種時候，藝術與音樂是一扇了解並表達感情及同理的美麗門扉。我的學生裡有個很甜美的自閉症女孩，最近送給我一幅非常動人的畫。這個女孩喜歡畫漫畫，腦海裡有成箱成冊的漫畫人物，上課該讀該寫的時候也經常沉浸在圖畫世界中，有時非常心不在焉，彷彿無視身旁的人。平時我經常跟學生分享家人的故事，如同我也鼓勵他們分享與課文有關、屬於自己生活中的真實故事，因此學生都知道我父親的故事，也知道他在 2 月學校放假時去世。在我結束喪假回到學校時，很多學生都來擁抱我，表達哀悼之意，是來自普通生的非常體諒、衷心又清楚的關懷。而我甜美的自閉症女孩沒有對我說什麼，但當那堂課結束時，她走上前來，遞給我一幅畫，畫裡她環抱著我，淚水從我的臉上撲簌簌的流下來，這是我此生所見最美麗的圖畫之一。這個女孩無法以言語說出、不能用肢體表示的全部情感，都纖細精緻的由紙筆傳達給我，而她表達的方式，我認為是同理心最適切的例子。

我有一個很好的朋友兼同事，是位語言治療師，也在學校負責帶領某個由自閉兒及特殊生組成的社交技巧團體。團體裡有些孩子口語能力很好，有些孩子的表達能力非常有限，但都能注意聽講，而就如同所有的青少年一樣，他們也較專注於陳述自我的意見與情感。在一堂討論課裡，某個有關不友善女孩的議題成為討論主題，是的，即使這個團體也有階級存在。有個屬於某四人小團體的女孩最近覺得受到朋友的排擠，但另外三個人認為是因為她太不成熟才遭此待遇。簡而言之，整個議題的帶領過程真是一段又長又曲折的無邊漫談，而且由於每個人都只是絮叨著自己單方面的想法，似乎完全不了解他人的感情，語言老師和我都開始有不知如何繼續的挫敗感。突然，課堂裡某個幾乎總是默默把玩著衣角的光譜男孩衝口而出，急促而認真的說：「她要你們喜歡她！她要你們喜歡她！」以清晰的視角及語言說出整個討論背後的重點。他傾聽、懂得，而且將心比心的體會女孩的想法，這就是同理心。

同理心似乎是個簡單的概念，人們通常把它當成一種自然的行為，就像說話一樣，但你仍然需要聽見字句，然後才可以學到如何說出語言。只因為口語表達對女兒很困難，不代表我們就要放棄教導她，而我們應該以同樣的態度培養同理心。所有的小孩——包括自閉兒，都需要同理心的示範與引導，才能真正了解他人的感情與自己相當，並產生設身處地的情緒反應。我們孩子的心靈跟其他人一樣敏感，有時，在我的感覺中，甚至是更柔軟的。而就如同之前數不清的例子，這是引導他們抬頭望向窗外，看到他人，幫助彼此產生連結的工作。他們也許永遠都要費力的讀懂別人的表情或感覺，但在你的引導下，他們可以察覺並關心他人的情感，從這些了解中，同理心會隨之而來，過程可能非常久，結果可能很輕淺，但會的，它會發生。

選擇相信

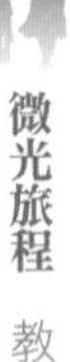

「你不是擁有靈魂。你是靈魂，你擁有一具軀殼。」

～路易斯（C. S. Lewis）

過去這幾年，女兒帶給我許多快樂，她們在情緒上成長了很多，有些甚至是人們預言女兒永不會擁有的感情，這也是讓我質疑傳聞中，許多讓我們的孩子聽起來像是「人性瑕疵品」的自閉迷思的原因。知覺、同理與情感，都是自閉兒與生俱來的能力。也許需要跋涉更長的路途才能靠近，也許孩子並不總能豐富或明白的表達他的感情，但他們有著全心投入此生，完整活出每一天的熱切、了解與想望。我想，在這裡，我的態度是比較精神層面的，我相信人有靈魂，一種無法以任何測驗或研究裸眼視之、量化估算的東西，而不論他的發展挑戰是什麼，每個人的心靈都同樣豐盈。我曾經讀過的，由父母口中說出最具傷害性的話語之一，是傑瑞．卡茲諾（Jerry Kartzinel）醫師在他為珍妮．麥卡錫的書（註12）《我與我的星兒寶貝》（*Louder than Words*）裡所寫的介紹。卡茲諾在文章裡將自閉症描述為「竊取孩子靈魂」的疾病（頁 xvi）。同一本書中，麥卡錫也以「沒有靈魂的雙眸」來形容有自閉症的兒子（頁6）。對特殊兒來說，這是多麼可怕又輕視的形容方式。我們的靈魂並不由腦部而來，不因身體而有，也非父母所能給予，它來自於神的交託，沒有任何事情能夠毀壞這份恩典。

對我來說，相信孩子有著豐富的心靈，滋養了我對他們未來可企之地所抱持的信念。即使是對那些女兒仍然跌跌撞撞的能力，我也沒有放棄過希望，這是我相信她們會聽懂我是怎麼向別人描述她們的原因，也是我知道她們能夠感覺到別人的心情、確信她們深愛著生命裡某些人的原因。許多我曾見過、世間最動人的真摯情愛，都發生在父母及他們有著嚴苛挑戰的子女身上，那不是言語能夠訴說，唯靈魂方可聆聽的故事。所以拉著女兒再向前一點，再相信一些女兒會有的進步，假如你無法分辨她是不是在聽，能不能了解，或有時你不確定女兒會不會同理，懂不懂依附的愛，就選擇相信吧！研究證明信心能夠改變擁抱的力量，我們必不能以挑戰及缺點來分類我們的孩子，只要如同其他父母對待小孩的平常心就好。我們的孩子也是神的兒女，有著感情，有著充滿可能的未來，所以請你無視於那些迷思與傳說，不要眨眼，如此方能見到女兒擁抱世界的身姿。

關於自閉症的事實與迷思，請你牢記在心

1. 自閉症者是完整而有價值的人，也有深刻的情緒感知與感情。
2. 總是以充滿希望的態度談到女兒，你不知道她聽到什麼，或聽懂多少。
3. 身為父母，我們對女兒感受到深刻情感及連結的能力，有著正面的影響。
4. 有自閉症的人可以產生感同身受的情感，但就如同所有人一樣，同理心必須要在示範與教導的引領下，才能夠習得。
5. 請牢記，我們對孩子的觀感會影響他們看待自己的方式，而這個觀感也會影響世界看待他們的角度。

原註

1. Grandin, T., & Scariano, M. (1996). *Emergence: Labeled Autistic* (2nd revised ed.). New York, NY: Warner Books.
2. （出處同註 1）
3. Hauch, V. (2011). "Unlocking Carly: Using one finger, autistic teen uses iPad, laptop to communicate - Parentcentral.ca." *Parents, Parenting, Child, Teenagers, Babies, Pregnancy, Educaton, Family, Health, Activities - Parentcentral.ca,* February 21, 2011. Available at www.parentcentral.ca/parent/familyhealth/children'shealth/article/944466-unlocking-carly-using-one-finger-autistic-teen-uses-ipad-laptop-to-communicate, accessed on October 14, 2011.
4. Brazelton, T. B., & Sparrow, J. D. (2006). *Touchpoints Birth to Three: Your Child's Emotional and Behavioral Development* (2nd ed.). Cambridge, MA: Da Capo Press.

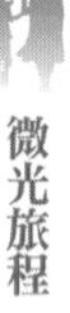

5. Rutgers, A. H., Bakermans-Kranenburg, M. J., van Ijzendoom, M. H., & van Berckelaer-Onnes, I. A. (2004). "Autism and attachment: A meta-analytic review." *Journal of Child Psychology and Psychiatry, 45*, 6, 1123-1134.
6. Seskin, L., Feliciano, E., Tippy, G., Yedloutschnig, R., Sossin, K. M., & Yasik, A. (2010). "Attachment and autism: Parental attachment representations and relational behaviors in the parent-child dyad." *Journal of Abnormal Child Psychiatry, 38*, 7, 949-960.
7. （出處同註 6）
8. Weiss, B. (2010). "Life Among the 'Yakkity Yaks.'" Online, *The Wall Street Journal*, February 23, 2010. 可在以下網址找到：http://online.wsj.com/article/SB10001424052748703525704575061123564007514.html，檢索日期：2011 年 6 月 16 日。
9. Smith, A. (2009). "The empathy imbalance hypothesis of autism." *The Psychological Record, 59*, 273-294.
10.（出處同註 1）
11. Schrandt, J. A., Townsend, D. B., & Poulson, C. L. (2009). "Teaching empathy skills to children with autism." *Journal of Applied Behavior Analysis, 42*, 1, 17-32.
12. McCarthy, J. (2007). *Louder than Words: A Mother's Journey in Healing Autism*. New York, NY: Dutton.

第十一章
無光的時刻

「我睡不著的時候，有時會躺在床上想：
『為什麼會是我？』，
然後就有個聲音回答說：
『喔，我不是故意選你的，只是你的名字剛好冒出來。』」
查理布朗

～查爾斯・蕭茲（Charles Schulz）

女兒確診後不久，我開始靈敏的認出身邊每一個有著特殊需求的人。在居住的鎮上，不管到哪裡，搭載著嚴重障礙成年人的發展障礙服務（Developmental Disabilities Services, DDS）藍色大公車如影隨形，我幾乎以為它們是在跟蹤我，讓我懷疑自己是否神志不清。每當見到那些看似憂傷的成年人，以孩童般的眼眸望向車窗外時，我總是立刻淚如泉湧，不能停止。我現在會為那時的行為感到羞愧，但在當時，我同時有著悲哀、恐懼以及憤怒的情緒，猜想著是否這就是卡洛琳的未來。突然之間，所到之處，每個地方都看見之前彷彿隱身在某處的人，而我一點也不想加入那個世界。諷刺的是，在大學裡，我經常在夏天擔任特殊兒營隊的志工，而且持續了好多年，熱忱的接受這些孩子。但我現在知道，我之所以能夠接受他們，是因為從未想過這件事會與我自己的人生有任何關聯。疏離而憐憫的，我以自己的方式，「安全」遠眺著真正的麻煩。現在，我可以誠實的說，我已經不再有那些反應了，感謝女兒讓我的心成長。我現在能夠看見那些實為美麗完整，但之前我卻只見到他們的特殊障礙的人，而這只是女兒帶給我許多祝福中的一個。

但是，養育自閉兒的日子還是有悲傷挫折的時候，也有憂愁失志的時候，即使盡可能保持住樂觀的態度，世界有時仍會擊倒我，更不用說那些從知道女兒有自閉症開始，就在身後不斷追趕我的對未來的恐懼。為了驅散它們，我以希望打造腳前的路，但我也想與你分享那些低潮的時刻，於是你會知道你我都有落難黑暗時。我發現面對低潮最好的方法，是在它來的時候，讓自己去感受那些悲傷與害怕，並在感覺漸漸消散時，送走潮汐般讓幽暗的波濤遠去。面對自閉症最適宜的態度是一天的事一天當就夠了，一道浪花又過一道浪花，送走了就不要再回頭。對我來說，最困難的幾個情緒考驗是憤怒、寂寞、悲傷以及恐懼，而我是這樣面對它們的。

情緒考驗之一：憤怒

「為什麼會是我？」

我天生是一個不喜歡衝突的人，相比於憤怒，我更容易沮喪。治療師告訴我沮喪其實是朝向自己內心的怒意，即使如此，對於女兒及我自己時不時遇到的困難與掙扎，我仍有著充滿火氣的時候，一種原始的「為什麼會是我跟我小孩？」的憤憤不平。這個念頭在女兒初診，看見鄰居小孩騎著腳踏車到處跑，以自然的節奏輕鬆與人談笑時，經常襲上我心頭。而且有時，當發現某件事對我的哪個女兒特別艱難的時候，我可以感覺到正義的怒火從心底靜靜的再次燃燒起來。但是，當世界上仍然有著許多苦難時，我又怎麼能徘徊於自憐的憤懣中太久？那些苦痛甚至不必遠望，身為老師，有時我會見到某些孩子面對著遠超過我能應付的病痛、孤寂、窮困以及虐待。

當後退一步，以比較寬闊的視野審視人生時，我發現每個人都有自己的挑戰。而因為某些深不可測，也許來自神的旨意，我們也都有自己苦痛及困頓的時刻。從這個比較高的位置望去，「為何是我？」似乎已不值一問。我可曾質疑神？當然，但祂總是張開雙臂迎接我，撫慰我的心靈，我的兩個女兒也都很健康喜樂。因此在感到憤怒時，我總是盡可能的專心在那些幸福的事情上。你越早能夠以你所得，而非所求，平靜不怨懟的接受此生，越快可以空出更多地方，讓快樂滿盈。我是否偶爾仍對那些不盡公平的事有著怒火？當然，但只要聽見卡洛琳無憂的笑聲，我的憤怒就宛若海風吹拂時岸邊的輕煙般，消逝在明媚的遠方。

不良善的人令我生氣 >>>

每當遇見不懷好意的人時，我也會覺得憤怒，而且這些人的確存在著，不論是看見卡洛琳自言自語重複著卡通情節時出言暗諷她的推銷員，或是在公車站拒絕跟莉思交談的同學。惡意的人有時會讓我的血壓上升。我遇過公開阻止孩子跟我的小孩做朋友的父母，也遇過因女兒「不一樣」而拒絕邀請她們出席生日聚會的同學；卡洛琳遇到這些排擠的時候明顯的要比莉思多很多。我非常努力的體會安妮・法蘭克（Anne Frank）[譯註 1] 那顆溫暖的心，相信人性本善，唯這些時刻仍然蜂螫般深深刺傷我。向卡洛琳解釋某個女孩不願意做她的朋友是件非常痛苦的工作，但我仍然得做，否則因為讀不懂意謂著拒絕的婉轉語言，卡洛琳會不斷的試圖跟那個女孩建立友誼。但我要如何表達才不會折損卡洛琳的勇氣？打碎她的心？我又要如何解釋每當望見我們母女蹤影時，就支使她女兒避開的那位母親的行為？或者我怎麼能仰賴對特殊兒既沒有耐心也不具愛心的老師，相信他們會好好教導你我的小孩？所有這些人，都讓我憤怒，那麼我如何處理這些怒意？呃，有時我的先生或哪個好友必須聆聽我激動又憤憤不平的抒發「這些刻薄的人是多麼差勁」的言

譯註 1：《安妮日記》（*Het Achterhuis*）的作者。

論，或者我會氣沖沖的出門快走，直到冷靜下來。試著不要花太多時間在那些不友善的人身上，因為他們不值得讓我們賠上時間，更不值得讓我們付出淚水。我處理這類事情最好的方式，是把這些人當成無知之徒，盡我所能無視他們的存在。然而，在無法忽視某些人的惡意時，憤怒最大的貢獻是將它用在具建設性的行動上，有時怒火會成為我們挺身而出、面對那些無良路人的引信，也許還會促使我們告訴這些小輩一些「讓他們以後不會再那麼無賴」的新知。重要（或棘手）的是切勿在行動之中，讓你自己成為一個不善良的人。

為憤怒鑿一條渠道，改變它

卡洛琳讀小一的時候，她的級任導師請了一陣子育嬰假，代課老師是個徹頭徹尾對卡洛琳沒有任何善意的女人。她不相信卡洛琳有資格在普通班就讀，也討厭看到這個特殊生。在學校裡，她不停的因為各種瑣事處罰卡洛琳，結果只讓這個孩子越來越混亂，行為越來越糟糕。那一整年，卡洛琳會從學校挫折的回到家裡，重複著每一句老師對她說的話：「卡洛琳，不行！」、「卡洛琳，壞孩子！」、「卡洛琳，不可以！」這個小孩在紙上一遍又一遍的寫著這些句子，那是卡洛琳非常悲傷的一年。我打了不計其數的電話給學校，不斷有人向我保證會處理會改善，而老師本人拒絕跟我會面。

某個下午，這位老師親自打電話給我，通知我第二天是校外教學日，整個年級要一起去欣賞舞台劇，但她不確定應不應該讓卡洛琳參加，於是留了這樣的訊息在我的答錄機裡：「我不確定卡洛琳看表演的時候能不能控制自己的行為，我不希望她破壞這個場合，讓其他孩子沒辦法看戲。」我想我在聽留言的時候應該爆了好幾條血管。卡洛琳在學校從來沒有任何行為問題，有時她會因為課業上的疑惑而受挫，但她一直是個聽話又溫和的學生。那一瞬間我明白了，這個老師完全沒有能力看見我女兒的優點，因此跟她溝通是毫無意義的。當看見某人的心靈竟是如此狹隘封閉時，我知道該放棄了，於是我不再嘗

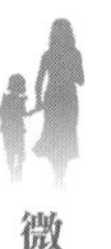

試跟學校溝通，直接致電給我們學區的特教督導，告訴他該名老師令人作嘔的留言。由於我也在同一學區任教，所以能夠特別「坦白的」表達意見，特教督導保證他會直接找那位老師談一談。我不知道他說了什麼，我知道的是老師終於不再找卡洛琳麻煩了，也不再跟卡洛琳有什麼接觸。考慮到老師的偏狹，在她結束代課職務之前，這其實是最好的結果。我當然很希望看到她被開除，但起碼我將憤怒的火燄用在最可能得到正面回饋的地方，幫助我冷靜下來，也讓卡洛琳不再繼續受到傷害。

這件事之後不久，卡洛琳原來的老師回來了，那一年對卡洛琳來說是個很可怕的經驗，我的怒意也持續了好一陣子，這無知的女人竟敢這樣傷害我的小孩！接下來好幾個月，我常常提醒卡洛琳那些她之前受到老師讚許的地方，然後漸漸的，我的怒氣消散，卡洛琳的恐懼止息，但那位老師的確在我跟我甜美的卡洛琳心上劃了一道痕跡。

忘記恩典的人激怒我 >>>

有時，當我聽著某些其他的媽媽們——比如同事或鄰居，抱怨著她們優秀的孩子沒有得到學校足夠的關照及資源時，我也會覺得惱怒。在某些場合，我忍耐著其他父母在我身邊抱怨特殊教育占掉了太多經費，那置資優生於何地？而我好想告訴他們整個世界都在資優生的腳前，所以拜託就不要操心了吧！那些明明孩子已經體育資優，但因為她沒當上隊長就不高興的父母，以及為了女兒沒當成校友會裡的選美皇后竟然只拿到亞軍而哭泣的父母，有時我真想抓住他們的肩膀狠狠搖一搖！難道他們不明白自己有多幸運嗎？這些人的身體裡到底有沒有一丁點的感恩？還有一些自以為是的父母，把擁有一個普通小孩當成自己的功勞，當發現卡洛琳有自閉症的時候，以稍許責備的目光懷疑的看著我，我猜我們的出現讓他們安慰的忖度著幸好自己永遠不會有一個問題小孩。然而，即使我以精神分析的角度看待這些人，他們還是讓我覺得煩擾。

虛情假意、不知感恩的人總是讓我火大，所以我讓自己深吸一口氣，想著能離開這些競爭啦較勁啦可多令人開心。我想起女兒，她們總是讓我記起人生中樸素的寶物：愛、家人、生命真正的價值。生活中我們汲汲營營的多半是很膚淺而自我的東西，你只要看十五分鐘電視節目就會懂我的意思，然而，特殊兒讓你把短視的自我拋在腦後，了解到重要的不是你，不是你的想望，而是你的孩子真正需要什麼。而且說實話，這難道不是每個為人父母者應學的功課嗎？幸運如你我，我們在親職早期，就從小孩身上體會到這個道理。所以，當我發現自己在某些悲慟著孩子被常春藤名校拒絕，竟只能上州立大學的父母身邊感到厭煩或生氣時，我學會微笑與不在意，因為這些人尚未了解，快樂的祕密是感謝你擁有的，而非渴望你失去的。

不要讓憤怒的狂風席捲你 >>>

憤怒的底線是它耗損你的程度遠勝過它對其他人的傷害，除非你把怒氣轉成帶來改變的正向作為，否則它會耗盡你的精力。生活像是坐著忙亂顛簸的雲霄飛車，花力氣悔恨自己坐的這節車廂是多麼不美，只是浪費你寶貴的時間罷了。同樣的道理也適用於不良善的人。請記得，相較於他們自己的問題，這些人帶給你的不幸是很微小的，畢竟你可以轉身離開，而他們則陷在不幸之中難以脫身。不懷好意的人讓世界彷彿更狹小、更寒冷、更空洞，但那只是因為**他們本身**亦如是。要記得，世間還有許多良善的人，你一定要把惡劣之徒從記憶卡裡永遠刪除，越快越好，如此方能騰出空間放進那些溫暖友愛者；至於那些自誇的人、互相比較孩子技藝的父母們，不妨也把他們一起都忘掉。身為高中老師，我可以向你保證，每個孩子都有讓爸媽坐困愁城的時候，所以從那些無聊的競賽中振翅飛起吧，以自己的速度帶著女兒往前行去。我們每個人都有憤怒的時候，那是人性，是我們的一部分，重要的是切莫讓它成為你的全部，女兒需要一個快樂滿足、充滿希望的媽咪，而不是一個憤憤不平的母親。

情緒考驗之二：寂寞

寂寞，寂寞的我 》》》

因為絕少有人真正了解那些讓我煩憂的事，有時我會非常、非常寂寞，偶爾甚至覺得快被肩上的重擔壓垮。不只是養育女兒的責任，還有幫助她們克服特別挑戰的艱難工作，更不用說那一大片對此無甚知悉也不太關心的世界。即使我的家人也不知道，我是多麼頻繁的發現自己正以旁觀者的角度，審視著再也普通不過的日常生活，希望能找到一些讓女兒融入其中的方式。以卡洛琳來說，我總是努力幫助她克服那些阻礙她踏進世界的潛規則。有多少次，當卡洛琳因為某些只有我懂，但其他人完全無法了解的事情驚慌失措時，我找不到解釋的方式，說不出半句話來？我的寂寞有時一點不誇張的就是字面上的意思。而由於我們經常過著不太與人接觸的日子，又有多少次，因為出門是個無論如何都太艱鉅的任務，我們選擇留在家裡？我的家人通常會試著讓事情看起來光明些，他們會說：「起碼卡洛琳會說話呀……妳的女兒都健健康康的。」是的，沒錯，但我覺得與其說是安慰我，這些話其實是為了讓他們覺得好過些而說的。當可以避免時，人們並不喜歡赤裸裸的直視艱澀困難的現實。我並非責怪他們，許多事唯身歷其境者方能了解。我想表達的是，有些時候，身為曠野中獨行的單身旅人，實在非常寂寞冷清。路上只有我，以及風沙中偶爾滾行而來的、颳過身邊的枯草。

人群裡的淒清寂寥 》》》

奇怪的是寂寞也會在人聲最喧嘩處悄悄爬上你心頭。偶爾，在與鄰居或同事聊著（誇著）小孩的時候，因為無法忍受即使當我分享一些女兒很棒的生活小事時，他們臉上那種帶著一絲緊張的憐恤表情，我通常不會聊我的育兒經驗。他們的反應就好像我是一個跟他們活在截然不同世界裡的人一樣。我覺得我的女兒很了不起，但這很難對某些私心暗忖妳的生活是他們最可怕的噩夢的人解釋。知道自己讓別人害怕是一種很奇異的感覺。很久以前，有位我從朋友那裡間接認識的女士，由於她的兒子直到兩歲都還沒有語言，那位母親很擔心。我認為這是很私人的領域，也只是從旁人那裡得知這個消息，所以我其實無意跟她聊這些事。我不太對他人的孩子下什麼結論，以免他們覺得我只是基於同病相憐的心態在尋求溫暖。我和那位女士在很多場合都會巧遇，但她總是遠遠避開我，彷彿我是死神喬裝的哪個小鎮裡看似溫和的母親。這真有點荒謬，因此有一次，在某個陽光燦爛的午後家庭烤肉會裡，我決定向她輕盈的問聲好。在靠近她時，這位母親很快的對我說，「我兒子好得很……只是說話有點遲，跟妳女兒不一樣。」然後，在我能夠做出任何反應之前，她就飛快的繞到草坪那一頭去了，而我愣在原地一句話都說不出來，真讓人哭笑不得。我猜她以為我要在脆餅與沾醬間給她兒子下診斷，或者發表滔滔不絕的自閉權益宣言，所以她得在我「施下咒語」前打斷這喬裝的惡靈。我想下次見到她時，八成會看到她戴著一串驅魔避邪的大蒜項圈。

四處行走的厄運人 >>>

我發現孕婦也會避開我。這聽起來很懸疑，但有時我覺得她們視我為惡兆。在工作場合與社區鄰居間，我跟大家都處得很好，不過一旦有誰懷孕，通常我馬上會被準媽媽視為不祥物。當朋友間彼此大聊特聊懷孕瑣事時，我發現只要我開始分享經驗，整個對話就會有許多很不自然的停頓。我猜即使兩次的懷孕過程都非常平順，但我的孕期故事應該是個誰都不想有著相同結果的警世箴言。在感覺到這件事之後，我便不再加入這類閒聊了。懷孕期間，我自己多少也有些迷信與忌諱，所以我盡可能不受眾人態度的影響。這跟我無關，完全是她們自己的恐懼在作祟。在此我又必須以精神分析的角度解析整件事，但其實並沒有多大的幫助。我很想告訴這些準媽媽們，自閉症既不會傳染，而我也希望她們得到世上最好的寶寶。我不是什麼心酸苦毒的乾癟老婦，在夜裡攪拌著滿鍋冒泡的毒液，企圖加予他人我的厄運。無知的確是恐懼的溫床，而我想再次告訴你，我的女兒也是世上珍寶，晶瑩又閃爍。但環顧四周，似乎沒有人能夠了解這個感覺。所以沒錯，有時生命裡唯有寂寞駐足在我窗前。

友朋相聚 ›››

寂寞唯一有效的解決方式是某個溫暖的好友。當處在某個「寂寞的我」，覺得自己就像是《荒野浪子》（*High Plains Drifter*）裡被放逐的克林・伊斯威特（Clint Eastwood）的時候，我會打電話給我母親的一位和我一樣有著特殊兒的朋友。有趣的是，當告訴另一個情況與我類似的友人發生了什麼事情時，我們通常會在彼此心領神會、覺得這世界著實荒謬的大笑中結束談話，於是那孤單的感覺也隨之消散。在荒野中你只需要另一個聲音陪你趕跑寂寞，所以，就像他們在大西部裡說的，當你在道奇 [譯註 2] 不受歡迎時，離開這片土地吧！找到某個分享笑聲的朋友，然後你將無視那些風沙中颼過身邊的枯草。

情緒考驗之三：悲傷

午夜憂鬱的藍色 ›››

我最陰暗的時刻多半是女兒就寢後的深夜。當忙碌的白晝過去，只有寧靜的思緒陪伴時，偶爾我會想起因為有自閉症，所以卡洛琳可能永遠都無法完成的那些夢想，悲傷不能止。卡洛琳對未來有很多憧憬，她

譯註 2：指道奇市（Dodge City），為西部電影片名，及堪薩斯州城市名。

會聊著上大學的事、去瑪德琳 [譯註 3] 所居住的巴黎旅行的事，還有班上某個淘氣的男孩，卡洛琳會開玩笑說長大要嫁給他，計畫著她可能有的小寶寶。我兩個女兒都很喜歡嬰兒玩偶，也都覺得某一天會擁有自己的小小孩。我知道在人生某時，莉思可能會成為母親，但對卡洛琳來說這委實是個夢幻般的奢想。我提醒自己，就算沒有兒女，卡洛琳可能依然還是同樣快樂，依然能夠找到足以盈滿人生的事物，而她是那麼的讓人喜愛，我想有一天必定會有個很特別的男孩出現在卡洛琳身邊。當悲傷的時候，我試著提醒自己未來會是個許諾之地，每天也有多一分的改變與可能。如果在悲傷中沉溺得太深，把自己拉出來會是件非常艱辛的工作，所以我讓自己哭泣，但哭夠就好，然後勉力的拾起精神，去做些其他的事。

假如你發現自己的悲傷開始氾濫成災，務必與你的醫生詳談，討論對策。多年以來，我固定尋求治療師的協助，而我並不覺得這有什麼好難堪的，只要是經歷過我的日子的人，應該都需要某些指引及治療吧！為了改善焦慮與壓力，我還服用抗憂鬱的藥物，而我同樣不認為這需要覺得丟臉。憂鬱症在我的家族裡十分常見，唯一合理的態度是正視並治療它。我必須為女兒保持身心俱佳的狀態。因此，若你的悲傷開始釀化為憂鬱，不要讓無謂的驕傲或難堪阻礙你尋求協助的行動。悲傷是人性的一部分，但它只是日子裡的過客；憂鬱卻會悄悄襲來，在生活裡盤踞，不輕易離開。所以，如果你知道自己無法獨自面對悲傷，就溫柔的對待那顆流著淚的心，探出手來，找到身邊的幫助。

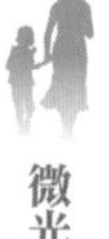

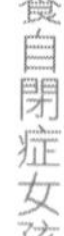

譯註 3：瑪德琳（Madeline）為著名童書的主角，後又改編為卡通、電影及電視劇。

情緒考驗之四：恐懼

陰暗可怕之地 >>>

即使通常能夠處理悲傷，但有時我的心中會充滿恐懼，腦海中縈繞著所有特殊兒父母掩面不忍直視的問題：「我死了以後，孩子怎麼辦？」誰會保護卡洛琳讓她安全無虞？誰要照看著她？我經常在超市裡看見一個帶著她中年特殊孩子的老媽媽，兩個人在貨架中慢慢梭巡，她看起來非常疲憊，而這個中年男孩看起來非常茫然。整個世界流水般逝去，時間一吋吋向前滾動，但他們以母親與孩子的形態永遠停格在時空裡。當然，麻煩的是我們之中沒有人能夠永遠活著。有一天，這個超級市場裡為照料孩子奉獻自己的慈愛母親會死掉，而她的孩子將孑然一身的活在世界上，再無母職的牽引。我不太擔心莉思，她很聰明，我相信她能平安，而她這幾年的進步也讓人驚喜。她還會像是整齊的正楷字裡獨樹一格的花體字嗎？那是一定的，不過她母親也是，而我的人生其實尚稱平穩。但我很掛心卡洛琳，白紙般甜蜜、需要許多幫助的，我的小女兒，我如何能夠確定在我不得不退場離開後，她不會像超市裡那個中年男孩一樣迷惘，惶惶不可終日？

最近的某個夜裡，我因為害怕而無法入睡，邊哭邊想著卡洛琳及她的未來，然後一抬頭，看見廚房門口狐疑盯著我的莉思。莉思問我怎麼了，除了告訴她實話，我又能說什麼？於是我告訴她，因為擔心有誰可以在我沒有能力之後，還能繼續照看卡洛琳，有時我會非常難過。談話之中，為了讓自己好過些，我開始向莉思描述社區裡為卡洛琳這類特殊族群提供的服務，告訴她有許多很有愛心的人，奉獻一生照護這些特殊成人。莉思臉上出現很訝異的表情，然後她說：「媽，妳在胡說些什麼，卡洛琳是我妹妹，我會照顧她。」我當然不希望這成為莉思全職的工作，她應該有自己的人生，有探索世界和發展天賦的自由，但聽見她對卡洛琳的愛是如此深刻，的確是非常甘甜，非常讓人安心。我很確定莉思會照看妹妹，她們的姊妹紐帶既深刻又強韌。此時此刻，我了解到只能把一切交託給神，世上有愛，我必須相信這是有著愛的世界。

從恐懼悲傷到躍然而起 >>>

當面對滿是悲傷恐懼的無光時刻時，我會與自己立下誓約，那繼續教導女兒獨立生活技巧的誓約，也提醒自己應該詳查所有致力於改善自閉症成人生活的特殊機構與專業人士。我先生的專長屬於精神健康領域，他向我保證有許多真正慈悲的人，奉獻自己幫助長大後的特殊成人。我還想在親人與好友中為卡洛琳建立一個支援網，也想繼續工作以提供她的經濟所需。倘若盡力為她建構出人生形貌，我但願有朝一日，她能在沒有我的羽翼保護下，依然成長茁壯。而我認為，重要的是不要孤立你的女兒與你的家庭，讓女兒認識世界，也讓世界認識女兒。我總是盡可能的為女兒與外界建立有意義的連結，讓她們在我離開之後，仍然在生命中有著許多親近的、彼此守望的人。

恐懼也帶給我力量，讓我持續的為女兒、為我教過的特殊生、為住在我們社區裡的特殊兒，爭取大眾的認同與自身的權益。當害怕時，我開始列出為了更好的未來，現在能做的事。我希望在我還能夠做些什麼的時候，盡己之力，一點一滴的改變世界，直到日影飛去，讓人間成為甚宜女兒居住的地方。我想我最大的貢獻之一，是努力的教導班級裡的普通生有關他們特殊同儕的事，因為這些孩子長大之後，將成為社會如何照看女兒、對待女兒的政策決定者。此外，有生以來第一次，我參與了政治活動，督促政府在金錢分配與政策制定上，支持幫助我們的孩子。自閉症成人的計畫並不符合該有的樣子，我們應該改善這個情況。在肯定與珍視特殊人士的價值與貢獻上，世界已經走走停停的進步了很多，然而，還有更多需要努力的地方。

只要可以，我會不斷努力，讓世界成為肯定與支持自閉症者及有其他挑戰的人的地方。你我都必須成為女兒的聲音，我們越常講述我們的

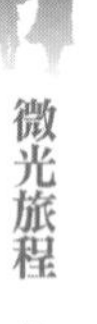

孩子，越常幫助世界更深刻的了解他們，就能讓世界更加的接受悅納這些孩子，那麼，世界才能肩負起為他們制定保障其法律與相關規定的道德責任。我們必須盡可能的伸出雙手，接觸更多人，獲得更多支持，然後，對每一個孩子，不偏不倚，育之教之，相信他們的天賦，打造他們的未來。

繼續吧，女兒！

「不要再擔心今天會是世界末日了啦，澳大利亞已經是明天了呀。」查理布朗

～查爾斯・蕭茲

無光的時刻堅硬清冷，難以度過，可惜不能點亮一盞驅散恐懼的心靈夜燈。而日子也總有悲傷、寂寞以及憤怒的時候。我想，面對這些時候最好的方式，是讓它們如潮汐來，隨波浪走。哭泣可以釋放腦內啡，所以其實會讓你好過些；而且當然，世上還有一樣東西叫作巧克力；此外，能夠幫助我度過幽暗時刻的還有禱告、我的家人、朋友，以及女兒讓我驚喜的成長與貼心。你無法預知人生，所以當心的一次活過一天就可以。不要太常回顧，也莫渴求太遠，只要惜取眼前，盡力做你能成的，就已足夠。在成長歲月裡，甚至二十幾歲結婚之後，我總是未雨綢繆的忙著那些讓我憂慮的事，也一直是個擔心東擔心西的人，正如我在這本書開頭時告訴你的，我的成長過程充滿喧囂狂亂，從未有過平靜無波的單純人生，問題是誰又有呢？在需要安慰體恤時，我總會去探望我的父親，而他每次都告訴我相同的、既簡單又美麗、讓我得到力量的話：「噢！女兒，這不過就是一天，如果它很糟，早點睡，明天醒來一切都會順利些的。」有時你能做的只有暫時放棄，等到第二天醒來後再試一次，而很多時候事情真的也就好一些了。所以絕對、絕對，不要失去你的信念。

關於無光的時刻，請你牢記在心

1. 身為特殊兒的父母，我們深刻的經驗著許多情緒，而應付悲傷或憤怒最好的方式，是允許自己體會這些感覺，然後讓它們如同潮汐般退去。
2. 藉著冷靜的對情況提出說明，以及盡力為女兒發聲，來找到讓怒氣最具有建設性的作法。我們無法阻止自己的情緒，但我們能夠控制面對它們的態度。
3. 因為不能，或是不願，許多人永遠無法了解女兒、了解你我的人生。這是他們的，而非我們的問題。
4. 找到某個可以訴說情緒的人是很重要的，不論對方是某個朋友，或是治療師，不要讓自尊或羞愧阻擋你尋求支持與幫助的行動。
5. 當無法承受肩上重擔時，就暫時算了吧，讓自己歇息片刻，早點睡覺，一夜好眠能讓所有的事情彷彿都閃亮幾分。

第十二章
特別的禮物

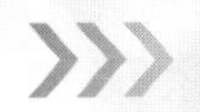

「萬物皆有美麗之處，但非眾人皆可得見。」[譯註 1]

～孔子

在看見光譜中的孩子在我眼前如花朵般層層綻放之前，我對這些孩子的天賦知道的其實並不多。大多數我認識的特殊兒父母，不論孩子的情況是什麼，都可以描述身邊那個特別小孩獨有的體貼與純真；至於我，我的兩個女兒都有某些我絕少在普通孩子身上看到的仁慈與坦誠。我還遇過許多很特別的自閉兒，在不同的領域中展現過人的天賦，比如藝術、音樂、數學、拼字，此外，還有心靈上的禮物。無疑的，我們女兒有些非常特別的能力，而其中最耀眼的，也許就是她們教會了我們愛與信賴的意義。

不設限的心靈

我兩個女兒最了不起的天賦之一，就是她們完全無條件的接納眾生，也從不以外表評斷任何人，就好像是她們缺少的社會覺察這個部分，在造成限制的同時，也讓她們不受膚淺外在的影響，直接望進人們

譯註 1：原文應出自「里仁為美，擇不處鄰，焉得知。」

那顆鮮活的心，感受著真正重要的部分。我發現這兩個孩子能靈敏的體會到人們的品格，而且有時候，她們對影響其他孩子的事情會渾然不覺到讓我訝異的程度。比如說，讀中學的莉思，這幾年交了一些朋友，其中有幾個孩子只能用「不怎麼在意服裝儀容」來描述，而不幸的是大部分的中學生都十分著迷於穿著打扮。但我的莉思完全是個例外。她的密友之一，是個每次都彷彿剛從龍捲風裡劫後餘生出現在眾人面前的男孩，而莉思只對我描述他是最能體會每本書中意義的最棒的讀者，是她所認識最聰明的孩子之一。莉思總能直接看見每個人特別優美的地方，這提醒我做人亦當如是。

誠實

大部分光譜裡的孩子也非常的坦白公正。寫到這裡我大笑了，因為我知道，有時他們不帶一絲雜質的誠實，能讓你眼睛都來不及眨的窘態畢露。我可以肯定卡洛琳是沒辦法撒謊的，至於莉思，如果她真的想說謊的話，技巧也極為拙劣。我以為這份坦白是她們最讓人鍾愛的品格之一，而且我永遠都知道當我需要任何從髮型到母職的誠實評論時，該去哪裡找答案。就在最近，莉思告訴我在某些角度上，特別是剛起床的時候，我看起來簡直跟她外婆一模一樣，而我媽已經七十六歲了。謝了，莉思！儘管時不時得接受這些來自小女的刺激，但我提醒自己隨之而來的好處是要讀懂她們也很容易。當其他父母苦惱著要如何搞清楚孩子的生活時，請記得你的女兒也許正如一本打開的書般容易了解，只要確定你在她面前講的事無論是牧師或你媽都可以知道就好。我們鎮上家得寶（Home Depot）的收銀員，一位很和善的老伯伯，八成還沒有從卡洛琳面色平淡的主動說明她母親動過手術的震驚中恢復。這孩子大聲的跟人家說：「我媽的子宮已經摘除了，你知道嗎？」他並沒有回答卡洛琳的問題。

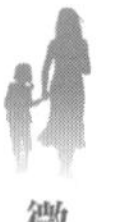

自閉症裡才氣縱橫的傢伙

下面這件事可能會給你一些鼓勵，根據對個人生活、行為舉止，以及對某專一領域的熱愛與奉獻的史學紀錄，研究人員如今認為，許多歷史上有名且成功的人，都有某種程度的自閉症。許多歷史學者相信愛因斯坦（Albert Einstein）有自閉症；根據某些文獻記載，愛因斯坦直到四歲才開口說話，其他可能源於自閉症影響的還有他對科學的熱愛，以及對外表的忽視，比如他飄飛蓬亂的頭髮。畫家梵谷（Vincent Van Gogh），他古怪的舉止、社交上的掙扎，也被推論為某些自閉症的特徵[註1]。另一個古怪的天才是作家愛蜜莉・迪金森（Emily Dickinson），她的個性中有許多自閉症的影子，大部分時間都選擇獨處，書寫著費解但才情洋溢的詩歌。微軟（Microsoft）的創辦人比爾・蓋茲（Bill Gates），是一位有著許多亞斯伯格症特質的電腦天才。另一個讓人印象深刻的是英國數學家理查・博切茲（Richard Borcherds），他是 1998 年菲爾茲獎（有點像是數學界的諾貝爾獎）得主，曾經正式確診為亞斯伯格症[註2]。當然，還有我們喜愛的天寶・葛蘭汀。就隱藏在許多自閉症者體內豐沛的可能性而言，天寶是一個象徵。她幼年時診斷為重度自閉，直到三歲半才開口說話，然而長大後取得伊利諾大學的動物科學博士學位，以人道方式改革了美國的牛隻畜產工業。天寶以讓全世界矚目的方式，某種意義上讓她的診斷名稱成為人生中微不足道的一部分。

引導女兒的熱情

這是否表示所有的自閉症者都有某種程度的天才？很遺憾，並不是。然而，這的確說明了自閉與天才並非不能共存。在某些情況中，假如引導得當，那飛蛾撲火般沉迷於某事的集中力可以帶來耀眼動人的成果，這也是為什麼幫助女兒找到興趣、點燃熱情是這麼重要的原因之一。火苗可能已經在那裡了，她喜愛的電視節目、特別的動物，或某個遊戲，重點是不要跟這股熱情對抗，而是以它為連接其他活動的橋梁。假如她火燄般的專注能被導向對任何藝術、體育或學業方面的努力，你也許會發現她隱藏在某處的天分。天寶・葛蘭汀的建議如下：「我一再強調的是，我們應該把執著的專注引導到具建設性的管道上。不論是父母、老師以及治療師，都應該順水推舟的運用孩子的執著，而非與它對抗」（頁 177）[註3]。假如讓女兒接觸不同的事物，觀察哪一樣與她的興趣相合，你也許可以將她的專注與興趣導引至較有生產力的地方，讓眾人都能欣賞與得益。她所愛的，將成為她才能的啟發與未來的鑰匙。

藝術、音樂，以及其他

視覺藝術 »»

許多光譜孩子都有藝術及音樂方面的天分，其中，繪畫是一種獨特的抒發方式，對他們也有驚人的治療效用。對無法以口語順利說出的情感，孩子通常能以圖畫方式表達。此外，繪畫的起步沒有程度之分，任何人都能以自己的速度學習並發展技巧。我兩個女兒對各種藝術都很喜愛，因為可以盡情發揮，她們又都偏好視覺學習，所以這兩個人很喜歡美勞課。藝術讓她們以創造的方式愉快的表達出自己的興趣。莉思通常以她喜愛的音樂劇作為靈感來源，而卡洛琳擅長用她喜歡的電視人物來創作。即使她們還是專注在自己的喜好上，但也學到了新的技巧以及抒發想法的不同方式，並且透過這類藝術，靈活使用每一個負責不同工作的腦部區塊。

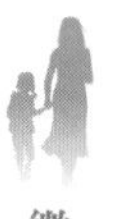

有一個叫作自閉藝文的網站（Artism: The Art of Autism, http://artismtoday.com），其中有許多自閉症者美麗又動人的藝術作品，讓人油然而生敬畏之意。假如你仔細閱讀他們的自傳，就會了解其中許多藝術工作者都受到自閉症十分嚴重的影響。每當閱讀著這些人，欣賞著他們的作品時，我總是非常感動，為之熱淚盈眶；然而，自閉症是溝通上的障礙，當賦予孩子某個不需語言的媒介時，我們不應吃驚於自閉症者能表達出的深刻情感與內在心靈。藝術超越語言，說著心能懂的話。

我最喜歡的學生之一，是個有自閉症的年輕女孩，雖然有口語，但有時很難順利表達出她的感覺。這孩子的藝術天分非常高，喜歡畫漫畫，並且創作了整篇由各個角色間不同關係所構成的世界，層次分明，複雜綿密，超過我能了解的範圍。藉著這些與人際、友誼及成長等內容有關的美麗圖畫，她展現了許多內心的想法。藝術不僅能讓她喜悅，也有著治療的功效，當不想談某些事情的時候，假如我問她能不能讓我看看畫面，通常我會看到一整幅以開放式對話表達自己心靈的作品。她現在正在進修藝術課程，未來計畫從事平面設計的工作，甚至發表自己的連環漫畫。不論將來從事什麼樣的工作，我想繪畫都會是幫助她了解世界、體會情感，以及表現自我的方式。

音樂 》》

音樂是另一個讓女兒表達自我的管道，而音符也能讓人快樂。雖然無法以科學的角度解釋，但我相信自閉症與音樂天分間有某種程度的相關性。《泰晤士報》（London *Times*）的一篇文章引述了這個迷人的事實：「科學家發現，引起自閉症的基因可能也賜予人類數理、音樂，以及其他技巧的能力（註4）。」因此，有朝一日，我們很可能會找到自閉症與音樂天才之間的關聯，至少我就認識許多有著音樂天分的光譜學生。我某個好友的兒子有自閉症，在課業上學習得非常辛苦，但一把長號吹奏得出神入化，而且是學校爵士演奏的精英。我相信有幾個原因讓自閉症的孩子對音樂感興趣：首先，音樂是一種不需語言的表達情感與情緒的方式，這多麼吸引人；其次，音樂井然有序，有著特定的形式與章法，是一個控制下的瑰麗世界；而最後，正如同視覺藝術，音樂躍過口語傳述的障礙，直達心靈深處。如果在網路上搜尋，你會驚訝於竟然有這麼多受到自閉症嚴重影響，同時也是音樂神童的孩子。當找到表達自己的方式時，靈魂可以是非常、非常動人的。

大學時某一年的特殊兒夏令營裡，我遇過一個有著自閉症的小女孩，全盲，智力嚴重受損，只會說幾個單字，但她很美，很柔和，並且有著很特別的音樂天賦。她喜歡陽光與流水，當我帶她去游泳池玩耍時，我們會一起唱歌，這個小女孩的音感非常靈敏，歌聲宛若天使，在那些時刻，我忘記了她所有的障礙，只有那輕盈悅耳的歌聲甜蜜的充滿我的心。音樂是讓你望見她心中喜樂的窗戶，沒有任何方式可取代。在夏令營裡，只要是跟音樂有關的活動，就會看見這個小女孩打從心底明亮起來，快樂閃爍著融入身邊的世界。那一年後，我從大學畢業，找到一份全職工作，再也沒有回到夏令營，因此也不知道之後發生的事情，但我仍然經常想起這個女孩，祈禱著她的音樂天賦能幫助她與世界連結，給她一個展現自我的聲音。

莉思、法蘭克・辛納屈，還有漫畫

莉思一直很喜愛音樂，四歲的時候，她很喜歡跟我一起聽法蘭克・辛納屈唱歌，那年聖誕，這孩子千懇萬求，只要一個芭比系列的法蘭克・辛納屈玩偶當禮物，結果我買給她了：限量收藏版芭比娃娃，小法辛納屈。搭配著漂亮的領結跟一支麥克風。之後將近一整年，莉思每晚都一定要帶著她的「法蘭克」上床睡覺，看著這個幼兒園生把小法娃娃貼在臉頰旁沉沉入睡，經常讓我忍不住笑出來。在生活裡，莉思一直很愛唱歌，歌聲甜美，是合唱團的一員，而且到目前為止，已經參與三次學校音樂劇的幕後製作了，在過程中建立非常穩固的自信心，對自我價值的肯定也很有幫助。莉思另一個興趣是畫原創漫畫，某次校外教學，她為很多同學畫了卡通版的素描，同學們都十分驚喜，覺得她很會畫畫，來自同儕的讚賞讓莉思非常高興。像這類才能，可以讓我們的孩子藉著正面的品性及貢獻，受到大家的肯定。

卡洛琳與她的紫色小喇叭

卡洛琳的嗓子也很甜美，多年以來她都參與合唱團的活動。去年，她得到了一把屬於自己的紫色小喇叭，成為學校樂隊的一份子，而且著實花了好一陣子時間才學會基本技巧，但她學得很專心，最後終於讓我非常驚喜的吹出了一組五連音。這不只需要按住不同的活塞，還必須以不同的吹法吹奏出較高的樂音，我簡直不敢相信她真的做到了。學校的音樂老師非常歡迎特殊生，也以無盡的耐心幫助卡洛琳。我發現直到高中，藝術都是孩子的避風港，包容、接受著每一顆心。我的女兒藉著繪畫與音樂的練習成長了很多，相較於她們的限制，同學也因此看見她們許多讓人意想不到的才能。當望見卡洛琳在合唱團裡全心全意的唱歌時（雖然偶爾會唱得太大聲），我可以從歌聲中聽見身為團體一員所帶給她的快樂。而在樂團演奏時，看到卡洛琳帶著紫色喇叭走上舞台，是我生命中最溫柔眩目的幾個時刻之一。

不太首席的芭蕾舞伶 >>>

我兩個女兒也習舞多年，很幸運的，我找到一間經營者很有同理心及耐心的舞蹈學校，而她對待女兒就像對待其他孩子一樣。卡洛琳甚至在還不太會說話時就開始學舞了，我可以看見她在課堂上觀摩別的孩子來調整自己的動作，而這培養了她今天為適應環境所需的補償與調控技巧。我們甚至撐著看完好幾年芭蕾期末發表會。看著女兒在台上有點拙的跳著舞，或只是隨著其他孩子移動，是奇蹟般的體驗。這兩個孩子的未來可會有紐約市立芭蕾舞團的影子？當然不，但她們從這幾年的舞蹈經驗裡，學到一些非常寶貴的社交技巧、身體覺察，還有自信。腦中好幾個新突觸產生火花，開始連結，對我們來說是個很美好的體驗。直到嘗試之前，你永遠不會知道將發生什麼，而每個孩子都應該有嘗試的機會。若你在轉角看見某個合適的舞蹈教室，某個對的老師，讓女兒試試水溫，你小小的女兒可能會發現舞蹈是她展現自我的完美媒介。

運動，是全民的運動

有許多用心為特殊孩子安排、相信這些孩子應該擁有某些機會的運動社團。我許多朋友的小孩都從參與練習中得到很多益處。你應該在住家附近尋找類似活動，如果找不到，自己辦一個，一定有許多父母與小孩樂意加入。這些與外界的接觸對身為父母的你也有療癒作用，因為在過程中，你會與其他父母建立袍澤般的友誼。我很確定大家都記得那個自閉症男孩，傑森・麥考艾溫（Jason McElwain），他在 2006 年高中籃球賽裡，令人驚訝的以一個接著一個的三分球，獲得全國矚目[註5]。多麼有天賦的孩子！遠超過進球得分的意義，傑森表示真正改變他的是跟著團隊一起練球的經驗。身為球隊管理員，傑森在球季最後一場比賽中被教練指派上場，作為對他平日盡職表現的獎勵，而這個上場的機會帶來了奇蹟般的連環三分球。經由對籃球的熱愛，他成為團隊的一部分，獲得來自同儕的敬佩、讚賞以及友情。我並不是說你得讓女兒去參加籃球校隊，只是鼓勵你為女兒尋找一些體能練習的機會。假如她喜歡運動，也許可以考慮一些比較個人化的項目，比如游泳或跑步，這類活動不會有團隊競賽的壓力，或者她可以像傑森一樣，成為幫助教練規劃及準備的團隊管理員。

運動可以讓孩子學到紀律、承諾、自我控制，以及許多其他美德。你可能也會發現女兒其他的行為與習慣，比如睡眠問題，都隨著她在泳池或球場上付出更多精力而逐漸改善。我最近讀到一篇很棒的報導，是關於某個賓夕法尼亞州的年輕天才角力選手傑瑞米・奧克斯（Jeremiah Oakes）的故事，傑瑞米這一季的比賽成績很亮眼，晉級到全國東區總錦標賽，而且他正好有自閉症[註6]。這類故事給我的啟示是，如果適當引導女兒無窮的精力，我們可以找到培養她們自尊心及成就感的管道，同時也能幫助她們建立與世界雙向溝通的橋梁。

不論你女兒面對的挑戰有多嚴重，你都能找到一些她能夠參與的活動。有許多地區性、全國性甚至國際性的組織，為孩子提供各種發展體

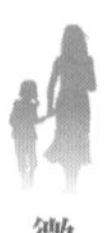

能技巧、培養團隊能力，或只是自在玩一場的機會。想當然爾，其中最有名、享譽最高的，就是特殊奧林匹克運動會（Special Olympics）。特奧會是個非常大的組織，讓各種障礙的運動員參與體育競賽，在美國每一州，以及全世界一百七十個國家裡都有支部。若女兒喜歡跑步、擲球或是翻筋斗，就為她找一樣可以讓她全心投入的運動，即使不能奪得獎牌，女兒也一定會在過程中得到許多快樂，找到一些朋友。

有點歪扭曲的禮物

你還可能驚訝於女兒某些歪歪扭扭的奇異天賦。事實上，相較於普通人，自閉族群中有特殊才能兒童的比例較高。我特別喜歡跟那些對我的生活面露惋惜的人們分享這個訊息，而且我的孩子也的確有些很不尋常的能力。卡洛琳就像是個真人版掌上型電腦，知道每個人的生日、學校行事曆、每個人的年齡，還可以告訴我兩年前的夏天我們是幾月幾號星期幾去外婆家玩；卡洛琳也是個維妙維肖的口技專家，她可以模仿卡通《蓋酷家族》（*Family Guy*）裡所有角色的聲音，特別是女主角露易絲‧葛瑞芬（Lois Griffin），簡直一模一樣。是的，你沒看錯，我們家在我控制電視搖控器的情況下看過幾集《蓋酷家族》，請不要批評我 [譯註 2]！

莉思同樣有驚人的記憶力，也很有創造力，總是在塗塗寫寫一些短篇小說及英文詩篇，甚至還嘗試創作音樂劇的橋段，而且我發誓，她作品裡的書寫技巧及流暢程度都比大部分我教過的高中學生成熟。此外，莉思也是一個百老匯史學家，能如數家珍的告訴你從上到下參與原始百老匯版歌舞劇《窈窕淑女》的所有演員。當然，很多時候，我會試著把她們很偏鋒的興趣導向比較功能性的地方，比如功課或家務，但我總記得為她們的能力喝采，鼓勵她們完成一些讓自己快樂的事情。我想，只

譯註 2：蓋酷家族是一部很受歡迎的美國卡通，但其內容及語言並不適合兒童觀看。

要你對某件事有足夠的熱情，就可能藉此在未來找到讓自己生活下去的方式。

如果仔細思考，即使現在，你都可以想到一些女兒非常在行的事，而這些也會是通往她的智能、才能以及潛能的窗口，假如好好發展，這些奇妙的怪怪天賦可能會為女兒帶來更多更棒的能力。

唯他的雙眼能得見

「以和諧喜悅、不帶喧嘩所成的眼睛，我們可以見到隱身於萬物中的生命。」

～威廉・華滋華斯（William Wordsworth）

我們的孩子所擁有的最動人的天賦，也許是我稱之為「心靈之眼」的禮物。不論有沒有信仰，我想你都會發現，特殊需求的孩子比較能夠感覺到萬物中真實天然的那一部分。而對其中少數的孩子而言，我甚至認為這像是某種聖靈充滿的狀態，就好像他們與上帝之間有著更純淨的連結一樣。以我的經驗來說，讓人訝異的是，受到障礙影響越嚴重的孩子，似乎也越能得見神的容顏，體會到精神層面的寧靜滿足。有時我會想，是否因為我們的「現世」對他們並無太多束縛，所以他們能體會到你我所不能的？而當你想到那些占據生活的枝微末節、無甚意義的瑣碎小事時，不禁讓你慢下腳步思索：誰才是真正在發展上面對挑戰的人？

我的朋友辛蒂在高中教導求生技能課程，學生裡包括各種嚴重發展挑戰的青少年，從唐氏症、腦性麻痺到重度自閉都有。某一堂課，她要求學生寫一首有關感知力的短詩，學生寫了各種：「我聽見校車」、「我聞到餅乾」等句子，其中有個幾乎完全不說話的自閉症男孩寫了一首這樣的詩：

我聽見鳥兒歌唱，
我品嚐蘋果脆甜，
我嗅聞空氣清香，
我感覺陽光溫暖，
我得見上帝的容顏。

美得有點讓你屏住呼吸吧，不是嗎？辛蒂給我看這首詩的時候，眼裡有著淚意，誰能反駁這孩子看不到神的面貌？也許他不設限的心靈，讓他得以看到凡人難見的風景。

卡洛琳的恩典

我的第一段婚姻在女兒分別是五歲與七歲的時候，開始破碎四散，再也無法縫補，艱難的日子讓我開始尋找教堂裡獨有的撫慰力量。成長於一個很嚴謹的天主教家庭，對我來說，教堂裡的祈禱與靜思一直能夠帶給我安慰，然而，帶著兩個女兒去沉靜莊嚴的天主教堂望彌撒，實在不太可能發生，特別是其中之一還是卡洛琳。而且誠實的說，我當時的傷痛似乎已不是教堂能夠癒合的了。我姊姊和姊夫參加的是一所不屬於任何教派的基督教教會，某個星期日，她邀請我們參加教會的禮拜。我已經好一陣子都覺得離神邈遠，在照顧女兒的憂慮跟修補婚姻的無力中疲憊困頓，看不見神的心意。我不確定是什麼讓我答應，但最後我終於不太情願的同意帶女兒去參加姊姊的教會禮拜。

當我們到達時，儀式中有一段三十分鐘的音樂與祈禱，也就是「敬拜」這個部分，剛好進行到一半。會眾裡有一些孩子在教堂前方的樂團旁輕盈的跳著舞，卡洛琳立刻衝上前去加入他們。其他孩子手拉著手圍成一個圈羞怯溫馨的轉著，但卡洛琳跳得可真奔放，而我簡直後悔得不得了。當時的小卡洛琳，做任何事都如狂風，少有溫和的時候。我注意到牧師看著她，於是走上前去向他致歉，並解釋女兒的情況。就在我開始講話，告訴牧師卡洛琳是自閉兒時，他輕輕觸碰我的手臂，向我微笑，說了下面這段改變我看待事情的話，我永遠永遠感謝他。

> 她是沒有瑕疵的，因為神讓她完美。妳不必為了她道歉。不要用人間的眼光看她，要透過神的眼睛望著她。

當然，他的仁慈與接納讓我感動落淚，但遠超過那些的是我發誓，那一刻天啟般讓我改變了望向女兒的目光，我開始看見她們的天賦。隨著我們繼續參與教會，卡洛琳開始時常提起耶穌。在我問她誰跟她一起在遊戲場裡玩的時候，她會說：「貝瑞娜，還有喬依，還有耶穌。」彷彿小耶穌基督是班上某個跟她一起盪鞦韆、一同在草地上追逐的孩子一樣談起祂。那年聖誕，卡洛琳堅持我們得幫耶穌準備一個生日蛋糕，祂在卡洛琳心中完全是個活生生的孩子。之後每一年，在聖誕節準備一個凱薇（Carvel）冰淇淋蛋糕成為我們家的傳統之一，她還要我們準備一個猶太修殿節用的燭台，我也照做了。卡洛琳對宗教象徵似乎很著迷，深愛著上帝，以堅定不移的心相信著祂，這份純然的感情感動了我，讓我重新擦亮對神的信賴。

幾年前，我們的朋友失去了他們患有慢性心臟病的兒子布蘭登。那年夏天，卡洛琳談起她在海邊看見布蘭登的事，告訴我們小男孩跟耶穌一起在海邊玩沙，說時嫣然，彷彿那兩個人正在眼前嬉戲。這段敘述帶給大人很深的撫慰與寧靜。隨著她漸漸長大，卡洛琳絕少再提到看見耶穌，但仍然以愛為憑，向神禱告。也許她融入「我們的」世界已經夠深，於是那天人之界便逐漸遙遠，但在我最需要的時候，經由她童稚明白的雙眼所看見的「另一個世界」，仍然帶給我宛如祝福的應許與平靜。卡洛琳把很久以前我遺失的信仰帶回給我，而這只是她給的我許多禮物中的一個。我想，我當初以卡洛琳・葛莉絲（Grace）[譯註 3] 作為她的全名，一定不是偶然。

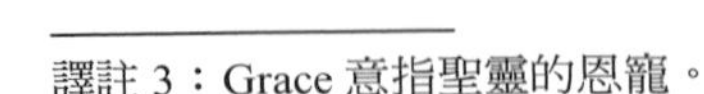

譯註 3：Grace 意指聖靈的恩寵。

若人間再無自閉症，是得抑或失 >>>

最近有人問我一個問題，如果突然發明了某個「解藥」，可以將自閉症從孩子的身上去除，我會有什麼感覺？一個非常有趣的問題。然而，遠超過提問人預期的程度，我發現這個問題非常不容易回答。當然，我希望孩子盡可能的擁有讓自己獨立生活的能力及機會，我也想要她們擁有每一個其他人可以有的選擇，所以，就這個角度來看，答案是肯定的。特別是對卡洛琳，我希望自閉症有解藥。如果我告訴你任何其他的說詞，那一定是個不誠實的答案。但是，自閉症也帶給女兒許多特別的天賦，緊密的與她們的生命互相編織，造就成如今這個她，令我著實難以想像若沒有自閉症，女兒會是什麼模樣。

英國《泰晤士報》的某篇報導指出，如果將自閉症從基因中剪除，我們將失去非常多的天才（註7）。而正如我希望女兒能夠嘗試所有她們心之所向的事物，假若彈指間突然讓她變成一個普通小孩，女兒必定也會遺失某些東西吧！某種程度上，自閉症讓她們異於眾人，但同時也讓她們的美麗之處得以彰顯，寶石般閃著潤澤的光芒。任何曾經與特殊成人或孩童相處過的人，都會了解他們的純真與良善，即使世界經常輕忽，但我們的孩子有許多特別的地方。在繁忙紛擾的日子裡，他們總在驀然回首時，輕柔的提醒你什麼是生活中真正重要且永恆的事。如果在尋找天賦的路上助她一臂之力，你也許會驚訝於那可成就的未來竟如此寬廣；而在過程中，你的生命也將豐富，再不是原來的樣貌。就像牧師對我說的，讓我也這樣告訴你：「女兒已經無瑕，透過神的眼看她，而非世人的，然後你將見到隱藏在那裡的奇異恩典。」

關於特別的禮物，請你牢記在心

1. 自閉症並不會讓人們失去具備天賦或才能的機會。
2. 許多自閉兒在視覺藝術及音樂上都有獨一無二的才能。
3. 找到方法將女兒的固著及沉迷引導到比較具建設性的事情上，會讓每個人都快樂許多。
4. 有些自閉兒是很好的運動員，但即使是沒有什麼體育天分的孩子，也能從運動中的隊友情感及肢體鍛鍊裡得到益處。
5. 屬於我們孩子的、最美的天分，也許是那些與心靈有關的禮物。不要放棄為女兒尋覓天賦的嘗試，你一定會為了那份閃亮而動容。

原註

1. McGee, S. (2011). “Famous People with Autism.” Online, Love to Know: Autism. 可在以下網址找到：http://autism.lovetoknow.com/Famous_People_with_Autism，檢索日期：2011 年 8 月 5 日。
2. Lane, M. (2004). “What Asperger’s Syndrome has Done for us.” Online, BBC News, June 4, 2004. 可在以下網址找到：http://news.bbc.co.uk/2/hi/3766697.stm，檢索日期：2011 年 8 月 6 日。
3. Grandin, T., & Scariano, M. (1996). *Emergence: Labeled Autistic* (2nd revised ed.). New York, NY: Warner Books.
4. Leake, J. (2008). “Autism Genes can Add up to Genius.” Online, *Times Online,* Octorber 5, 2008. 可在以下網址找到：www.timesonline.co.uk/tol/news/uk/article4882699.ece [subscription only]
5. Dakss, B. (2006). “Autistic Teen’s Hoop Dreams Come True.” Online, CBS News, February 23, 2006. 可在以下網址找到：www.cbsnews.com/stories/2006/02/23/earlyshow/main1339324.shtml，檢索日期：2011 年

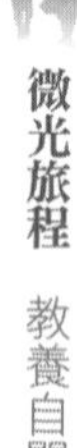

8 月 19 日。

6. Teatum, A. (2011). “Wrestler with Autism Advances to Junior National Tournament.” Online, *The Times-Tribune,* April 25, 2011. 可在以下網址找到：http://thetimes-tribune.com/sports/wrestler-with-autism-advances-to-junior-national-tournament-1.1137107#axzz1UHYMUYJS，檢索日期：2011 年 8 月 6 日。
7. Linklater, M. (2008). “If we Screen out Autism, we Run the Risk of Losing Genius, too.” Online, *Times Online,* January 12, 2008. 可在以下網址找到：www.timesonline.co.uk/tol/comment/columnists/magnus_linklater/article5496799.ece [subscription only]

第十三章
幕後、錯誤，以及慌亂

「我帶給我媽的麻煩跟無奈可真不少，
不過我想她應該還滿開心的。」

～馬克‧吐溫（Mark Twain）

我猜讀到這一章的時候，你大概已經開始厭煩我的樂觀了吧，可能暗自翻著白眼說：「這女人到底知不知道老娘（老子）的日子過得有多艱苦？」噢！朋友，我當然知道。在結束第一段婚姻後，有整整四年，我都得獨自一個人應付所有的事，成為單親媽媽讓我必須重回職場，擔任全職教師的工作。我父親當時罹患阿茲海默症，母親因為照顧他，無暇給我什麼幫助，所以當我說我是「一個人」的時候，我是真的孤孤單單的一個人。對於你的慌亂、疲憊、挫折、沮喪，相信我，我了解。我的母職生涯當然也有許多不太亮麗的時候，雖然分享錯誤與失敗不是我喜歡的消遣，但如果否認本人其實好多次都與完美母親一點也沾不上邊，那我就不夠誠實了。我的感覺就像是一直在「想做個超級母親」及「無望的拉扯自己的頭髮」之間徘徊。養育特殊兒可是需要強壯心臟才能應付的工作，數不清有多少次，當我試著臨機應變、在夾縫中求生存時，都有一種下一刻就要瘋掉的感覺。就像我對女兒海一樣深的愛，她們有時也會讓生活如山路般崎嶇。舉例來說，我的女兒很容易忽略應對時的精微處，所以有時會在錯的時間說出更錯的話：「奶奶，生日快樂！妳喜歡妳的禮物嗎？馬麻說妳會把它退掉換錢，就像我們以前送妳的東西一樣。」讓我的小孩多點社交智慧吧！此外，所有那些向學校爭取資源的過程也讓我非常疲乏，假如寫了個別化教育計畫（IEP），這些人為什麼不仔細看然後照著做呢？不過，對我來說，那些最艱難的時刻，發生在面對小孩銅牆鐵壁般意志力的時候。在這裡我要敘述一些非常困窘的故事，好讓你知道我們都經歷過這一切。

規，是常規的規

我了解我的小孩比大多數人都需要例行常規的原因。由於經常伴隨自閉症而來的感覺超載，一種光影、聲音、氣味混雜流動、瞬息萬變時所造成的壓迫感，讓女兒的儀式化行為可能如同路標一樣，幫助她們在困惑中維持專注與穩定。所以我試著拉長我的耐心，就像我偶爾也會藉著改變常規來增加女兒的彈性一樣。但某些固定行為實在無法動搖，日復一日在身邊煩擾我的神經。比如每天晚上，卡洛琳一定要在固定的時間就寢，而且哎呀，還有我們放學後行禮如儀的對話。卡洛琳喜歡問我相同的問題，每天，每月，數年如一日，而且她經常還會幫我提詞，你可以從中聽見自己疲倦平淡的聲音。以下是在學校接了她之後我們每天的對話：

卡洛琳放學後的開場白：「媽咪，妳沒有要問我今天美術課怎麼樣嗎？」

我以盡可能燦爛的微笑看著她說：「卡洛琳，今天美術課怎麼樣？」

然後她會回答：「我今天沒有美術課。」

接下來卡洛琳會再說：「媽咪，妳沒有要問我今天自然科學課怎麼樣嗎？」

我以稍減幾分的陽光笑容對她說：「卡洛琳，今天自然科學課

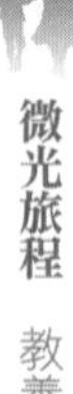

怎麼樣？」

渾然不覺我語調裡多添的淡然，卡洛琳繼續說：「喔，媽咪，自然科學課很好，妳沒有要問我今天體育課怎麼樣嗎？」

陽光漸黯，我以低雲欲雨的聲音回答：「卡洛琳，今天體育課怎麼樣？」

然後她又回答：「我今天沒有體育課。」

以無比的堅定，女兒再次熱心的說：「媽咪，妳沒有要問我今天社會課怎麼樣嗎？」

細雨從天邊迷濛掩來，我陰沉的問：「卡洛琳，今天社會課怎麼樣？」

喔！親愛的上帝呀！到底學校一天裡有幾門課？

我們會繼續交談直到問過課表上的每個科目、學校裡的每節活動。我快不行了嗎？是的！這是她聊天的方式嗎？沒錯！我可曾試著引導她更自然圓熟的對話？當然！但有時我實在倦了，於是我們便繼續著那亞伯特與科思特洛的雙人秀 [譯註 1] 台詞。卡洛琳還喜歡重複問一些她已經知道答案的問題，比如「聖誕節是幾月幾號？」以及我個人的最愛：「媽咪，妳幾歲？」如果不夠堅持詳盡的話，那就不是卡洛琳了，有一天她會成為一個很好的遊說者的！

糖，是糖梅仙子的糖

讓我失去冷靜的不只是這些非常煩人的常規，還有我兩個女兒的頑固、孤行一意的對抗，都讓我腦筋混亂，行為失常。卡洛琳小學三年級時，她的班級要在聖誕節舉辦校外教學，讓學生去當地表演廳看芭蕾舞劇《胡桃鉗》（*The Nutcracker*）。因為離開學校會打亂她的常規，卡

譯註 1：亞伯特與科思特洛（Abbot & Costello），是美國一對活躍於 40 年代及 50 年代早期，非常有名的雙人脫口秀搭檔，其膾炙人口的橋段之一是：「誰在一壘」。

洛琳通常不太喜歡校外教學，所以當發現她似乎很期待這次的活動時，我其實很訝異。彼時她已經學了好幾年芭蕾，於是我把這個改變歸因於她對舞蹈的喜愛以及她日漸增長的成熟。那一陣子我剛單身不久，才回到職場開始全職老師的工作。每天早上母女三人起床梳洗，打點出門，可謂白晝裡的奇蹟，分秒必爭，匆忙得不得了。我想當個模範老師，因為我很需要這份工作；也不能遲到，否則我的學生就會群聚在走廊，等著誰來打開教室門上的大鎖。

校外教學那天早晨，我為卡洛琳挑了一件很可愛的節日洋裝，梳好俏皮的包包頭，讓莉思穿戴整齊，然後去梳洗化妝，邊恭賀自己把這一切處理得多完美。等我回到廚房，穿上外套準備出門時，赫然見到卡洛琳站在房子中間，穿了一件又小又緊的粉紅芭蕾蓬裙、紫色褲襪、芭蕾舞鞋，臉上掛著閃亮的微笑對我說：「漂亮。」我這才閃電般突然醒悟卡洛琳不是要去看《胡桃鉗》，她以為她要在舞台上表演《胡桃鉗》。接下來發生的事情實在是不怎麼漂亮，我不能在大冬天裡讓她穿件蓬紗裙去上學，也不知道怎麼讓她了解她只能坐在座位裡看台上的舞者表演，當時我已經沒有時間跟她討論了，所以我嘗試以堅定實際的態度處理這件事，但沒什麼大用。「卡洛琳，」我用命令的口吻說：「妳不可以穿蓬蓬裙，妳得在觀眾席的椅子上坐著，看別人跳舞，我們要把妳的衣服換回來。」當然，她一點都不想照做，這美麗的錯誤變成一場鐵血般意志的角力，結果是隨之而來一幕幕狼狽的災難畫面。當我抓著她扭著擋著把紗裙從身上剝下來，再費盡力氣把洋裝拽著拖著硬生生套回去的時候，這孩子扯著嗓子一路尖叫：「卡洛琳是糖梅仙子 [譯註 2]！」等好不容易把她的衣服穿整齊，我們兩個都激動得哭個不停，莉思則全程嚇得半死在旁邊驚看著。當把兩個女兒送到學校道再見時，卡洛琳不肯抬頭看我，也不再掙扎抵擋，只是垂頭喪氣默默的抽噎著。那一整天我都覺得很歉疚，很糟糕。校外教學中，卡洛琳在觀眾席看完表演，而

譯註 2：糖梅仙子（Sugar Plum Fairy）是芭蕾舞劇《胡桃鉗》第二幕中，「糖梅仙子之舞」的主角。

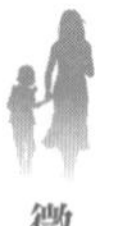

且似乎很喜歡，但老師跟我說她不斷鬱鬱的對自己說：「卡洛琳不是糖梅仙子。」現在想起這件事，我還是會胸口一緊的難過起來，也許當時我應該就讓她穿著蓬蓬裙去上學的。

蟲，是蟲蟲危機的蟲

莉思的頑固也給了我很多壓力。快五歲的時候，她在電視上看了一部有關蟲子的紀錄片，結果把她嚇壞了。因為某種不知名的原因，莉思從嬰兒時期就很怕蟲，她看到那部紀錄片的時間是晚上，所以從那一天開始，只要我們在天黑後把電視打開，這孩子就變得非常歇斯底里。在她小小的心靈裡，「夜晚」與「電視上恐怖的蟲」已經直接劃上等號。不幸的是當時正值晚冬，1 月的時候白晝苦短，住在紐約上州，嚴寒的正月晚上能做的事其實並不多，而我得大方承認電視是我遠離現實的好出口。但莉思是個積極不畏戰的孩子。即使僅僅是想把電視打開，她也會以只有小女孩能發出的銳利高音拉長喉嚨尖叫不止，聲音裡滿是讓你腸子都會打結的純粹恐懼。為了讓她安心，我試遍各種方法：溫柔的話語、帶著她看節目表讓她挑出某個頻道保證我們只看那一台、讓她拿著搖控器一覺得什麼可怕就馬上把電視關掉，我甚至還拿毯子把螢幕蓋起來，只讓她聽見聲音，試著漸漸降低她的恐懼，讓她覺得安全。「統統都」沒有用。假如我們在晚上開電視，她就很簡單的變成一個瘋小孩，即使遠在自己房間也會立刻跑出來上演驚魂記，我發誓莉思有超人般的聽覺。

我特別記得某個晚上，像鋼絲斷掉一樣我崩塌了。我要電視搖控器，而莉思使盡全力牢牢握著不肯放手，突然間本人完全失控了，不顧一切的就是要那個麻煩東西，就是要看我喜歡而且快開始的情境喜劇。她莫名其妙的恐懼已經影響我們家的生活了，我沒有辦法再忍受這種荒謬的事，於是我開始對她熱切的闡述著蟲子啦、它們在食物鏈裡有多重要啦、對生態系統有多要緊啦，諸如此類的宣導文，越講越大聲，並在為蟲兒的用處熱情辯解到一半的時候，開始扳開她鋼爪般的小鐵手，把搖控器撬出來。拉扯掙扎中，我瞥見女兒滿是絕望的小小臉龐，心裡重重晃了一下，驚覺自己簡直光速般變成更瘋狂的那一邊，她的蟲子恐懼症讓我變成怪蟲媽咪了！剎那間有什麼停住了我的心，於是某種程度來說我放棄了，而且很長一陣子不再看電視。我沒有贏，只是讓事情過去。有時你我能從孩子身上學到最優雅的事情就是如何放棄。那年冬天，當細雪從北國深黑的天空中落下，窗外寧靜時，我陪著她們讀了很多書，玩了好多糖果樂園，錯失了全部冬季奧運的轉播，但與女兒度過了許多、許多的甜蜜時光。終於春天來臨，白晝漸長，能夠開電視的時間也越來越晚，夏天的時候，這孩子已經把整件事忘得一乾二淨，接下來的秋日，我們竟然可以平靜的在晚上一起看節目了。這是一件誰也不會懂的事，除非生命裡有個像我們小孩一樣的小孩。人們會說：「就把電視打開呀，她過一下就習慣了。」這些人不了解光譜孩子神級般強大的意志力摶扶搖而上九萬里，非你我燕雀之志可抵擋！然而，時間的確會改變一切。去年夏天，我們陽台有很多蜜蜂，每次去那裡都讓我緊張得要命，所以我很幼稚的揮手啦、甩頭啦、凌空打來打去。莉思愕然的搖著頭教誨我：「媽，這只是蜜蜂，別這麼神經。」那一刻我真是太想罵人了，但我努力忍住，然而之後那一聲小小悲涼的爆裂聲是你聽見我可憐的腦子碎掉的回音。

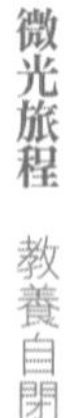

彩，是彩色筆的彩

當然，數不清多少次，在覺得無法控制情況時，我其實非常沒有耐心。幾年前有一陣子，卡洛琳非常迷戀耳環，但她完全不敢在耳垂上穿洞，所以我替她買了貼片耳環。然後她除了自己貼，也給她的洋娃娃和絨毛寶寶們貼。某天早晨上學前，她發現她的貼片都用光了，當時這孩子正在幫查理·布朗著色，在知道自己完全沒有耳環可戴的時候，卡洛琳生氣了，開始大聲反覆唸著她最喜歡的一句史努比卡通《查理·布朗，這是一個大南瓜》裡的台詞：「一年只有一次不給糖就搗蛋，我竟然跟個呆瓜一起坐在南瓜田裡，**你一得一賠一我！**」我知道當她開始唸莎莉這句台詞時，麻煩就大了。這是她在覺得情況糟無可糟時會翻來覆去唸個不停的句子。因為沒有耳環，卡洛琳不肯上車，而我真的已經遲得不像話了。

絕望中，我叫莉思去拿彩色筆給我，等她把筆拿來，半驚半疑看著我時，我用筆在卡洛琳耳朵上畫了兩顆粉紅小點的珠珠耳環。不騙你，我真的把耳環畫在女兒耳垂上了，因為這是唯一能讓她乖乖上車的辦法，粉飾我行為的藉口是：這可是無毒的費多斯狄克（Mr. Fiddlestick）彩色筆呀！而且我成功了，卡洛琳對著鏡子檢查一下，很滿意的帶著她的彩筆耳環跳上車。等我把女兒送到學校，往工作地點飛馳時，才有餘裕邊開車邊想：「我真的畫了！我畫在她耳朵上了！哇，我到底是個怎樣的娘呀？」然而，我了解意志如鋼鐵的卡洛琳，又一定得趕去上班，我並不以那一刻為榮，也建議大家應該立一條務必不要在小孩身上作畫的規定，但，有時絕望的情況需要絕望的彩色筆……呃，我要說的是採行方案。

蟲，蝴蝶原本也是蟲

有關卡洛琳的可以用來描述我們光譜生活的故事裡，我最喜歡的是她小學三年級全班一起去紐約布朗克斯動物園（Bronx Zoo）的故事。我女兒的小學煞有介事的看待三年級這一年，教孩子很多有關動物與生物學的課程。而該年的重頭戲是參訪布朗克斯動物園的單日旅行，要從薩若托各（Saratoga）的我們家，坐三小時學校巴士到布朗克斯。莉思參加的那一年我是隨車家長，所以我非常高興可以陪卡洛琳再去一次。卡洛琳很想參加，但因為害怕大象而有一點緊張，她說象的聲音太大，這個理由從一個尖叫起來可以震碎水晶、在所有場合講話都太大聲、樂團裡主奏小喇叭的女孩口中說出來，委實十分滑稽。然而，我還是向她保證我們不會去看大象，而是拜訪一些比較安靜的動物。旅行當天，卡洛琳穿著粉紅上衣跟短褲、粉紅襪子、深紅色遮陽帽，還有她最喜歡的球鞋，走路時鞋跟會一閃一閃發出寶石的碎光。我們在清晨六點曙光乍現時從學校出發，差不多早上九點半抵達動物園，然後一直待到下午四點半。是的，你沒算錯，要在、同一個地方……度過、整整、七個小時！

卡洛琳似乎決定要奔跑著看完整個園區，在每個轉角害怕大象會出現在下一個場所。接近十一點半的時候，我們幾乎已看完所有展館，吃遍各種小食，包括扭節脆餅、爆玉米花、滴得滿手淋漓的冰淇淋、吸得嘖嘖響的思樂冰什麼的，然後她吵著要「坐巴士回家」。我們在海獅展區旁邊的長椅上坐了一陣子，實際上是我坐，她小姐大喇喇的攤在椅子上哀鳴著要回家。卡洛琳決定她並不喜歡動物園，而我們還有五個小時要消磨。我實在很懷疑自己當初為什麼決定要參加這次旅行，儘管總想給孩子參與各種活動的機會，但有時我高估了她們能夠應付的範圍。就在我跟她都又熱又慘的時候，我瞥見蝴蝶館，一棟看起來很迷人的圓頂建築物，裝飾著巨大美麗的金屬蝴蝶。卡洛琳一直很喜歡蝴蝶，小時候她有很多關於蝴蝶的繪本，還有一個夜夜伴她入眠的蝴蝶枕頭，所以很容易就讓她答應跟我一起去蝴蝶館裡再玩一玩。

由於館內的蝴蝶可以自由飛翔，展館的安全系統可謂滴水不漏。參觀者必須先經過一道會在身後完全關嚴的門，警衛等到門扉掩合到某個滿意的程度後，才會讓你再進入第二道門，門後是一個非常威力汪卡巧克力風（Wonka-esque）[譯註 3] 的房間，裡面有個嚴肅的女士，有點像蝴蝶館管理員，以些微不悅的氣音絮絮叨叨的提醒我們在從另一頭出館之前，都要像她這樣輕聲說話。蝴蝶大概很容易被聲音驚擾吧，讓人心中閃過一絲不安的感覺。踏入房間之後，我看見卡洛琳因為驚異而嘴唇微張，動也不動的盯著眼前奇景。館裡瑰麗迷人，成千上萬隻珍奇的蝴蝶在身邊翩翩起舞，閃著深紫、粉紅以及金粉般的顏色，陽光透過整面

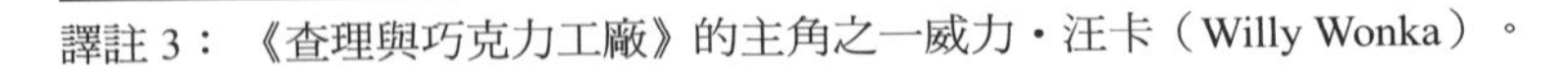

譯註 3：《查理與巧克力工廠》的主角之一威力・汪卡（Willy Wonka）。

落地的大玻璃窗灑進來，明亮輕盈，彷彿天堂。卡洛琳完全被魅惑住了，帶著春光般的笑靨，在其中自在悠遊，看起來就像天使。我坐在附近的長椅上，為著她是這麼的快樂投入而鬆了一口氣。蝴蝶館裡空氣緩慢安靜，為了讓這些迷人的昆蟲不致凋萎，還有涼爽的空調，是讓人小歇的完美場所。

很長一段時間，卡洛琳只要遠觀著蝴蝶就很滿足，而我再度恭賀自己真是太知道怎麼處理各種狀況了。沒錯，我甚至貨真價實的開始鬆懈，出神的望著空氣休息，直到我看見女兒以獵豹之姿倏然奔向房間另一頭。我猜這些美麗可愛的蝴蝶可能讓她太高興，這孩子決定要帶一兩隻回家，於是她開始徒手補捉它們，先是輕輕的抓，然後因為一次又一次的失敗，出手越來越重，態度越來越堅決，很快的就變成急躁憤怒的攫取。她看起來就像是那些競賽節目中，站在窄窄的玻璃亭裡試圖抓取身邊飛舞紙鈔的撈金者一樣。我試著謹慎不漏餡的以動作示意她停止，但完全沒有用，所以我很大聲的對她說：「卡洛琳，手放好！」這是一句固定的，從幼兒園開始就教會她的語詞，用在當卡洛琳搶奪那些不屬於她的物品時，魔法般讓她停止的咒語。然而這一次，這句咒語並未帶來它應有的效果，卡洛琳的手放下了，但開始用腳重重的踩踏那些飛近地面的蝴蝶，我發誓這小孩的反射神經可真好！粉紅球鞋的碎光像吃角子老虎機一樣閃個不停，而蝴蝶紛紛破碎掉落，呃，像蒼蠅。當終於接近女兒時，我立刻緊緊抓住她，拖著將她拽往門邊。我吼著女兒，而蝴蝶館館員對著我們倆尖叫，結果嚇到了卡洛琳，她從我手中掙脫，迅雷般衝過第一道門，須臾未停，又飆出第二道門，讓耀眼的陽光與一陣急風凌亂的捲入這蝴蝶的聖地。我可以聽到蝴蝶館員驚懼的喊叫聲，但我們只是繼續狂奔，氣喘吁吁的衝向路的另一端，遠離那不堪回首的犯罪現場。

當我們終於在大猩猩展館前停下來時，我尖叫著，雙手在空中揮舞，就像是身旁建築物中進化慢了幾步的居住者一樣。我氣急敗壞的吼著卡洛琳，斥責她居然在蝴蝶館裡奔跑、踩踏，讓我丟臉，在蝴蝶館高雅的館員面前給我惹麻煩。我跟完美媽咪一點也沾不上邊，我是失控尖吼媽。最後這些狂飆紊亂的場景終於開始平息，我們也開始緩步行走，兩個人都低聲抽噎的擦著停不了的淚。那艱難的一天終於在漫長的五小時後結束了，在幾條熱狗、十幾次的旋轉昆蟲花車中劃上句點。乘坐花車時，卡洛琳很快的輕瞥了一眼蝴蝶座椅，但毅然挑了一隻蟋蟀為座騎。那天傍晚，坐著學校巴士回家的路上，我心中甚為抱歉的想到一幕幕年邁管理員從地上掃起美麗蝴蝶屍體的畫面，但更為頻繁的想起自己對著卡洛琳憤怒吼叫的樣子。她一路都在熟睡，看起來無辜又疲倦，我很後悔自己的嚴苛，相比於考慮到卡洛琳的感覺，我其實有更多是因為擔心路人會如何議論我們而對她咆哮的。雖然我希望她在蝴蝶館裡不會造成太多傷亡，但我也了解到我並不能因為卡洛琳想要帶一隻蝴蝶回家而責備她，它們是這麼的美麗，而卡洛琳也不是每天都會見到如此精緻又稀奇的小東西。

我以為維持頭腦清楚的祕訣是放鬆心靈的笑聲。畢竟，在小孩共玩日，當其他孩子努力捏塑著色彩繽紛的可愛動物而你的孩子卻在吃黏土時你要怎麼看淡呢？或者是那些因為某些她不肯吃的食物沾到盤子所以不得不離開餐廳的日子？又或者是那些情況本來小糟但因為你處理拙劣讓它變成大糟的日子？我們都曾因為自己的孩子而丟臉過、困窘過、挫折過、失控過，如果你沒有，那你恐怕不是聖人就是藥物成癮者。我從沒有打過女兒，以後也不會，而即使在那些失控狂亂的時候，我也愛她們勝過自己生命。女兒讓我成為一個更有耐心、更體貼、更良善的人。如今我漸漸了解生命裡真正重要的事，縱然偶爾在混亂時我會失去那清明的視線，但我想我應付得還不錯。父母不必完美，我們的孩子需要看見我們犯錯，看見我們其實只是個普通人。即使有著發展挑戰，他們仍然需要學習到關懷與體諒。所以你可以原諒自己搞砸的時候，因為這發生在每一個人的身上。我們被召喚來完成一些需要許多力量的工作，但有時這條路的確讓人疲憊勞煩。當覺得無以為繼、舉步維艱時，我會拋下一切，早點上床，事情在第二天的晨曦中看起來總是不再那麼糟糕。噢！還有，深深擁抱女兒也會有幫助的。

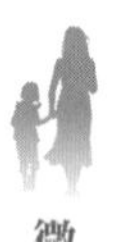

關於慌亂，請你牢記在心

1. 「忙碌瘋狂」是特殊兒父母的工作描述之一，請以平常心看待。
2. 最好的態度是期待那不可期待之事，當你以為情況都在掌握中的時候，麻煩就大了。
3. 為了安撫孩子，你我都會突生一些奇異的解決之道，只是羞於承認罷了。但別擔心：你並非一個軟柿子，只是某個平凡人。
4. 我們都有失控的時候，如果你對女兒吼叫咆哮了，向她道個歉，她愛著你，也會迫不急待的原諒你。請你牢記，女兒的感覺比陌生人的想法重要，即使對方是蝴蝶館館員。
5. 假如你想平安走過這一程，依舊是你，不受摧折，你必要學著開懷且經常的笑著，並且看見生活裡的幽默。這是走完它，也在路上得到些許快樂的唯一方法。

第十四章
人與人的關係

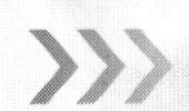

「讓我們感謝那些令我們快樂的人，
他們是讓心靈如花朵般盛放的迷人園丁。」
～馬賽爾．普魯斯特（Marcel Proust）

對我來說，這是很難寫的一章，不過，既然我分享了幫助女兒建立友誼的經驗，我想應該也有必要談談自己的人際關係。女兒帶給你的特殊情況可能會影響你與他人的往來。在這裡，就像生命裡的任何挑戰一樣，對女兒的特殊，人們會有各式各樣的反應，而這些反應可能讓你與他們之間的關係更加緊密，或更為疏遠。對我來說，這就像是在每個我認識的人身上注射了「真實性格血清」一樣，有時會透露一些我其實不想知道的事情。然而，從自己的經驗裡，我發現生命中的確有許多真正美好的人，有些是家人，有些是朋友，而我很幸運的在路途中也找到更多溫暖的同伴。支持的力量有時會從你完全意想不到的地方冒出來。

但是首先，我要談談你可能遇到的那些不太能給你支持的人，而且，不論他們是家人或朋友，這些人都不會是你人生中的助力。

尋找代罪羔羊的責備者

世上最難以忍受的，是那些把自閉症或自閉行為怪罪在你身上，認為一切都是你的錯的捕風捉影者。雖然我們不了解自閉症的成因，但它並不起因於「父親或母親在呵護子女長大時所做的任何事情」，若你真心覺得某個人是個捕風捉影的責備者，那麼立刻將他從你的生活圈中剔除。曾經有一個家族成員很不高興的跟我說：「聽清楚了，妳得讓那孩子正常點！」這是我聽過最無知也最傷人的批評之一，但也讓我醒悟到，我不必在意這個人說的話。當時我的女兒讓她束手無策，然而，由於她知道這種「覺得孩子很煩」的表現是不太適當的，所以她轉而責備我。有時，當人們缺乏處理某事應有的耐心或體恤時，相較於承認自己的失敗，他們寧可攻擊別人，而把孩子自閉症的原因怪罪到你身上，是迴避自己沒有能力處理情況的某個方式。

另外還有一些人，他們得找到某種方式把整件事歸咎於你，那麼他們便覺得在置身事外的同時，也保護了自己；換言之，若結果是你自己造成的，這些人就能確定自己曾經做過某些事來預防這個結果。這很像是當有些人知道誰生病時，以不仁慈的反應來對待病人的態度。我們經常可以看到，在某人罹患嚴重疾病時，其他人會以責備的態度將之歸因於他（或她）沒有照顧好自己，而在人們能夠找到責怪或解釋的原因時，他們便能安慰的想著這些不幸的事並不會發生在自己身上。這其實是很神經的，因為人生中最艱難的那些事，套句我學生的話，「都是隨機發生的」。但無論出發點是什麼，將一切責怪到你身上的人會干擾你的安寧，因此盡可能迴避這些人。事實是你所面對的事情讓他們覺得可怕，而他們的恐懼只會帶給你害處。

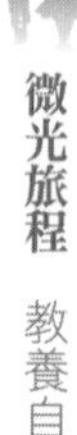

熱心過頭的諫言者

與責備者同樣消融你志氣的，是那些對情況了解得非常之少但建議無限之多的人。可能是你母親、你婆婆，或哪個在某天晚上看了三十秒夜間新聞然後立馬建議你應該如何處理的熱心人。突然間他們才是專家，而你是個做得不夠的母親。我知道他們意在幫忙，但也給了我很大的壓力。當我花了一整天時間應付女兒挫折的淚水、與老師奮戰、研究各種治療方法，更不用說還得全職工作時，我最不需要的就是聽某個人告訴我，如果真的愛小孩的話就「一定要」去做的某件事。這也是我對目前風行的各種「痊癒」故事那麼不自在的原因之一。當某個知名人士在電視上告訴全世界他把小孩給「治好了」，世人便以為誰都可以做到。不知道有多少人建議我去看本什麼什麼書，來「矯正」我的孩子，好像彈指間就可以讓小孩改頭換面一樣。女兒的芭蕾教室有一位女士，在我告訴她卡洛琳有自閉症的時候，以責備的態度跟我說：「妳知道，有一種飲食法可以治好這個病。」我可以想到幾樣能把她的嘴巴堵起來的東西。普通小孩的父母時常把好運氣歸因於他們的好品德及好教養，因此，我們孩子帶來的挑戰不啻反映著我們的失職，從這種熱心但錯誤的邏輯中，不恰當的建議如洪水般氾濫。相較於特殊兒，他們的孩子容易多了，他們的孩子生來如此，而這是運氣。當瞥見某個自我膨脹的諫言者時，我總是盡快逃開。新知與資訊是有幫助的，要你矯正女兒的說教與壓力則否。

消失的與逃走的朋友

我不得不說，在女兒確診之後這幾年，我的友誼磨損率明顯比以前高很多。可能這只反映了我住的社區裡中產階級族群的情形，或這只是我們社區的文化，但我認識的父母中，很多人都十分熱心於競爭與比較，對小孩的期望也非常高。有些從女兒上幼幼班開始就認識的媽媽，逐漸只是沒有興趣再讓她們的孩子跟我女兒做朋友罷了，因此也無意與我繼續維持友誼。對這一部分的人來說，社會地位是很重要的，而他們也努力讓孩子在社群階梯上往高處走。但諷刺的是，當我如今再見到這些人時，他們仍舊不甚滿足。就算孩子已經進入足球隊了，那還不夠，因為他不是明星球員；就算女兒已經在學校音樂劇裡了，他們也不高興，因為她不是主角。這些父母一點也不明白，一點也不懂得感謝自己的好運氣，他們之中有些人看起來甚至不太欣賞喜愛自己的孩子。我認為自己是幸運的，一路上不必面對這些人，不必參與他們的各種競賽：班級第一名、傑出校友、哈佛，或隨便什麼他們熱中的事。這些人既沒有好好享受孩子的童年，也沒有珍惜家庭帶來的快樂。但生命的過程是完全無法預測的，把生命建築在社會地位上，徒勞的捕捉它，只會讓你面對威利・羅曼（Willy Loman）[譯註 1] 般盛極而衰、讓人悲傷的傾倒罷了。但假如我這樣告訴他們，聽起來應該就像嫉妒苦毒的風涼話吧，而我想其實之中的確也有些苦澀，所以我只是輕快的道聲再見，以空出的生命迎接更適合我的朋友。

你心上的好朋友

「友情萌芽於當一個人對另一個人說：『咦！你也是嗎？我以為只有我。』」

～路易斯（C. S. Lewis）

我真正的朋友是那些以我跟孩子原本的樣子接受我們的人。而且，正如許多其他的事情一樣，我的孩子對此也是祝福。卡洛琳特別容易受到慈愛溫暖的人吸引，我可以看見她很明顯的避開那些冷漠淺薄者，她對人們內在的品德有十分靈敏的直覺。此外，假如我的小孩會讓某些人覺得不自在，這無異也讓我知道了他們人格的寬廣度。良善的人既不評斷，也不局限他們能夠喜愛與接納的人。我最親愛的朋友裡，有許多都是有著特殊兒，或教導幫助特殊兒的人。真正的同理與了解很純粹的沒有任何事物可取代。加入父母支持團體可能會幫助你找到懂得這些感覺的朋友，至於我，我同時有著非常棒的，以及某些不那麼完美的家人，而我盡量不與其中缺乏體諒與了解的人來往。我不願意讓孩子受到那些

譯註 1：劇作《推銷員之死》（Death of a Salesman）的主角。

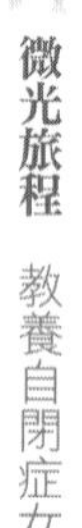

令她們覺得自己很糟糕，或令我覺得我教養得很糟糕的人影響，也學會了重新思考家人的含義。對我來說，家人是那些即使在風雨飄搖中，都會無條件支持你的人。這些才是我想讓女兒親近的人。她們其實真的有一些「認養來的」叔伯阿姨們，而這份情感也在女兒心裡生根，一如真正的家人。

愛、婚姻，或那些類似的事情

婚姻

特殊兒父母彼此間感情的維繫，是另一件兩難的事。當女兒分別是六歲跟八歲，在結婚十四年後，我和她們的父親正式離婚了。我們從二十幾歲就開始交往，總共在一起十七年，為了尊重前夫的隱私，我不想談太多有關第一段婚姻的事，只能說，當那段婚姻要結束的時候，我非常悲傷，生活也有很大的改變。自閉兒家庭裡雙親的離婚率從百分之五十到八十都有，端看你讀的研究報告是哪一個。我不認為這是孩子的錯，也很注意的讓女兒們都了解這一點。在這件事情上，就如同好多其他的例子，孩子的存在只是讓你看見「本來就在那裡的問題」罷了。以我的第一段婚姻為例，養育小孩的壓力只是讓原本就在那裡的裂痕暴露出來而已。我相信不論孩子是否特殊，這對所有父母都是事實。縱然如此，撫育特殊兒當然會帶來許多不一樣的壓力。為了維繫婚姻，父母們有幾件必須特別注意的重要事項。

當孩子診斷為發展障礙時，父母雙方都必須成為孩子生活的一部分，共同分擔教養孩子的責任。兩個人都要真正接受生命中這個新的現實，尋找幫助彼此調適的建言或輔導。對於如何適當的幫助女兒，態度也要一致，如果有意見不同的地方，促膝詳談，並切記要在採取行動前解決歧見。這意謂著父母雙方都必須對療育選擇及教育學理有著一定程度的認識，即使主要照護者是其中某一方，但另一個人同樣需要付出時間、了解情況、學習新知。你們也應該成為彼此支持的隊友，這包括公平的在教養上給彼此喘息的時間及分工的機會。試著不要把自己的無力感發洩在對方身上——這是很常見的情況。壓力就在那裡，而因為沒有辦法對女兒發脾氣，有時你可能不自覺的將怒氣轉移到另一半身上。但請你記得，在這裡，配偶是你的伴侶，不是你的對手，這件事也不是任何人的過錯。撫育特殊兒時面對的挑戰不必是婚姻裡的張力。我認識許多由於共同幫助孩子成長而婚姻變得更堅實穩固的夫妻，所以我鼓勵你們持續的互相溝通，分享彼此的生活，並且真正承諾拉穩對方的手，一起度過這一切。這對你的孩子，還有你的婚姻，都將是世間少有的至福。

你們也仍應擁有著只有彼此的美麗時光。成為父母並不表示你們就只是某人的爸，某人的媽，而放棄當個普通自由人的機會。無論怎麼安排，讓某個你放心的人照顧一下小孩，跟另一半相約出門，共度一段只有兩個人的時間。在任何婚姻裡，維持伴侶間緊密的連結都是很重要的，而你非常容易在養育特殊兒的忙碌繁亂中，失去那心有靈犀的溫柔。身為女兒的父母，你跟另一半之間有著很特別的盟約，而沒有人比你更了解女兒，更珍愛女兒，假如你花一些時間對另一半訴說這些感情，同時也傾聽著他或她的想法，那麼你的伴侶將會是你的摯愛，世上最了解你的人。另外，在約會時試著偶爾不要聊到小孩，只是單純體會共享的好時光。你必須經營婚姻中的快樂，因為那是孩子呼吸的空氣，所以奉獻一些時間給你的婚姻，這對你跟你特別的小女孩都有益處。

給爸爸的話 >>>

養育一個特殊兒會帶來十分沉重的壓力，其中必不會少的是財務上的負擔。許多我認識的家庭裡，親職角色分配多半是母親留在家中監督著孩子的教育計畫與早療介入，父親則一肩挑起經濟重擔，努力工作，支付所有開支。假如這是你的情況，我想你們兩個都會覺得自己既受到生活的壓榨，也沒有得到應得的重視與感謝。我知道媽媽可能覺得孤獨寂寞，而且許多時候，相對於付出的所有努力，讓媽媽更為失落的是好像也無法在孩子身上看見什麼進步。我當然了解爸爸們都全力以赴，為家人付出所有，但我希望爸爸們記得，在你認真工作、加班拚命的同時，你其實也擁有可以從一個時時刻刻都需要人操心的孩子身邊走開，喘一口氣，當一陣子自己的機會。如果這幾句話能穿過文字，到達你的內心，那麼你一定要試著讓妻子有一些逃離母職、完全屬於自己的時間。在你下班回家後，找些空檔，鼓勵她出門，短暫的拋夫棄子，做點她喜歡的事，這能給你一些時間跟女兒相處，而你的妻子一定會非常感謝你對她的支持。

當你的特殊小孩是女兒時，身為父親，很合邏輯的想法是讓妻子處理大部分親職教養的工作，但是父親們，請不要拱手讓出那原本也是你的工作。身為母親及老師，我知道對所有女孩來說，感受到父親對自己的愛與珍視，都非常重要，而當這個小女孩必須面對外面世界如此多的挑戰時，讓她感受到來自父母雙方全然的愛與接納，甚至更為重要。所以父親們，在親職工作裡找到一些你能陪著女兒做的事情，比如就寢前唸故事書給她聽、教她騎腳踏車、帶著她運動及遊戲。如果你的妻子肩負大部分教養的職責，務必體諒的對待她，給她支持、鼓勵，以及掌聲。要某個人同時擔任撫育者、教育者以及示範者的工作，是很不容易的。最後，不論你跟妻子怎麼分配家裡的職務，確定當女兒需要你的時候，你一定在她身邊，如此她便會知道你對她的愛，還有你全然接受她的那顆慈父的心。

約會與其他情境喜劇 >>>

對我來說，在第一段婚姻結束後，我仍然有著完整的生活，只是需要一些時間讓它慢慢成形。假如某個有著自閉兒的單親父母正在讀著這段文字的話，我希望你不要擔心，你在親職工作之外當然可以享有愉快的生活。人生應該是平衡的，女兒無疑是第一順位，但試著有些個人時間並不表示你是個自私的人。事實上，找些時間短暫離開小孩，跟另一個成年人一起度過，對你跟孩子都是好事；你可以放鬆一下，孩子也因此得到健康的成長。我想許多父母都覺得他們應該全心全意把時間花在小孩身上，但這對所有牽涉其中的人都沒有什麼好處。孩子需要知道即使父母短暫離開，他們也會平安，而父母必須記得自己是個需要休息的凡人。父母的職責是很耗費心力的，假如你失去了生活裡的憧憬與喜悅，對孩子也不會有任何幫助，你可能會將孩子視為負擔，而他們也會感覺到你的怨氣。同樣的，假如你完全不拓展自己的生活，女兒最終可能會感受到成為你生命裡全部意義之所繫的壓力。我認識一些把自己人生的意義及肯定幾乎完全放在孩子身上的父母，結果潛意識中反而阻礙了孩子的獨立。基本上，有著自己的人生對你跟女兒都是好事，所以不論是急流泛舟或是線上交友，在你能忍受的範圍裡找些時間，經營自己的生活，切莫覺得歉疚。

假如你決定要跳入約會的河流，我唯一能說的就是，對任何有小孩的單親父母來說，約會都是個很滑稽、有時且不太可能的任務。而當你的孩子還有發展挑戰時，情況甚至更讓人洩氣。但假如你保持樂觀的態度，那麼應該還是值得努力。我離婚之後，一想到要再遇見誰、跟他開始交往，就覺得害怕，所以我讓朋友替我安排。而你得了解的第一件事情是，一旦三十五歲以後，朋友替你安排約會對象的唯一標準就是：他是認識的人裡僅存的一個單身漢。這代表著他可能正在待業、沒有幽默感、是個有著伊卡博德．克雷恩（Ichabod Crane）[譯註 2] 般怪異長相的人，朋友會把你們兩人湊在一起只是因為他單身而你也單身。我赴過好些很糟的約會，而當我說**糟**的時候那可真是糟。相較於把事情安排妥當讓自己順利出門所做的努力，失望可謂非常不小。然而，我把這些意外視為修習人生學分的經驗。

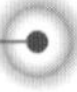

譯註 2：電影《斷頭谷》（Sleepy Hollow）的主角之一。

如同友誼，我發現我可以用人們知道女兒有特殊需求之後的反應，來當做非常好的過濾器，任何對此有負面反應的人，都不值得停留在我及她們的生命中。當某個人因為女兒的情況面露驚愕或退卻時，總會讓我覺得受傷，但這些反應也警告了我，節省我許多時間。有少數幾次，女兒有機會見到我約會的對象，而我發現這兩個孩子的反應及那位男士的反應，都透露出許多訊息。由於我的女兒非常坦白，我總能知道她們的想法，所以與其擔心該在什麼時候如何開口告訴你的約會對象有關女兒自閉症的事，我的建議是就直接誠懇的告訴他吧！遮遮掩掩的態度只會讓它看似一件不名譽的壞事，但它當然不是。坦然告訴別人孩子真正的樣子，然後你將找到某個值得你的心、你孩子的時間，以及你們的愛的人。

在一連串運氣不太好的嘗試後，我遇到了一位非常特別的男士，如今也成為我的先生、女兒的繼父。從一開始，在告訴他我的兩個女兒都有特殊需求時，這個男人從未因此躊躇過。他一直很真誠、很樂意的想認識女兒，也不吝於對她們付出自己的愛。他認為女兒是很棒的孩子，待她們一如對待普通孩子，全無差異。因為這樣，也幫助我看到女兒更多的天賦與能力。尋找生命中對的那個人需要長久的時間，在跋涉的過程中，我好幾次都想放棄，但我很高興我沒有。我相信神會悄悄差來某個彷彿原本就該在我們身邊的人，而我的先生的確值得所有的等待。

更好的人生

身為特殊兒的父母，你的人生會影響你跟別人的關係，但它不必是個負面的影響。在養育女兒的過程裡，我得到了面對無知者的勇氣，以及何時應該從無益之人身邊離開的智慧。女兒與她們帶來的特別禮物，讓我的人際關係得以清明，也使我認出那些值得付出的人、值得經營的友誼。如今我的朋友都是一些我很信賴、讓女兒跟我都覺得安心的人，他們有著仁慈的心靈、深刻的情感。因為女兒，我認識許多特別孩子的特別父母，這些人以無法丈量的內涵豐富了我。我也很幸運的找到一個以我們母女原本的樣子愛著我們的人，與他分享生命。是的，我想我所有的人際關係都重新界定了一次，但更堅固，也更美好，而我相信，這一切都來自於身為卡洛琳與莉思母親的特別恩典。

關於人與人的關係，請你牢記在心

1. 你有權利讓幫助你也支持你的人，進入生命裡。
2. 充滿惡意的人、只會責備的人，還有自詡為知道一切的人，不論是不是家族成員，都應該離他們越遠越好。除非置身其中，沒有人應該隨便不請自來的提供自己的建議，因為他們並不了解情況。
3. 真正的朋友與家人，會以你和小孩原本的樣子接受你們，而能夠看見哪些人是真正的朋友，是孩子帶給我們的祝福之一。
4. 捍衛呵護你的婚姻，因為它是女兒腳下的磐石，也是她未來生命中，愉悅健全的人際關係的示範。
5. 你仍然是你，也應該有照顧自己的時間。成年人之間的友誼能夠給你支持，讓你成為更稱職的父母。

第十五章
好好照顧你自己

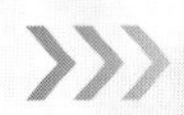

「開懷的大笑與充足的睡眠，是最好的醫師處方。」

～愛爾蘭諺語

當嘗試千萬種幫助女兒的方式時，你絕不能忘記的事情之一，就是照顧自己。身為父母，特別是特殊兒的父母，我們經常將自己的需要侷促在一長串待辦事項中最末端的角落。然而，請記得在搭乘飛機時逃生手冊給你的指示：父母必須先帶上氧氣面罩，才有辦法繼續照顧身邊的小孩。女兒的安然與成功，仰賴著你的力量，所以務必保護好她的朋友、發聲者，還有老師——也就是你，好好照顧你自己！

飲食、甜睡、愉悅的心……喔，還有運動！

快把電腦關掉去睡覺

首先，第一件最重要的事，就是充足的睡眠。假如女兒睡得並不好，立刻著手改善這個情況，區分家中待辦事項的優先順序很重要，而睡眠絕對是第一順位。你必須有充足的休息，好讓你精力充沛的操持整個家庭。我清楚記得那些夜晚無眠、白天有如行屍走肉的日子，而我可以告訴你，安睡整夜讓生活有條理多了。假如睡眠對女兒來說是個問題，立刻尋求小兒科醫生的協助。同時，在女兒入睡後，莫貪戀晚上寧靜的時光，莫執著眼前瑣碎的家事，打掃清潔可以等，反正只會再度變髒。努力澆熄自己在網路上搜尋對策與療法的欲望，沖一杯熱騰騰的洋甘菊茶，在該睡的時間，把自己裹進床上輕暖的毯子裡。啊！那睡眠的絕對必要！

盡量吃得健康 >>>

第二順位無疑的應該是健康的飲食。盡可能吃得健康，偶爾放縱一下就好。因為擔心食物過敏而注意女兒飲食的好處之一是，你會比較仔細的過濾全家人吃進肚子裡的東西。在把營養的食物吃進身體裡時，我們的確覺得比較健康。此外，當然也要記得你的綜合維他命。生病時還得應付孩子讓人無奈的自閉行為，遠比你預期的要困難許多，而良好的飲食習慣對健康一定會有幫助。我是個常用食物來安慰自己的人，事實上，我熱愛美食，絕不吝於時不時讓自己享用一些零嘴，冰淇淋啦、乳酪與脆餅啦，還有越吃越順口的洋芋片。我試著注意不要讓自己每天都這麼隨性，也嘗試尋找一些生活中其他的小奢侈，比如泡個舒緩的香氛浴、讀本好書，因為老實說，那罪惡的美食實在**太**能撫慰身心了。所以就像所有其他的事情一樣，安慰人心的食物雖然美好，一點點就夠。記得你對女兒的重要，謹慎對待自己的健康。

用運動擊退魔鬼 >>>

我知道固定運動的建議也許會讓你皺眉，它聽起來太像是另一件需要打理的家務，然而，運動所帶來的充足腦內啡，一定會讓你神清氣爽、充滿希望。由於沒辦法去健身房，我從鄰居那裡買了一部二手的 NordicTrack 跑步機，放在家裡的地下室，督促自己一週運動個三、四次，每次四十分鐘。而且沒錯，小孩時常打斷我，維持這個習慣既很困難，又很麻煩，但運動完之後我總是覺得愉快許多。為了不讓你覺得這件事發生得太容易，讓我描述一下進行的過程。

首先，我下班回家，監督卡洛琳洗澡，她仍需要別人幫她洗頭。之後，我替她把頭髮吹乾拉直，然後我先生會跟孩子一起吃晚餐，同時我把待洗的衣服分類，做些雜事。晚餐後是做功課的時間，等學校作業處理完畢，小孩會開始她們的輕鬆時光，玩 Wii、打電腦、閱讀等，由孩子的爸負責陪伴她們，而我則揮別眾人，到地下室去。我們家的地下室有點像儲物間，只有裸牆跟水泥地，沒有中央空調，彷彿是陳年舊衣、捨不得丟的家具、老公曾蒐集的飛機，還有人造聖誕樹堆積而成的大象墳場，在其中靜靜放著我的跑步機跟手提音響。當我說「手提音響」的時候，本人可不是開玩笑的，我的手提音響完全稱得上是古董，簡直可以用來當《洗車場》（*Car Wash*）或《仙納度的狂熱》（*Xanadu*）裡的電影道具，而我會放上八〇年代的復古流行音樂，通常陪伴我的是雷蒙斯（Ramones）或毒藥（Poison），但有時也能聽到百老匯的歌舞音樂，穿著隨便什麼破棉衫跟舊短褲，帶著一張因為運動而紅得像甜菜心一樣的臉孔（呃……邋遢的衣著跟嚇人的紅臉是我無法去健身房的主因），開始揮灑汗水。許多次在汗流浹背、氣喘如牛時，會聽見誰把地下室的門打開，我哪個女兒小心翼翼的下到樓梯一半的地方問我個問題，或要我做件事情，同時我在音樂聲中扯開喉嚨大喊：「不要來找馬麻，我要運動！」於是她們不太情願的離開，過一下又再回來，那時我已經更喘了，所以只能汗如雨下的嘶聲叫著：「不要吵我！」含蓄的說，場景還滿難看的。我想你也感覺到了，有時隱私是我最渴望的東西。事實上，我想我的墓碑上應該刻著：「唉！此人從來沒有機會單獨上過廁所。」但我從不放棄，我頭也不回的衝往地下室，在挫折與霉味中矛盾的待在那裡。

運動完後，我總覺得非常輕鬆，心情穩定，可以應付任何麻煩。我不喜歡運動，但很享受結束後的感覺。當我終於爬到地下室往一樓樓梯的最高一階，重回文明世界時，本人大汗淋漓，頂著一頭糾結、捲曲、濕透的亂髮，臉頰像番茄一樣紅。每當這種時候，卡洛琳會看著我小丑庫斯提（Krusty the Clown）[譯註] 般的髮型冷靜的宣布：「媽咪，妳的頭髮好像外婆。」嗯，任務完成。

撫育特殊兒的親職工作會帶來很多壓力，不一定全來自女兒，有許多其實是別人加諸於你的負擔，而運動可以降低壓力，降低中年發福的程度，並維持精神的愉快抖擻。不用訂什麼瘋狂的奧運目標，你不必去跑馬拉松，持續運動的原因是當你完成後會覺得舒適，而如果把它納入日常生活的一部分，這個習慣也就不難維持了。即使小孩會來煩我，但她們差不多已經認命的接受在那四十分鐘裡，我既不會幫她們找東西，也不會替她們做點心。當然這兩個人一開始時抱怨過，但如今她們已經把它當作常規一樣勉強接受了。不用因為離開而覺得內疚，健康的身體與清明的神智都是你應得的福祉。

今晚，今晚你只是你自己

你也應該享有獨自出門、度過某個夜晚的機會，所以有時把小孩放在家裡短暫外出一下吧！我知道安排一切十分困難，但一定會值得的。想起自己除了是某個孩子的爸爸或媽媽之外，還是個有著真實情感的凡人，能讓你心雀躍。因此務必記得單身出門，吃頓悠閒的晚餐、跟好友相約喝杯咖啡、看場喜歡的電影，或在哪裡奢侈的呆坐一陣子。試著列出一些你能放心把女兒交給他／她照顧幾小時，他／她也樂意當個臨時保母的人，或跟另一個也有光譜孩子的家庭輪流照看彼此的小孩，如此便不必擔心要怎麼跟對方解釋女兒某些不太尋常的行為。你得花上許多力氣讓這件事情成真，但我想你不會後悔的。父母都需要偶爾放下親職工作，讓自己休息一下，特別是當我們的孩子還需要一些額外照料的時候，偷閒片刻更為必要。說不定孩子可能也會因為我們的離開而喘口氣。所以打扮一下，薄施脂粉，讓所到之處染上你的顏色。偶爾當當自己，能夠讓你成為永不打烊的優質父母。

譯註：卡通《辛普森家庭》（the Simpson family）的角色之一。

那些讓你快樂的事

「快樂是兩種冰淇淋、知道某個祕密、爬一棵樹。」查理布朗

～查爾斯・蕭茲

我想，在生活中尋找能讓自己喜悅的小事，是每個人維持快樂的不二法門。生命永遠不會完美，有時甚至是無休止的奮鬥，然而，若你有些能讓自己真正快樂的事，那麼生命似乎也就不再那麼難以應付。有些喜悅是很明顯的，比如擁抱你的小孩、與你的伴侶相依偎，但若還有些總能讓你微笑的幸福小事圍繞身邊，也很不錯。我總是讓自己有些餘裕體會那些讓我快樂的事，其中之一是音樂。我們家總洋溢著樂聲，兩個女兒也都很喜歡唱歌。不論是音樂劇《孤雛淚》（*Oliver!*），或是鄉村歌手泰勒・絲薇芙特（Taylor Swift），我的小孩總是在聽著什麼。而我自己的快樂音樂單包括史提夫・汪達（Stevie Wonder）、吉米・巴菲特（Jimmy Buffet），還有法蘭克・辛納屈。每次聽見史提夫・汪達唱 *Songs in the Key of Life* 的時候，我都會微笑，生活似乎也明亮了幾分。有著同樣魔力的小事還有在居家園藝電視台（HGTV）上觀賞《尋找家屋》（*House Hunters*）的節目、品嚐沾了芥末茄醬的涼蝦、回味金・凱利（Gene Kelly）的老電影、烘焙托爾好司（tollhouse）的速簡餅乾、打電話給我的大學室友聊天、收看無聊的電視實境秀、在梅西百貨（Macy's）逛街，還有看「不列顛之謎」（British mystery）DVD 的時候讓老公按摩我的雙腳。下面這件事情聽起來也許很做作，但你需要列出一張快樂清單。我指的是你得名副其實的坐下來，用紙筆寫下那些讓你快樂的事情，然後讓這些小事經常縈繞在生活中。你必須先是一個快樂的人，才有能力讓孩子有個快樂的家、快樂的童年。喜悅以倍數的方式加乘，所以放一首傑克森兄弟（Jackson Five）的歌曲，盡情舞動吧！

生命在等待中流逝

我想跟你分享某個許久以前浮上腦海的箴言，希望能幫助你在努力生活與教養小孩上過得輕鬆些，那就是，「生命在你等待諸事完美時發生，絕不回頭，再不復返，而完美時刻永遠不會到來。」年輕的時候，我總希望在生命的某個時刻，我會有個很好的工作，快樂美滿的婚姻，終於夠苗條，終於有了柔順的髮絲，房子乾淨又漂亮，小孩也個個讓人驚喜，然後我將在永恆喜樂之地滿意的俯瞰人生。哈，哈，哈。當時的我是多麼無知呀！事實是今生原本就不會、也不應完美。工作是還不錯，但累得半死；另一半尚稱可愛，但有時讓你想嘆氣；你永遠比自己想像的更胖更圓，家裡也永遠都很亂（起碼有人住的時候是），而你的頭髮捲曲成團。不過我的孩子的確是讓人驚喜的好小孩，只是並非以我原本期待的方式。真正快樂的唯一法則，是接受生命裡的不完美，甚至享受它們的存在。沒有誰能夠永遠開心的。快樂就像悲傷，它們乘著波浪而來，你得在浪花揚起的時候，睜大雙眼，方能看見那喜悅的光芒。然而你也許會發現，若你張開雙臂擁抱真實，那些哼著愉快曲調的波浪，便會時時湧進有你駐足的岸邊。

善待自己

如果你的女兒有自閉症，那麼你將有個很特別、有時且十分崎嶇的人生。在前進的時候，切記你需要時不時的休憩與喘息。沒有什麼事情緊急到讓你必須犧牲睡眠來處理，偶爾蜷在沙發上看部搞笑電影也不失為紓解壓力的良方。大部分有著光譜小孩的我們，都不斷尋覓著幫助孩子的方法，以至於忘記了我們自己就是孩子最重要的老師、治療師，還有模範。你必須找到讓自己真正快樂的方式，如此才能夠示範並分享這份喜悅給女兒。請記得，你是她最需要的資源，所以好好照顧對女兒來說無價、也無可取代的你自己。

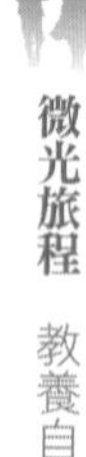

關於好好照顧你自己，請你牢記在心

1. 讓女兒成長茁壯的唯一方式是你的成長茁壯，所以一定要照顧自己。
2. 充足的睡眠、健康的飲食、固定的運動，是善待自己的簡單方法。
3. 當你被所有需要處理的事壓得喘不過氣的時候，退後一步，歇息片刻，看些輕鬆的電視節目，吃點餅乾。這是一段漫長的旅程，在路上，你當然可以時不時的休息一下。
4. 找個晚上獨自出門，享受沒有孩子在身邊的時光。不用擔心，女兒會很平安的，短暫的離開能夠讓你得到應付生活的力量。
5. 你應該擁有快樂，而這份快樂會讓安適與喜悅圍繞著你的女兒，所以記得好好體諒自己，用讓你微笑的動人小事妝點生活。

跋

未來

「希望有著羽毛，它溫柔的棲息在靈魂上，
輕唱著永不止息、沒有詞句的悅耳曲調。」
～愛蜜莉・迪金森（Emily Dickinson）

那麼，你我接下來又當如何？命運無法預測，未來不能得知，假如我說它並不讓我害怕，那麼一定是個謊言。然而，在這些不可知中，我想再次強調，自從女兒確診後，我遇見非常多很好的人。這一路上我們有許多共同的同伴，他們無疑的都非常樂於教導女兒、帶領女兒，看著她們像幼苗般成長，終於綻放出美麗的花朵；而我相信世上還有許多奉獻自己的力量，對任何年齡的特殊族群都願意提供幫助的人。我仍然對女兒及她們的未來有很高的期望，我也相信她們會拋開原有的預言，走得比任何人想的都要遠。對女兒，也許我能說的最有力量的話，在「我愛妳」之後，就是「我相信妳」。我知道還有許多待完成的工作，也盡一切所能讓自己有著樂觀的心，記住那些女兒已完成的旅途，以喜悅與希望迎接每一個有她們的時刻。

莉思是讓人驚奇的！

莉思現在已經是羽翼初豐的青少女了。一個很平常的十四歲女孩，有時很情緒化，上一秒晴空萬里，但馬上烏雲密布的下起雨來，而且經常眼都來不及眨的讓我遭逢人生難得的窘境。隨著成長，莉思對自己的覺知也更深，她會疑惑亞斯伯格症到底意謂著什麼，有時也擔心這個診斷對她造成的影響。我知道這些感覺對青少年來說十分正常，沒有孩子希望自己是格格不入的那個人，我總是讓莉思知道有著亞斯伯格症並不是件不好的事，只是一件「不一樣」的事。我想某方面來說，亞斯伯格症為莉思帶來的是祝福而非詛咒，比如她的聰明、專注力，還有觀察力；此外，莉思已經向每個接觸過她的人證明她比某個單一名詞能表示的要豐富多了。在許多方面，她都很特別，很有天分，完全沒有缺少什麼。我希望她對自己有信心，因此總在她能忍耐的範圍裡，絮絮叨叨的告訴她屬於她的特別及優點。在莉思的青少年時期，當我們行過偶爾不太平靜的惡水時，我也盡己之能，讓我們的母女關係坦白誠實。莉思有寬廣的未來，我很確定有一天她會上大學，會跟某個人結婚，有自己的小孩，成為出色的作家、老師，甚至百老匯裡熠熠的明星，在任何她選擇投注心力的事情中獲得肯定。

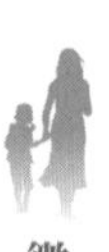

卡洛琳是什麼都不怕的！

卡洛琳的未來仍舊有些撲朔迷離，但由於她已經進步這麼多，我依然相信她有無限的潛力。卡洛琳現在也唸中學了，經常渴望著更多獨立自主的機會。她想嘗試所有其他孩子能做的事情，比如跳舞、聚會同樂，或去誰家過夜，所以偶爾她會因為沒有這些機會而覺得失望。決定何時應該保護她，何時又必須讓她展翅飛翔，著實是件需要智慧的工作，我提醒自己應該時時聆聽她的想法，特別是在接下來的成長歲月中，更應如此。青少女時期近在眉睫，我十分確定前方有諸多挑戰等待著我們，我也知道她一定會讓我驚訝。從她還是個精力充沛、滿臉微笑的嬰兒開始，卡洛琳就很有自己的意見，什麼都不怕，也總能夠鼓舞我。她現在仍然有那股大無畏、認為自己能夠完成所有願望的信念。這也是為什麼她認真的學習自然科學、練習數學的長除法、在學校樂隊裡演奏小喇叭、玩瑪利歐賽車時打敗所有人的原因。我發誓她的意志有時簡直不屬於人間，有著超自然的魔力。而我相信終有一天，卡洛琳會以她所能，對世界做出無可取代的貢獻。

我是被祝福的！

寫這本書的時候，我了解到女兒的童年轉瞬間流去得是多麼的快。回首過去，我希望我能夠更平淡的看待別人對女兒的想法，更快樂的體會那些光芒閃爍的瞬間，也不要那麼憂煩未來可能有的驚濤駭浪。我感謝那些跟女兒共度的甜蜜時光，有時也深深懷念著女兒年幼時的歲月，即使當時的日子是那麼艱難。試著不要分分秒秒只想著如何幫女兒一把，而忘了享受因她而有的喜悅，女兒必須知道自己是能夠讓你快樂的。 不論是不是特殊兒，這是她唯一一次童年，而童年消逝得實在太快，當她長大以後，你必定會珍惜且渴望這段無法重來的時光。

讓我為你許一個願望

過去十年，我養育女兒的經驗跟一般父母的教養故事並不相同，但它給我的體會，比任何我可能選擇的道路都要豐盈許多。若將生命想像成湖泊般的鏡面，那麼，我們在明鏡這一邊的日子喜悅甜美，讓人滿足，而我知道你的生命也將帶給你同樣的感受。我確信你能給予女兒最好的禮物，就是以她原本的樣子接受她。當無條件的被接受、被愛著的時候，每個孩子都會欣然成長；弔詭的是，也只有在那個時刻，他們才可以不受限制，達到最大的進步。當不再希冀著你沒有的，而珍視你擁有的，你便能以有她為滿足，揮灑出最美的景色。你對女兒的信念能夠塑造她的未來，而你的愛光亮璀璨，比任何治療都有力量。在過程中，你必將驚訝於女兒的成長，以及你能從她身上學到的功課。我的女兒完成了非常多專家預言她們永遠無法做到的事，她們沒有依著其他孩子的時間表達到該有的成長，但我終於也看見許多魔幻般的時刻。所以我想用這本書開頭時告訴你的話來做結尾：女兒真正需要從你那裡得到的只有你的耐心、你的希望，還有很多、很多的愛。莉思與卡洛琳是我真正的英雄，她們教會了我人生再難窺視的祕密，那就是當你以孩子本來的樣子愛著她，鼓勵她發展自己真正的天賦，對她能到達的未來全無懷疑時，最美的奇蹟就會翩然而至。

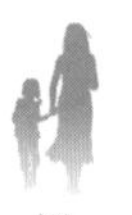

筆記頁

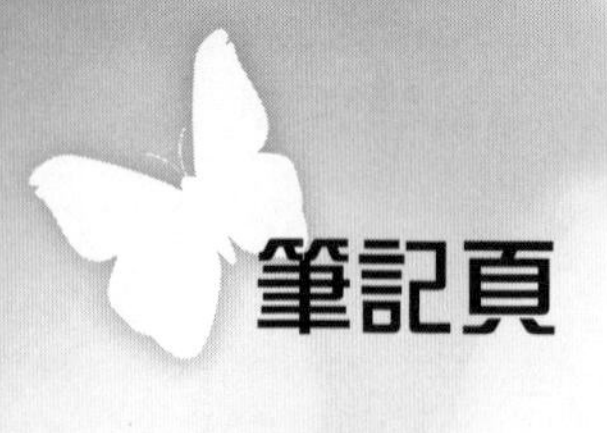

筆記頁

筆記頁

國家圖書館出版品預行編目（CIP）資料

微光旅程：教養自閉症女孩 / 艾琳．芮黎郝爾（Eileen Riley-Hall）著；提恩如譯.
--初版.-- 臺北市：心理, 2014.12
面； 公分.--（障礙教育系列；63131）

譯自：Parenting girls on the autism spectrum : overcoming the challenges and celebrating the gifts

ISBN 978-986-191-630-9（平裝）

1.自閉症 2.亞斯伯格症 3.親職教育

415.988 103021979

障礙教育系列 63131

微光旅程：教養自閉症女孩

作 者：艾琳．芮黎郝爾（Eileen Riley-Hall）
校 閱 者：楊宗仁
譯 者：提恩如
執行編輯：陳文玲
總 編 輯：林敬堯
發 行 人：洪有義
出 版 者：心理出版社股份有限公司
地 址：台北市大安區和平東路一段 180 號 7 樓
電 話：(02) 23671490
傳 真：(02) 23671457
郵撥帳號：19293172 心理出版社股份有限公司
網 址：http://www.psy.com.tw
電子信箱：psychoco@ms15.hinet.net
駐美代表：Lisa Wu（Tel: 973 546-5845）
排 版 者：菩薩蠻數位文化有限公司
印 刷 者：正恒實業有限公司
初版一刷：2014 年 12 月
I S B N：978-986-191-630-9
定 價：新台幣 320 元